天下文化
BELIEVE IN READING

財經企管 BCB762

疫苗先鋒

新冠疫苗的科學戰

VAXXERS

THE INSIDE STORY OF
THE OXFORD ASTRAZENECA VACCINE
AND THE RACE AGAINST THE VIRUS

吉爾伯特 Sarah Gilbert　　格林 Catherine Green——著

廖建容、郭貞伶——譯

命名規則說明

　　本書涉及的病毒、疾病和疫苗，在本書涵蓋的時間範圍內命名或是變更名稱。我們採用下列原則。

病毒：新型冠狀病毒（novel coronavirus）後來更名為 SARS-CoV-2。此病毒在 2020 年 2 月中正式命名。

疾病：新冠肺炎後來更名為 Covid-19 或是 Covid。此疾病在 2020 年 2 月中正式命名。

疫苗：ChAdOx1 nCoV-19 後來更名為 AZD1222，又名：牛津疫苗、牛津阿斯特捷利康疫苗、阿斯特捷利康疫苗、新冠肺炎疫苗。

　　我們與阿斯特捷利康公司合作之後，此疫苗正式更名為 AZD1222。

　　英國的藥物與保健產品管理局（Medicines and Healthcare products Regulatory Agency，MHRA）和歐盟的歐洲藥品局（European Medicines Agency，EMA）將此疫苗稱為 ChAdOx1-S（重組）；大量生產此疫苗的印度血清研究所（Serum Institute of India）稱之為 Covishield；2021 年 4 月，它獲得另一個正式名稱 Vaxzevria，但我們在本書中沒有使用這些名稱。

目次

儘管我們合作寫書，但書中各章節會分別以吉爾伯特或格林的視角書寫，爲了加以區分，我們會在章首注記。

序 幕

「我們不知道裡面有什麼」

格林

2020 年 8 月第一週，我跟 9 歲大的女兒艾莉及幾位友人去露營。之前在牛津度過的那六個月很瘋狂，現在我們身在威爾斯西北邊一處天高皇帝遠的露營地，小帳篷搭在山林小溪畔，收不到電話訊號，也沒有電力供應，完全是個遠離塵世、好好喘口氣的大好機會。

到了星期天晚上，艾莉已經吃膩了我的野外料理，我們決定犒賞自己，晚餐去吃披薩餐車。在走去餐車的路上，我看到我的朋友蓋比跟她那隻可愛的㹴犬，結識了另一個女人與她的狗。她們的對話內容跟過去幾個月常聽到的一樣：「妳怎麼適應這種生活呢？」「這段時期會不會很不舒服，很難過？至少我們還可以到鄉下走走。」「也許到了聖誕節，一切就可以恢復原貌了。」

我開始抱怨這裡沒有手機訊號（我本來很享受這裡的

平靜，但現在我的心思全放在隔天一早要開的 Zoom 會議上），然後話題就轉移了，我們的新朋友很擔心全國各地正在廣設 5G 基地台。

我表示英格蘭公共衛生署（Public Health England）發現這項技術並不會危害健康，我看不出來為什麼使用更多無線電頻譜（radio spectrum）帶給人類更好的連結竟會引發爭議。畢竟，我們都使用手機，而且我們都知道 4G 比 3G 更好。她沒有接受我的說法，她說：「我就是會擔心，我們並不瞭解」。但我想，我們確實瞭解。

兩隻狗還在嗅聞對方，蓋比笑著說：「還好妳沒有說是 5G 造成新冠肺炎，或是比爾・蓋茲利用這波疫情讓我們每個人都植入晶片。」

半晌沉默，蓋比碰到敏感議題了。

「我不是說這裡頭絕對有陰謀，」這名女子小心翼翼的回話，「但我確實擔心我們並不知道他們在疫苗裡放了些什麼，可能是汞還有其他有毒的化學物質。我不信任那些人，他們不會講出真相的。」

就在此時，我們的披薩烤好了。在女兒的堅持下，我們點的披薩口味是番茄與義大利香腸、不加起司。但是披薩得等一下再吃了。我當然沒有遠離那六個月的瘋狂日子，我怎麼會以為自己離得開呢？它無所不在，並且，影響了每一件事。

「好，」我想了一下才說，「我必須做個自我介紹。我的名字是凱薩琳·格林，我這身打扮，又光著腳，可能看起來不像，或者聽起來也不像，但相信我，我知道疫苗裡放了些什麼，因為我就是你說的『那些人』。妳可能不知道，但是在這世界上，如果有人能夠告訴妳疫苗裡放了什麼，我就是最佳人選。我跟發明疫苗的人一起工作，在我的實驗室裡，我跟我的團隊親手做出疫苗。我們訂購原料藥，做出第一批疫苗，它們就像酸麵種，我們又從這批做出更多批，我們純化原料藥，把它倒入小玻璃瓶。現在在試驗中用的就是那些小玻璃瓶裡的東西。妳說妳不知道疫苗裡有什麼，但是我知道。我完全知道疫苗裡放了些什麼，所以妳想知道什麼，儘管開口問我。」

　　我們談了大約十五分鐘：我們聊到我在牛津大學的團隊；如何設計疫苗；如何努力提高產能來供應全球所需，在疫苗證明有效且安全時，讓每一個需要的人都能得到它。我還談到疫苗的成分（也列在本書書末）。我告訴她，我已經準備好讓自己的家人注射疫苗。

　　我們的談話過程很友善，我希望自己說的話足以讓她明白我並非她所擔憂的對象：一個企圖獲得權力、掌控世局的全球菁英。我沒有比爾·蓋茲的電話號碼，我不知道怎麼把奈米機器人追蹤器放入疫苗。我是凱薩琳，只是一個駁船工人的女兒，運用我所學到的知識跟一起工作的夥伴，盡力而

為，並且跟每一個人一樣想念父母親的擁抱。

我不知道自己是否讓這位新朋友改變心意（很抱歉，我記不得她的名字，也記不得她的狗叫什麼），但是我希望我們的對話讓她看到事情的另一面：這一面若化為人類的戲劇，肯定是意義重大的時刻，但是這一面既不聳人聽聞，也未曾打算登上報紙頭條或誘使人點擊連結。整個故事長達數十年，經過認真嚴謹的準備，有跨領域、跨部門及跨國籍的團隊合作，會讓你對身為人類感到自豪。這個故事聚集了一群平凡的人，在極不尋常的時刻，企圖達成非凡成就。

在 2020 年，我跟很多不同的人有過類似的對話，但在英國史諾多尼亞國家公園野外的披薩餐車旁，我決定寫下這本書。在那一刻，我深知我們這群疫苗開發者必須走出實驗室，為自己發聲。故事尚未終結，結局還是未定之天。但我們已跟這個病毒奮戰許久，我希望讓人們知道這段真實歷程及後續發展：我們如何擺脫困局，又如何為下一場無可避免的艱難戰鬥做好準備。

無論如何，眼下我正在度假。我的女兒愈來愈不耐煩，再說下去太陽就要出來了。我們友好的道別，我走回帳篷，準備用溫熱的紅酒配上冷掉的披薩。

第 1 章

我們做出了一種疫苗

吉爾伯特

2020 年 11 月 23 日

本故事講的是競賽，但不是那種「和其他科學家比誰速度比較快」的常見競賽。有數十億人需要保護，因此我們需要所有能取得的疫苗，最好是用不同的技術製造，這樣當其中一種疫苗失敗時，還有另一種疫苗可用；採用不同的原料，這樣全球短缺的可能性就會降到最低；在不同的國家生產，就可以避免出現囤積現象和疫苗民族主義。

　　在這場與毀滅性病毒的競賽中，病毒奪走了數百萬條生命、影響人們的生計、使學校空無一人、讓我們無法靠近所愛的人，並導致整個社會進入封鎖狀態。在 2020 年的頭幾個月，全世界進入封城狀態，就某些方面來說，我們已經輸了比賽。

　　競賽還在進行當中，因為變種病毒似乎能夠「躲避」我們為了控制疫情而開發的疫苗和治療方法。遺憾的是，即使我們跑到了終點，也不會有太多時間可以慶祝，因為我們馬上就要開始為下一場競賽進行訓練。

● 平凡人做的不平凡事

　　我的同事格林和我在 2020 年夏天決定要寫這本書。那時，我們已經設計出疫苗（也就是大家熟知的牛津阿斯特捷利康疫苗），疫苗已經製造出來，也開始進行人體試驗。我們有信心試驗會成功，但我們還沒有得到能夠證明疫苗有效

的試驗數據。英國正開始逐漸解封。雖然有人警告可能會發生「第二波」疫情，但民眾的生活似乎開始回歸某種程度的正常。

我們的生活也稍微正常一些了。我們偶爾可以在週末放一天假，我也開始強迫自己去運動。格林和我都有個想法，想做些什麼來回應民眾對疫苗的關切，同時讓大家知道，我們如何費盡心思、小心翼翼的確保疫苗的安全性。我們想要破除關於疫苗、科學和科學家的某些迷思，也希望有機會說出牛津阿斯特捷利康疫苗研發過程的真實情況，至少把我們所知道的部分說出來。

這種規模的科學發現，很少出自某一位天才的頓悟；我們的故事也絕對不是其中之一。我們希望自己從未表現出一副自以為是的態度，認為我們所做的一切全是靠自己的力量辦到的。牛津阿斯特捷利康疫苗是全球型網絡共同努力的成果，背後有數千名英雄，包括牛津大學和橫跨四大洲盡心盡力的科學家、臨床醫生、監管機關、生產者，還有那些勇敢捲起袖子接受試驗的志願者，每週讓我們把拭子探進他們的喉嚨裡。

整個過程雖然充滿戲劇張力，但不論是在浴缸裡、蘋果樹下，或是夜深人靜、空蕩蕩的實驗室裡，都不存在突破的關鍵時刻，只有許許多多、不計其數的微小時分。我們必須一而再、再而三的確認每一個細節都正確無誤，把清單上的

項目一個一個的打勾，同時要解決層出不窮的問題。

有些問題關乎科學：我們如何取得基因學上的穩定？多大的劑量可以讓疫苗產生最強的保護力？疫苗應該打幾劑？接種時間應該相隔多久？其他的問題與經濟、政治和物流有關：在買不到溫度計的情況下，我們要怎麼測量志願者的體溫？在國際航班停飛的情況下，我們要怎麼把義大利製造的疫苗拿到英國來施打？所有的經費要從哪裡來？我們有無數的漸進式小步驟要走。

其實，有一些最重要的時刻早在新型冠狀病毒出現之前就發生了。若你在前沿科學領域工作，你的成果是建立在前輩數十年來一絲不苟且勤勉的努力成果之上。當然，反過來說，假如我們有更好的準備，就能應變得更快。多年來，在相關領域工作的人都預期這樣的事情會發生。

一開始，許多人問，「我們為什麼沒有預見這個情況？」答案是，我們的確預見這個情況，也開始做準備，但我們一直無法說服別人給我們經費，讓我們做該做的事。那麼，我們該做些什麼，來準備下一次的狀況？我們該學到什麼教訓，以免重蹈覆轍？

我們一直知道，疫苗能夠拯救的人命可能比其他的科學發現更多，但疫苗往往也比其他醫學領域更容易使人產生焦慮。或許這和打針有關。又或許是因為大多數藥物是讓生病的人服用，改善他們的病況，疫苗卻是施打在健康的人身

上，預防一些可能永遠不會發生的事情。

毫無疑問的是，當人們的認知出現了缺口，通常就會感到恐懼和懷疑。因此，格林和我想要幫助人們填滿一部分缺口。疫苗到底是什麼？我們為何需要它？它的原理是什麼？我們怎麼可能那麼快就把疫苗做出來？裡面有哪些成分？我們怎麼知道它是安全的？

2020 年，導致新冠肺炎的一種冠狀病毒襲捲全世界，重創了醫療體系、經濟表現和所有人的生活。在年底之前，這種病毒在一年內造成的死亡人數，超過近一百年來任何一種感染性疾病。

本書的內容是兩位科學家如何在天時地利下，對病毒做出反擊。我們不是大藥廠或是「他們」。格林和我只是普通人，帶領一個認真又努力的團隊，做了一件不平凡的事。我們沒有請人打掃家裡，我們也沒有請司機或保母。我們就和其他人一樣，生活中也會發生許多大大小小的事情。

有時候，我們會因為倍感挫折和身心俱疲而罵髒話或是傷心落淚。我們睡眠不足，體重增加。在某些日子，我們會和王子、首相會面，在其他的日子，我們必須一邊拯救全世界，一邊修理中央暖氣系統。在某些日子，我們喝香檳開心慶祝，在其他的日子，我們會發現午餐找不到東西可吃。有時候，我們要和我們的雇主、媒體、一大群黃蜂以及新型冠狀病毒奮戰。

大多數的日子，我們覺得這是我們對全球人類健康造成正面影響的大好機會。但偶爾，我們會覺得這是個難以承受的重擔。無論如何，我們和許多一同並肩作戰的人不斷前行，我們每天的工作時數很長，週末和國定假日也要加班，直到我們做出預想中可以拯救全世界的疫苗。

● 臨床試驗結果揭曉

　　在我的下半輩子，我相信人們會一再問我，當我聽到疫苗臨床試驗結果的那一刻到底有什麼感覺。答案是，我當時沒有任何強烈的情緒。當然，疫苗證明有效讓我鬆了一口氣。但我有點意外，結果竟然如此複雜；一群學者做出來的結果不是一個數字，而是三個數字。另外，我也因為不知道接下來會發生什麼事而感到憂慮。最後，由於我不能跟任何人討論試驗結果，所以我在任何人有機會和我說話之前上床睡覺。

　　那天是 11 月 21 日星期六。臨床試驗由我的同事波拉德（Andy Pollard）教授主持。早上他打電話告訴我，數據的分析結果會在週末出爐。我們和全世界的人一樣，等待這一刻已經等了好幾個星期。

　　2020 年 1 月，我們只花幾天的時間，就將疫苗設計出來（那時，我們是為了預防萬一而設計疫苗）。後來，當

我們發現疫苗的需求愈來愈明確，就以破紀錄的速度，在六十五天內製造出第一批疫苗。在病毒橫掃全球的過程中，我們在四大洲尋找志願者進行人體試驗，並且生產數百萬劑疫苗。

我在 2 月的時候去找波拉德，邀請他擔任臨床試驗主持人。我的工作領域是早期的疫苗開發，而波拉德曾經負責幾個非常大型的疫苗試驗計畫，對於疫苗的相關政策（也就是疫苗如何使用在現實世界中）有豐富的應對經驗。在當時，波拉德並不知道自己會面對如此驚人的工作量。

我們知道這個疫苗很安全，而且在當時就確信它是有效的，但我們還沒有數據可以支持這個看法。我們從數千名志願者取得數萬個數據點，並加以分析，以便得知我們的疫苗對於新冠肺炎有沒有保護力，以及保護力有多大。結果若超過 50%，就視為成功。

一旦分析結果出爐，我們就要開始通知所有的重要人物，並將結果填入我們早已準備好的新聞稿，波拉德認為大概會在星期日。他要我「晚上喝杯紅酒，好好睡一覺」，等待通知。

我預見自己在下星期會非常忙碌，所以我知道我必須先做一件事，那就是洗衣服。為了應付新聞發布的場合，我還從網路商店訂購了幾件新襯衫。試穿之後，發現其中一件襯衫非常不適合我，必須退貨。退貨其實並不急，但我覺得，

在這個時候去完成一件事（不論有多小），對我的心理健康有益。退貨收貨點在一英里外的報刊販售店，在涼爽的 11 月天散個步應該很好。

一路上，我看到不少聖誕節燈飾，現在才 11 月 21 日耶！經過了如此驚濤駭浪的一年，人們似乎想早點把燈飾拿出來，振奮一下心情。這使我想起我的孩子剛上學的那幾年，聖誕節的準備工作從 10 月底開始，他們為了準備聖誕話劇，必須在學校待得很晚，然後滿嘴聊的都是聖誕節話題，直到學期結束，放假在家，一方面覺得很累，一方面又覺得很無聊，不知道要做什麼，而那時聖誕節還沒到呢！今年，提早裝飾的聖誕樹似乎在提醒我們，年底快要到了，而我們還不知道我們的疫苗有沒有效。

我繼續忙著做各種小事。我不能告訴家人發生了什麼事。他們從去年開始習慣，就算我的工作不順利，我也不會說什麼。他們知道，我們的團隊在過去兩週承受了極大的壓力，兩萬四千名試驗志願者的血液樣本陸續送到實驗室，等著處理。

有一批從巴西來的樣本，本來應該在星期二下午六點半送到，但晚上九點半才抵達。實驗室的工作人員忙著檢查、解凍、分類、貼標、重新包裝與寄送，一直忙到星期三清晨。後來我不得不下令，和血液樣本無關的工作人員全都回家去，因為確診人數不斷上升，實驗室的人數限制再次出現

嚴格規定。

　　到了星期五，我們的冷凍儲存空間告急，於是我那天下午跑到其他大樓，求同事把可上鎖的冷凍庫借我們用。星期六早上，我一個人安靜的待在辦公室，把標籤貼在試管上，為下一批從南非來的樣本做準備。許多人在那個星期都覺得壓力很大，所以我的家人可能以為我不和他們互動也是出於同樣的原因。

　　星期六晚上，我試著看書，但後來睡著了，直到手機的訊息提示音把我吵醒，波拉德要我和他開視訊談談。這個情況有點異常。我以為他隔天早上才會和我聯絡，我也以為他只會告訴我一個數字，說疫苗的效力是x%。我回訊息給他：我們不能用電話談就好嗎？回覆是：不行，他需要讓我看幾張投影片。

　　那時我還沒有完全清醒，但我的心臟跳得很快。時間為什麼提早了一天？為什麼需要看投影片？

　　我把筆電準備就緒之後，波拉德開始向我說明投影片的內容。他冷靜快速的說出重點。整體效力是 70%。這個數字沒有輝瑞（Pfizer）或是莫德納（Moderna）在 11 月稍早公布的 90%、95% 那麼高，不過，我們的結果還是高於疫苗效力的低標 50%，也高於一些評論員在幾個星期前警告我們要做好心理準備的 30%。總之，我們的疫苗是有效的。

　　但情況並沒有那麼簡單。

我們在臨床試驗採用了不同的劑量。分析結果顯示，整體效力是 70%，但有趣的是，有一群志願者接種第一劑疫苗時先使用標準劑量一半的劑量，第二劑才使用標準劑量，這組的效力是 90%，而兩劑都採用標準劑量的那組，效力是 62%。

一般來說，科學家看到意料之外的數字時，通常會猜想它是不是偶然的結果，有沒有可能是統計上的誤差。但是當我們仔細研究之後，發現情況並非偶然。[1] 由於阿斯特捷利康是上市公司，必須在星期一的早上，也就是股市開盤之前，將試驗結果透過新聞稿公諸於世，所以阿斯特捷利康的同事利用星期日，把牛津大學統計學者所做的分析也做了一次。因此，我們得到了兩個獨立分析的數據。

那個星期日，我大部分的時間待在辦公室裡，和各個群組的同事透過 Zoom 會議討論分析工作和媒體計畫，偶爾到實驗室露個臉，看看一切是否順利。但我不能和他們久聊，因為我不能讓實驗室的人知道，我已經知道分析結果，更不能讓他們知道效力數字。所有的工作人員都收到通知，他們很可能要透過新聞才能得知結果。我為了找點事做，走路到商店去買水果給實驗室團隊，畢竟他們已經吃了好幾天的披薩和蛋糕。

新聞稿需要由我做最後的核准，但到了晚上十一點，新聞稿還沒有定案。我不再等待，上床去睡覺，但睡得很不安

穩，凌晨三點就醒了。醒來時，我發現新聞稿已經寄到我的電子郵件信箱。我發出核准新聞稿的通知，然後試著再睡一會兒。新聞稿會在早上七點發布，而我知道，我那一整天都要和媒體進行訪談。

星期一早晨非常寒冷。我在六點三十分出門，我知道自行車道沒有路燈，而且路上的水坑會結冰，於是放棄騎自行車的念頭。我把汽車表面的冰刮掉，開車上路。到了辦公大樓中庭，空蕩蕩的，只有兩個人在清潔環境，他們的口罩拉到鼻子下方，一點作用也沒有。我委婉的提醒他們，口罩要蓋住鼻子才行。

我坐在辦公室裡，覺得今年進這個辦公室的次數好像超過了一百萬。我開啟電腦，點擊媒體團隊的工作表格連結，想知道第一個和我進行訪談的記者是哪一位。但表格打不開，點擊了好幾次都沒有成功，只能放棄。我拿了梳子和化妝包到洗手間，結果發現我的左臉頰有一個被蟲子咬的紅腫叮痕。

約莫七點四十五分，當蘭貝（Teresa Lambe）進到我的辦公室時，我開始覺得有點想哭。蘭貝教授是免疫學家，不僅是我的老同事，也是我的好朋友。她在1月初和我一起設計疫苗，從此和我一樣賣命工作一直到現在。她看到我的模樣，以為我是因為我們完成了一件大事而情緒激動。於是她再三安慰我，有這種情緒是合情合理的。但我告訴她，我只

是覺得很沮喪。我睡眠不足，接下來又要面對一整天的媒體訪問。

後來我發現，第一通視訊電話八點三十分才開始，我根本不必那麼早出門，根本不需要趴在擋風玻璃上把冰霜刮掉，連早餐都沒吃。我泡了一杯咖啡，等到咖啡因發揮作用之後，做了幾次深呼吸，讓自己打起精神。

接下來，我嚴陣以待，迎接這一整天。我和威廉王子通了視訊電話，他在今年曾經來為我們團隊加油打氣。然後是一場線上新聞發布會，大多數的記者都想瞭解一半劑量／標準劑量模式的事（但我們在不到四十八小時之前才得到結果，其實也不完全瞭解情況）。接下來是在地下室的研討室，與好幾組新聞採訪團隊進行面對面訪談，然後是一連串的電話訪問。

訪問我的第二位記者問我，我有多厭煩媒體，而我說，「挺厭煩的」。他說他很同情我，因為他知道，像我這樣的人必須在正職之外抽空應付媒體，感到厭煩也是能理解的事。事實上，新冠肺炎疫苗並不在我的正職範圍之內，它是額外的工作，我的正職是為另外五種疾病研發疫苗，但我也懶得向他解釋了。

到了下午，有人探頭進我的辦公室，提議買香檳讓大樓裡的團隊成員一同慶祝。我累壞了，很想改天再慶祝，但其他人即使必須維持社交距離，也很渴望開香檳慶祝。他們

的計畫是，每個人到走廊的桌上拿一杯香檳，回到自己的座位上，用視訊電話一同祝酒。於是，下午五點左右，我在咖啡杯裡倒了一點點香檳（因為玻璃杯不夠用），啜飲幾口之後，我開始放鬆下來。我短暫的享受了彷彿週末般的鬆懈感覺，然後突然意識到今天才星期一。過去幾個月就像是無止境的週間，週末一直沒有來臨。

有幾位記者問我，把好消息告知家人的感覺是什麼。我向他們坦承，還沒告訴家人，只是在早上七點用 WhatsApp 傳了一則訊息，寫著「新聞發布日」。回到家時，全家人過來擁抱我，然後把我帶到廚房，原來他們為我準備了慶祝大餐。我們一起吃飯，舉杯慶祝。最後，我終於可以去睡覺了。

● 論文發表

11 月 23 日星期一，距離我們為第一位人體試驗志願者打疫苗整整七個月，距離新型冠狀病毒在中國武漢引發肺炎還不到一年。

有一些新聞頭條傳遞了歡欣的消息，但後來被確診病例上升帶來的憂慮沖淡了。[2] 許多報導指出，我們的疫苗和其他疫苗不同，不需要以超低溫冷凍庫保存，用一般冰箱的冷藏溫度儲存即可。能以冷藏溫度儲存使得疫苗非常容易運送

和使用，便於在英國或是全世界普遍施打。還有許多報導指出，這種疫苗的成本比其他廠牌的疫苗便宜很多，而且承諾永遠以成本價賣給中低收入國家。英國已經訂購了一億劑疫苗，足夠讓所有的成年人施打，另外還有數十億劑疫苗在全球各地生產製造，可以在 2021 年開始施打，這些消息令許多人感到振奮。

然而，才過沒有多久，就出現了負面消息。[3] 美國的新聞評論員和股市分析師開始攻擊我們的結果：我們沒有公開足夠的資訊；我們需要更公開透明；我們的數據是擇優挑選的；標準劑量減半的試驗結果是建立在錯誤之上，所以令人存疑；我們的試驗對象沒有足夠的年長者。

佛奇（Anthony Fauci）自 1984 年起就是美國國家過敏及傳染病研究所（National Institute of Allergy and Infectious Diseases）所長，同時也是這個領域最受敬重的科學家之一，他拿輝瑞和莫德納的數據跟我們的數據相比較，並質疑有誰會想用我們的疫苗。[4] 於是英國的媒體開始跟進，把美國的言論拿來照抄。[5]

我覺得這些言論很不公平，更覺得對世人毫無益處。重點在於，我們有一種非常安全而且效果很好的疫苗，可以用來對抗一種殘害人類的可怕疾病。但這個重點被模糊掉了。我們實在是迫於無奈，才會在此時將結果公諸於世。我們是學者，按照學術界的做法，我們的研究結果會發表在經過同

僑審查的論文中，裡面清楚說明我們的研究方法，還有滿滿的圖表和卡普蘭─麥爾（Kaplan-Meier）存活分析曲線，讓科學界仔細檢視。

但這次我們是和上市公司阿斯特捷利康合作。按照法律規定，當上市公司得到可能影響股價的資訊，就必須馬上對外公布，以防止內線交易。因此，我們必須先召開新聞發布會。我們的學術論文在新聞發布會隔天送出，接受同儕審查，論文內容可以回答人們對我們的所有批評。

不過，在同儕審查、論文編輯與發表之前的空窗期，各種揣測會滿天飛。我們只能對那些為我們辯護的英國科學家心懷感激，並耐心等候。我陸陸續續收到許多祝賀的禮物，有香檳、卡片、鮮花、巧克力、伏特加酒、以及一位想表達謝意的退休長者寄來的十英鎊支票，要我去買幾個百果甜派。我不知道這些禮物是在負面消息出現之前還是之後寄出來的。無論如何，我們真的很感激他們釋出的善意。

一個星期之後，在騎自行車去上班的路上，我開始產生一種自憐的感覺，這其實不是正面的情緒，因此在那二十分鐘騎車的路途中，我問自己，為何會有這種情緒。媒體的訪談邀約永無止境，論文發表之後，情況只會加劇。我還有好幾個專案同時在進行。無法把疫苗效力的結果告知家人，使我覺得自己與他們有隔閡，這給我不少壓力。

此外，我很想念兒子。我的女兒住在家裡，她們勉為其

難的決定這一年在家遠距上課，但自從 9 月以後，我和兒子就沒有見過面。將近二十二年前，我生了三胞胎，頭一個孩子和最後一個孩子的出生時間相距十六個小時。現在，其中一個孩子在如此險峻的情況下離家在外，令我非常擔心。我的兒子住在巴斯市（Bath），而我發現自己每天都會查看那裡的確診個案數。

在一次訪談中，對方事先列出十六個問題讓我準備。最後一題是：「2020 年有哪件事被疫情推遲了，而妳期待在疫情結束後去完成這件事？」當我讀著電子郵件，看到這個提問時，忍不住眼眶泛淚。我告訴對方，他們問到那一題的時候，我一定會哭出來。我的專業和私人生活之間的那道防線正在崩毀。於是我準備了一個不會讓我情緒崩潰的答案：「我想帶家人去好好度個假。」

當然，拚命工作這麼長一段時間之後，換來的竟是如此強烈的批評，令我非常沮喪。上上策是不要理會那些批評，但我有一些同事似乎非常介意。他們想要針對別人的批評一項一項的回擊，於是他們闖進我的辦公室，對我和波拉德說，假如我們什麼事也不做，就會成為「失敗主義者」。我花了不少時間向他們解釋，他們想採取的做法為何於事無補。

第一次新聞發布會結束之後，經過了漫長又痛苦的兩個星期，2020 年 12 月 8 日，我們的論文終於在《刺胳針》

（Lancet）發表了。[*] 在所有的新冠肺炎疫苗當中，我們是第一個發表完整第三期效力數據的團隊。不過，儘管我們的論文回應了所有的批評，批評者並沒有就此閉嘴。美國的生技媒體把疫苗開發視為一場非贏即輸的競爭，輝瑞和莫德納是贏家，而牛津阿斯特捷利康是輸家。有一篇尖酸的文章指出，我們的疫苗「表現普通」，而臨床試驗是「摸索出來的」。[6]

在現實世界裡，唯一的競爭只存在於病毒和人類的創新能力之間。我和同事一直告訴媒體，全世界需要多種疫苗；重點不在於誰輸誰贏，而在於拯救生命。

● 永生難忘的一刻

我本來預期我們的疫苗效力結果發表之後，一切就會回歸平靜。但事實上，在接下來的幾個星期，我們的疫苗獲得了英國監管機關的許可，然後在英國和全世界開始大規模施打，我們變得更加忙碌，情緒的波動也更加劇烈。

疫苗效力的數值當然很重要，但一種疫苗真正的影響力不只取決於效力數值，還取決於能生產多少劑量（供應）；能觸及多少人（運送）；以及有多少人願意接種（接受）。除此之外，長遠來說，重要的不是臨床試驗的「效力」

---

[*] 這篇論文和我們發表的其他論文，可參考書末注釋。

（efficacy），而是「效果」（effectiveness），也就是疫苗在現實世界大規模施打之後所發生的事。除非疫苗能在相同的臨床試驗直接互相比較，否則效力的數值無法直接比較，畢竟臨床試驗在規劃和執行時，多多少少會有或大或小的差異。

我們的論文在《刺胳針》發表當天，英國領先全世界，開始大規模施打輝瑞疫苗。不過，疫苗的數量很有限，而且需要小心翼翼的處理，還要為超低溫儲存條件做特殊安排。一開始的推展很慢，第一週只施打八萬六千劑。在接下來的數週，又施打了六十萬劑。[7]

與此同時，英國的確診數向上飆升，一部分是因為傳染力更強的變種病毒出現，也就是「英國變種病毒」肯特郡變異株（Kent variant），或稱 B.1.1.7 譜系。政府一步步宣布愈來愈緊縮的限制與規定，令人頭昏眼花；國民健保署的第一線員工每天要面對不斷增加的確診個案，他們擔心自己會染病，於是在疫苗供應量有限的情況下，要求比安養院的年長者更優先接種疫苗。[8] 接下來，英國政府又在最後一刻頒布政策，取消在聖誕節放寬限制的計畫。

儘管如此，我們還是有好消息。12 月 30 日，英國的監管機關，藥物與保健產品管理局頒布了牛津阿斯特捷利康疫苗的緊急使用授權。對我們的團隊來說，它是我們近乎一整年的努力所得到的成果，那天成了我們的勝利日。

30 日早晨，我從英國廣播公司（BBC）新聞台聽到熟悉

的六聲嗶嗶聲，然後是《今日》（Today）的頭條新聞：「早安。今日的頭條新聞。牛津疫苗剛剛獲得使用許可。為防止疫情擴大，政府頒布四級警戒，全英國有數百萬人受到影響。國會議員預期將通過脫歐貿易協議。」我躺在床上，聽到我們的成就被一句話輕輕帶過，然後想到，我已經好幾個月不曾早上七點還賴在床上了，我希望那代表經過動盪不安的一整年之後，一切能回歸常態。耳邊再次傳來令人歡欣鼓舞的頭條新聞：這是「一道曙光」、「遊戲規則改變者」、「在最壞的時候……一個最好的消息。」[9]一種比其他疫苗更容易處理的疫苗即將大量生產出來，接種人數將會快速大幅上升。

接下來的星期一，也就是 2021 年 1 月 4 日，全世界過了一個非常壓抑的新年之後，牛津阿斯特捷利康疫苗的大規模施打作業展開了。波拉德是從事臨床試驗的醫生，列在優先接種的名單中。我不是醫療工作者，也不屬於任何一個優先接種群體，所以必須再等一等。當天晚上，確診和死亡人數還在持續攀升，國民保健署的負荷即將超出極限，英國首相強生宣布封城，再度關閉學校和非必要的商店，禁止家庭間的互動，並再次要求高危險族群提高保護措施。我們的疫苗在嚴峻的局勢下開始大規模施打，頭幾天，媒體似乎只對負面消息感興趣，這使人們感到更加絕望。

舉例來說，政府決定將第一劑和第二劑的間隔時間，從

三至四週拉長到十二週，目的是盡可能讓更多人接種第一劑疫苗，因為感染人數實在高得驚人，醫院裡的情況也極為嚴峻。這個決定的決策過程非常複雜：我們有數據顯示，若兩劑疫苗相隔十二週施打，我們的疫苗會有較高的免疫力。不過，輝瑞疫苗沒有相對應的參照數據，也有許多人對於這項規定很不滿意。[10]

另外，混打疫苗的錯誤報導也造成了一些恐慌。[11] 接下來發生的問題是，政府怪罪疫苗供應不足，導致有兩百多萬人沒有疫苗可打，但這和我從阿斯特捷利康公司得到的資訊不符。還有一些關於「郵遞區號樂透」的報導，說獲得疫苗的機會取決於所住地區、英國某些地區沒有疫苗接種中心。還有一些擔憂是關於新的變異株（肯特郡、巴西和南非），民眾擔心，過去幾週聽到的疫苗效果，無法發揮在這些變種病毒上。

幾天後，關於疫情、醫療院所的壓力，以及每日死亡人數的消息依然令人憂心忡忡，但疫苗大規模施打的消息開始變得比較正面。白金漢宮宣布，女皇和菲利普親王已經接種疫苗。政府開放了更多的接種中心，包括幾個教堂，以及伯明罕的一個清真寺（這一點很重要，可以反駁「疫苗不適合穆斯林」的錯誤說法）。印度血清研究所開始供應疫苗給鄰近地區，包括緬甸、孟加拉和尼泊爾。

接下來，事情的發展峰迴路轉。政治、商業和科學界被

攪得翻天覆地。當歐洲的監管機關即將要對我們的疫苗做出決定時，輝瑞、莫德納和阿斯特捷利康都宣布，對歐洲的疫苗供應出現暫時性的問題。

歐盟的疫苗接種計畫進展得非常緩慢。歐盟傳出一個有點過度情緒化的說法，說要擋下原本打算出口到英國的輝瑞疫苗，讓疫苗留在歐盟。也有傳聞說，要檢查比利時的阿斯特捷利康工廠，看看原本為歐盟製造的疫苗，是否被「乾坤大挪移」，給了英國。還有人要求，歐盟應該沒收一批在英國製造、本來就要給英國的疫苗。

一家德國報社報導了一則完全不正確的消息，說歐盟不會許可 65 歲以上的人接種牛津阿斯特捷利康疫苗，因為它對這個族群的效果「只有 8%」。[12] 法國總統馬克宏表示，牛津阿斯特捷利康疫苗「對 65 歲以上的人似乎無效」。[13] 這種說法完全不正確。

整件事就像是兩個難搞的老婦人在餐廳鬧的笑話。第一個難搞的老婦人說：「這裡的食物很糟糕。」第二個難搞的老婦人說：「沒錯，而且份量很少。」[14] 唯一的差別是，這些人的抱怨是關於我們的疫苗。「這種疫苗很糟糕。」「沒錯，而且他們給的劑量太少。」

同一天，歐洲的監管機關一如預期，核准讓所有成人接種我們的疫苗。[15] 那天有許多疫苗研發團隊發布新聞，諾瓦瓦克斯疫苗（Novavax）和只需打一劑的嬌生疫苗（Janssen/

Johnson & Johnson）都公布了很漂亮的效力數據，和我們的效力數據相近。[16]

在這段期間，有幾家大型疫苗開發公司基於各種原因，或是放棄開發疫苗，或是宣布要從頭開始。在前三大疫苗（輝瑞、莫德納和我們的牛津阿斯特捷利康疫苗）公布了漂亮的試驗結果之後，我們必須牢記，這樣的成就得來不易。那些大型疫苗開發公司的開發計畫遇到了問題，令我有點沮喪。唯有當不同國家的不同公司，運用不同的技術生產各式各樣的疫苗，才能讓所有需要疫苗的人有機會在 2021 年打到疫苗。

話說回來，其他公司的開發計畫失敗，得到了眾人的同情，而我們的疫苗很好，卻持續遭到負面報導，這讓我有時覺得不太公平。

英國的疫苗施打計畫一開始推展得比較慢，但後來的進展非常快速。在牛津阿斯特捷利康疫苗進行大規模施打前夕（也就是 1 月 3 日），英國的大規模疫苗施打計畫已經進行了近一個月，當時已有 140 萬劑施打完畢。經過不到一個月，全國在 1 月底已經施打了 979 萬劑。而 1 月 30 日當天的施打數量更破了紀錄，有 60 萬 9,010 劑。到 2 月 15 日，政府達成了讓四大優先接種族群接種第一劑的目標，這些最容易受感染的人，以及照顧這些人的醫療和社工人員，共計有 1,500 萬人。

與此同時，我們的疫苗陸續在各國獲得許可，並送到全世界：1 月底，巴西、智利、印度和南非等國已頒布使用許可。[17] 2 月 15 日，世界衛生組織核准了使用許可，這對於牛津阿斯特捷利康疫苗在全球的大規模施打至關重要，也讓低收入國家終於能夠取得疫苗。

　　不到幾週的時間，有三十多個國家收到了第一批疫苗，包括迦納、塞內加爾、盧安達、剛果民主共和國、柬埔寨，以及摩爾多瓦。4 月 23 日，就在第一位人體試驗志願者接種第一劑疫苗的一年之後，我們的疫苗已經觸及全球 195 個國家中的 172 個國家，從阿富汗繞地球一周到葉門，幾乎遍布全世界。

　　得到更多數據之後，我們終於能夠告訴世人，疫苗的效果比我們在 11 月 23 日公布的最初分析結果更優異，以及十二週的接種間隔比更短的間隔更有保護力，證實了當初在沒有獲得完整數據時所做的必要決定是正確的。此外，我們的疫苗不僅能避免接種疫苗的人出現新冠肺炎症狀，還能大幅減少病毒傳播的機會。我們的疫苗對肯特郡變異株有防護力，也能防止巴西和南非變異株導致重症案例。這些都是令人振奮的好消息。

　　2 月 22 日星期一，第一批「現實世界的效果數據」發表了，資料來自英國大規模施打的輝瑞疫苗和牛津阿斯特捷利康疫苗。此時距離我們公布臨床試驗第三期效力結果已經三

個月，我不確定會不會有人問我這一刻的感覺，但必須說，這一刻我永生難忘。

　　一項針對蘇格蘭所有人口，涵蓋 110 萬名接種疫苗者的研究發現，接種第一劑之後的三週之內，輝瑞疫苗預防住院的效果是 85%，牛津阿斯特捷利康疫苗是 94%。研究也指出，對於 80 歲以上的年長者，接種一劑這兩種疫苗的效果都是 81%。我第一次看到這個年齡層的數據。[18]

　　我讀著這些數據，瞪大眼睛，做了一次深呼吸。當疫苗用在現實世界的所有人口時，所得到的效果數據經常會比臨床試驗的效力數據更低。以實例來說明，在我們的臨床試驗中，接種疫苗的人沒有一個人住院，所以預防住院的效力是 100%。而在現實世界，接種疫苗的大多是非常年長的人，有些人住在安養院，有些人的身體已經相當虛弱，所以預防住院的數值絕對不會是 100%。但是，94% 仍讓我感到不可思議。

　　我們的疫苗在死亡、住院和出現症狀等方面的表現，在現實世界展現出非常驚人的初步關鍵數據。這是兩種獲得許可且進行大規模接種的疫苗第一次直接互相比較，儘管兩者的臨床試驗數據有差距，但我們的疫苗表現得和輝瑞一樣好。

　　然而，我們還有很多事情要做，我們依舊忙著研發對抗新型變異株的疫苗。此外，我們的疫苗在歐洲大陸還是不受

歡迎和不被信任，情況令人擔憂。不過，我們搭乘的雲霄飛車好像終於放慢速度，讓我們可以下車，雖然受到驚嚇，但至少可以暫時回歸常態。

2021 年 2 月的最後一個週末是晴朗的好天氣，我終於不再以「地面太泥濘不適合跑步」為藉口，而要求自己到外面去跑步。麻雀在我的花園裡蒐集築巢的材料，園中光禿禿的矮樹也發了嫩芽。全國民眾的心情似乎都振奮起來了。疫苗的大規模施打依然進行得很順利，民眾也愈來愈有信心，相信疫苗可以降低感染率，減輕國民健保署的壓力，並且拯救性命。我們的首相公布了全國解封的時程，首先是讓孩子回到學校上課。我們似乎突破了如冬季與黑夜般的疫情，終於開始感覺春天好像來臨。

但我們鬆懈得太早。我們搭的雲霄飛車至少還有一個迴圈要繞。場景依然是歐洲，情況依然涉及政治、商業、科學和情緒的鬧劇。

此時，因為好幾個歐洲國家對於某些不一定與疫苗有關聯的罕見健康問題仍有疑慮，所以牛津阿斯特捷利康疫苗在這些國家依然尚未獲得使用許可，至於可能導致全球供應災難的疫苗戰爭似乎逐漸逼近。然而，等待已久的美國臨床試驗中期報告在 3 月 22 日星期一出爐了。

美國的臨床試驗發現，我們的疫苗耐受性良好，沒有安全疑慮；[19] 預防有症狀新冠肺炎的效力是 79%；預防重

症的效力是 100%。在年長者族群的效力也一樣好，達到 80%。[20]

美國之所以進行牛津阿斯特捷利康疫苗的臨床試驗，是因為即使在疫情期間，美國的監管機關依然不願意倚賴國外的數據。與此同時，輝瑞、莫德納和嬌生疫苗在美國進行大規模施打進行得很順利。先前由於草率的用語和政治作秀的關係，人們對於我們的疫苗失去了信心，而川普政府追求「美國優先」政策的舉動，倒是順便送給了全世界一個禮物——我希望美國公布的數據能夠恢復人們的信心。

我們的雲霄飛車之旅還有好幾圈要繞，前方的路還相當顛簸。科學界並不是一個與外界隔絕的世界。我們開始開發疫苗時，團隊裡的每個人都把自己多年來累積的經驗貢獻出來，包括疫苗設計、生產、臨床試驗和監管法規相關事務。

我們對於在各個方面該做什麼事都有深入的經驗。我們都想迅速的把事情完成，總是預先規劃好未來的好幾步。我們以大眾健康為念，只想盡快大規模施打疫苗。我們想要拯救生命，而不是賺錢。我們想要運用過去學到的一切，以最快的速度開發疫苗，我們不想浪費時間，等著別人完成他們份內的工作。

但我們當中沒有任何一個人預見我們的疫苗後來竟成了政治足球。我們花了一年時間，用一絲不苟、小心翼翼的態度，開發了一種能夠拯救全世界數百萬條性命的疫苗，結果

卻因為政治人物挾怨報復而遭到摒棄。我們用謹慎的措詞向媒體陳述和說明疫苗的科學原理，竟不敵推特上充滿偏見和錯誤的資訊，結果人們把不正確的陳述當成事實一再引述。我們真的太理想主義、太天真了嗎？我們下次（肯定會有下次）一定要在團隊中納入幾個懂政治的人。

退一步反省，我想提醒自己，多年來別人一直告訴我，我用來設計疫苗的技術太花時間、成本太高，或是不夠好。不到一年以前，我為了開發這個疫苗想募集幾十萬英鎊的經費，卻四處碰壁。幾個月前，一些明白事理的科學家還在說，我們可能永遠無法開發出能夠有效對抗新冠肺炎的疫苗。在輝瑞疫苗公布效力達到 90% 之前的一個星期，我們期望我們的疫苗效力是 50%，50% 已經很好，如果是 30% 也可以接受。

但事實是，不到一年的時間，我們就生產出一種非常安全、十分有效（包括對年長者）的疫苗，接種一劑就能預防死亡或住院，還能降低感染率，用冷藏而非冷凍方式就能運送和儲存，還能以很低的成本大量供應給全世界。

我們為全世界的人做出了一種疫苗。

第 2 章

疾病 X

吉爾伯特

2020年1月1-10日

確診數：4-59[1]

確診死亡數：0

2020 年新年，我坐在家裡的書桌前查看工作電子郵件，同時瀏覽幾個新聞網站。我查了新興疾病監測計畫（ProMedMail）這個網站，確認一下全世界新爆發的疾病，有一個消息引起我的注意。中國武漢出現幾個「起因不明的肺炎」病例。有 4 個高燒肺炎的病例，患者對抗生素沒有反應。第一位病人在海鮮市場工作。事情不太對勁。

網頁還提到，這可能是 SARS（嚴重急性呼吸道症候群）重新流行，不過「民眾不需要恐慌」，之後將會陸續公布更多的資訊。考量到起因不明的肺炎可能代表很多情況，我告訴自己，晚一點再追蹤這 4 個病例。現在還是新年假期，所以我把筆電關閉，到廚房和家人一起玩，那裡有一套我們從聖誕節開始拼的拼圖，以及一大疊只完成一半的報紙填字遊戲。

隔天我再次上網查看，發現了一份新報告。有 27 人住院，大多數是海鮮市場的攤商，其中 7 人是重症患者。該市場已經關閉。

在我看來，病毒從海鮮傳給人類似乎是極為不可能的事；一般不會認為魚類和貝類是人類疾病的病毒來源。讀了更多資訊後，我看到當地媒體證實，那個市場還有販賣其他的動物，包括雉雞、蛇和兔子。

1 月 3 日，天氣晴，我在寒冷的牛津郡鄉間散步，到酒吧吃了午餐，煮了一頓迎合家人不同飲食喜好的晚餐，然後

照著習慣查看最新消息。那天有一則新公告，新增了 44 個病例，其中 11 人情況危急，還有 121 位接觸對象受到監控。公告提到，這種疾病是「類 SARS」，致病原因還不清楚，儘管已經排除流感、禽流感和腺病毒，不過還有很多呼吸道病毒可能導致這個疾病。

當晚我再次到網站確認，查看有沒有進一步的細節或新的線索，然後在腦海中把各種可能性跑一遍。不論它是什麼疾病，都有可能自己消失，我們可能會知道它是什麼疾病，但不需要製作疫苗。不過也有另一種可能，它可能是 SARS 再次爆發、或是「類 SARS」疾病、或是更糟的疾病。

• 推測病因

身為牛津大學疫苗學教授，我長年從事疫苗開發工作，最近要對抗的是所謂的新興病原體。病原體是可能導致我們生病的微生物。新興病原體則是包括人類一般不會感染的病原體（雖然我們可能會接觸已經感染病原體的野生動物或家畜）、當人類感染後可能導致大爆發的病原體、很少或沒有疫苗或治療方法的病原體。我的工作是為人類已知的某些新興病原體開發疫苗，或是當人類發現任何一種新的新興病原體，在很短的時間內把疫苗做出來。

假如中國新出現的疾病確實是 SARS 或類 SARS，事情

就大條了。2002 年，一種科學界不認識的病毒在中國的某個省分引發肺炎病例，這種病毒現在俗稱為 SARS 病毒或是 SARS-CoV（嚴重急性呼吸道症候群冠狀病毒）。科學家後來得到結論，認為它最早是由蝙蝠透過小型哺乳類動物（狸貓、鼬獾、麝貓或是家貓）傳給人類。這種疾病在 29 個國家導致 8,000 人確診，造成 774 人死亡，它沒有疫苗或是特定的治療方法，大約有 10% 的感染者死亡。

當疫苗還在研發階段，人類就用一種古老但有效的方法控制了 SARS 並加以根除，那個方法就是追蹤和隔離：找到感染個案、確認接觸者、將接觸者隔離，直到確認他們沒有感染。SARS 在 2002 年 11 月爆發，在 2003 年 6 月結束。那次沒有製造疫苗的迫切需求，但我們無法確定 SARS 會不會捲土重來，畢竟這種病毒現在可能還在蝙蝠或是其他動物之間傳播。

另一種非常難搞的冠狀病毒在 2012 年出現。由於它最早出現在中東地區（Middle East），後來就稱作 MERS 病毒或是 MERS-CoV（中東呼吸症候群冠狀病毒）。冠狀病毒通常存在於蝙蝠體內，而且其中許多種只存在於蝙蝠體內，不會對人類造成任何傷害。不過有時候（像是 SARS 以及 MERS 的情況），蝙蝠會把病毒傳給人類比較常接觸的其他哺乳類動物。科學家後來發現，MERS-CoV 是中東地區的駱駝流行病（意思是很常見），人類一旦與感染病毒的駱駝接觸，

也會被傳染。

對某些地區的人來說，駱駝自古以來扮演了重要的角色，他們實在接受不了這樣的事實。於是他們認為這種疾病是其他動物傳染的。或許是貓、或是狗？不過，最可能發生的情況是，大約五十年前，已經透過蝙蝠感染了 MERS-CoV 的駱駝從非洲輸入中東地區。由於駱駝幾乎不會出現任何症狀，因此人們難以察覺牠們已經感染病毒。就這樣，病毒在中東地區的駱駝之間逐漸散播開來。

駱駝的 MERS 很像是人類的普通感冒。年輕的駱駝不會有嚴重的不適症狀，但會傳播病毒。痊癒的駱駝會產生抗體，但這種抗體無法提供終生保護力，因此牠們會再度感染，產生非常輕微的症狀或甚至沒有症狀。

假如 MERS 只在駱駝之間傳播，那當然不會造成問題，而且人類可能從頭到尾都不會發現。然而，隨著愈來愈多的駱駝感染病毒，人類也開始遭到波及。換句話說，人類開始受到感染。感染病毒的駱駝源自非洲，那裡的駱駝通常是採成群放牧，就像牛羊一樣。但在中東，人類傾向於把駱駝當成寵物，和駱駝有更多的接觸，因此有更多的機會感染病毒。

我們知道冠狀病毒會人傳人，感染者透過呼吸、咳嗽、打噴嚏，使帶有病毒的口鼻飛沫經由另一個人的口、鼻、眼進入他的體內。由於受感染的駱駝呼出的氣體帶有

MERS 病毒，所以任何人只要一靠近，就會將病毒吸進體內。不過，光是如此不一定會使人感染病毒。病毒感染還需要另一個關鍵步驟。

病毒需要和細胞表面的受體結合，才能感染細胞。人體細胞的外圍有一層平滑的薄膜，上面布滿受體，這些受體會感測細胞周遭的環境，接受來自身體其他部位的信號。以腎上腺素為例，人類因為壓力、恐懼或是運動而產生的腎上腺素，必須和細胞表面的特定受體結合，才能發揮效果。

不同的病毒會與不同的受體結合，結合時必須完全契合，病毒才能感染細胞，有點像是手機充電器的接頭必須和手機的插孔相契合。例如，MERS 病毒會與二肽基肽酶 4（dipeptidyl peptidase 4，簡稱 DPP4）結合。我們現在不需要瞭解 DPP4 是什麼（它與免疫調節作用有關），我們只需要知道駱駝和人類體內的 DPP4 幾乎一模一樣。這就是 MERS 病毒如此容易感染人類的關鍵。

假如人類的受體不是 DPP4，那麼在駱駝之間傳播並感染駱駝體內細胞的病毒，將難以感染人類細胞。人類就算吸入駱駝呼出的病毒，也不會被感染。基於這個原因，世界上的數百萬種病毒才沒有對人類造成威脅。然而，MERS 病毒恰好能有效的跟駱駝和人類細胞的 DPP4 結合，於是，病毒能夠很容易的從駱駝傳給人類。

發現 MERS 第一個確診病例八年後，2020 年 1 月，它

在 27 個國家造成超過 2,400 人確診，以及 858 人死亡。大多數的病例發生在沙烏地阿拉伯，主要是年長者感染和院內感染。醫院裡有許多易受感染的人，而且人與人之間的距離很近，病毒一旦進入醫院，往往會快速的擴散。

南韓在 2015 年發生的正是這種情況。一位南韓商人到中東地區出差，回家之後，身體出現不適症狀。他花了九天的時間就醫和求診，到過好幾家醫院，結果導致 186 人感染，其中有 38 人死亡。為了控制病毒擴散，隔離超過 6,000 人，關閉數千所學校，隨後因為零售業受創，銀行利率下跌，造成龐大的經濟損失。

南韓爆發的 MERS 事件提供了一個難得的機會，讓我們可以仔細的研究。由於疫情起源於一位已知人士，所以我們能夠精確的追蹤感染途徑，進一步瞭解疾病如何傳播。病毒學家不只檢測了醫護人員，也檢測了醫院裡的空氣和物體表面，以便找出活的病毒存在於何處。

他們發現，年輕的醫護人員也會染病，儘管他們的症狀很輕微，幾乎是無症狀感染，但他們仍然能把病毒傳給別人。這一點使得 MERS 和 SARS 有所不同，因為 SARS 患者都有可察覺的症狀，而且通常很嚴重，所以 SARS 接觸史的追蹤和隔離比較容易。

雖然 SARS 已經根除，但 MERS 至今仍在中東地區肆虐。我和以前的學生阿爾哈比（Naif Alharbi）造訪利雅德時，

發現當地為了降低感染率，把利雅德的駱駝市場搬遷到離市區很遠的地方。

然而，這個做法並不足以將 MERS 撲滅。不是所有感染病毒的人都和駱駝有直接的接觸；很顯然，有些健康的年輕人工作時會接觸駱駝，他們已經產生抗體，但他們從來不知道自己感染過 MERS 病毒。原來，這些健康年輕人受感染之後，產生了類似感冒的輕微症狀，而他們在無意中把病毒傳給其他身體虛弱的人。

現在你可能在想，這跟 2020 年 1 月在中國武漢發現的病例到底有什麼關係？為了瞭解中國病例的起因可能會造成多大的問題，我們需要先瞭解這個疾病的某些特徵。我們要問兩個關鍵的問題：這個疾病是由人傳人的病毒導致的嗎？若是如此，人們有沒有可能在出現症狀之前就具有傳染力？

新興疾病監測計畫暗示，中國武漢的新病例可能是 SARS 或類 SARS，所以絕對值得關注，但 2020 年 1 月 3 日所發布的消息也表示，沒有觀察到人傳人的情況，也沒有醫護人員受到感染。

一個符合事實的可能情況是，一種未知的病毒感染了某一種動物，例如兔子。我苦思之後的看法是，或許有某個攤商把幾籠看起來正常但已經遭到病毒感染的兔子帶到市場去賣。情況或許和 MERS 一樣，這種病毒可以傳給跟染病兔子近距離接觸的人類。不過，感染 MERS 的人只有年長者

出現重症，而且大多數的感染發生在醫院。相形之下，導致這種「起因不明的肺炎」的病毒似乎會讓健康的年輕人出現症狀，而醫院並沒有爆發集體感染的情況。

因此，這種病毒或許不像 MERS 或 SARS，它不會人傳人。或許所有生病的人都去過那個海鮮市場，而且直接透過兔子感染病毒。假如情況是如此，那麼很快就可以控制住這種疾病，只要關閉市場，移出所有的活體動物，徹底清潔消毒之後，就可以重新開放。所以，我們沒有時間開發疫苗，也不需要開發疫苗。

這是我按照所知的事實做出的假設。不過，我們還沒有掌握所有的事實。那天晚上，我經過廚房餐桌上的聖誕節拼圖時，試著拼幾片拼圖，結果沒有成功。下次再試試看吧。

• 得自伊波拉的教訓

為了要瞭解我們現在所熟悉的新冠肺炎，以及說明我和同事如何設計出新冠肺炎疫苗，我們需要先穿越時空，時間拉到六年前，地點則是距離中國武漢 12,500 公里的非洲國家幾內亞。2014 年，那裡爆發了一種極度致命的可怕疾病——伊波拉。伊波拉病毒最早在 1976 年確認出來，之後陸陸續續出現一些零星的病例，但 2014 年的爆發規模大很多，而且情況有點失控。那次的爆發造成至少 11,000 人死

亡，導致幾家醫院癱瘓並關閉，並使當地經濟受到重創。我曾參與伊波拉疫苗的臨床試驗，居中扮演輔助的角色。我從旁觀者的角度密切觀察疫苗的開發過程，看見了成功和不成功的環節。

全世界對伊波拉的不當反應，以及科學與公衛社群想從錯誤中學到教訓的決心，是我們瞭解接下來會發生何事的關鍵。我們後來在牛津所做的一切，都是建立在這些經驗之上。我們透過伊波拉的經歷，學到哪些做法行得通、哪些做法行不通，於是能夠用前所未有的速度設計、製作疫苗並進行試驗，同時對於試驗結果抱持很大的信心。

伊波拉病毒屬於絲狀病毒科。SARS、MERS 和 SARS-CoV-2 這類冠狀病毒會造成呼吸道感染，導致感冒、咳嗽、喉嚨痛，甚至是肺炎和呼吸困難，而絲狀病毒會造成出血熱。伊波拉的症狀一開始和其他的病毒感染很像，例如發燒、頭痛、倦怠和肌肉痛。不過，幾天之後，症狀會變成嘔吐和腹瀉、肝腎問題，以及內出血和外出血。確診者的死亡率大約 40–50%，真的相當致命。

在 2014 年之前，伊波拉的病例不多，而且發生在人口密度低的偏僻地區，因此，追蹤和隔離接觸者這種勞師動眾的做法尚且可行。然而，2014 年的爆發就不同了，病毒擴散到人口稠密的都市，甚至跨越國界，從西非的幾內亞擴散到鄰近的賴比瑞亞和獅子山共和國。病毒在那年夏季和初秋

快速擴散，導致醫療系統崩潰，在賴比瑞亞首都蒙羅維亞，甚至發生無法得到治療的民眾死在街頭的情況。等到疾病終於在 2016 年中得到控制時，已經造成 28,000 人確診，超過 11,000 人死亡。

當時還沒有任何一種伊波拉疫苗獲得使用許可，也沒有治療方法。不過，伊波拉把美國政府嚇壞了，於是開始籌款開發疫苗，以防有人試圖故意釋放伊波拉病毒，製造民眾的恐慌和死亡。多年來，已經在實驗室製作出幾種伊波拉疫苗，並利用猴子進行試驗，到了 2014 年，有兩種疫苗只要施打一劑，就能防止恆河猴感染伊波拉病毒。

其中之一是 ChAd3 EBOZ 疫苗，它是一種複製缺陷型重組猿猴腺病毒載體疫苗（replication-deficient recombinant simian adenoviral-vectored vaccine）。其實，只要我們分拆逐一理解，這個名詞並沒有想像中那麼複雜。由於這個名詞對於理解我們在 2020 年如何做出新冠疫苗非常重要，所以我們接下來將詳細解釋當中的幾個概念。

首先是「腺病毒載體」，它指的是，疫苗是利用腺病毒送入人體內。腺病毒這類病毒會導致人類感冒，引起鼻塞，有時是腸胃炎，症狀短暫且輕微。腺病毒有多種稍微不同的血清型版本，每一種用數字命名來加以區分。有些人類腺病毒可以用來製造疫苗，包括 Ad5 和 Ad26。

造成我們感冒的腺病毒會感染我們鼻子或喉嚨的某個細

胞，然後把那個細胞變成工廠，製造出更多腺病毒，也就是複製。遭感染的細胞最後會破裂，把它製造的腺病毒釋放出來，這些腺病毒會感染當事人體內的更多細胞，或是透過咳嗽或打噴嚏傳播給其他人。病毒會擴散到感染者全身，或是傳染給另一個人，或是兩者同時發生。假如我們將某個特定基因從這種腺病毒移除，它仍然會感染人類細胞，但無法散播。因為這種改造版的腺病毒無法自我複製並擴散到人類全身的細胞，或是傳染給其他人，於是稱為「複製缺陷型」。[2]

被移除的基因必須用另一個基因補上，所以這個病毒就變成了「重組」病毒，它的意思很簡單，就是它結合了不同來源的基因。另外置入的基因會在感染腺病毒的細胞裡有所「表現」，意指置入基因的指令會在被感染的細胞裡執行，命令細胞製造某一種蛋白，於是人體會因這種蛋白激發出免疫反應。

複製缺陷型重組腺病毒是活的，有利於引發強烈的免疫反應，但同時非常安全，因為複製缺陷意味它無法擴散到其他的細胞，也無法造成感染。

伊波拉疫苗採用的就是這種技術。我們能利用這種技術讓基因發揮作用，產生出伊波拉、瘧疾或是流感蛋白，引發免疫反應來對抗病原體。我們可以把病毒載體想像成一輛車子，它能把車上的任何貨物運送到其他地方。一旦貨物（例如，能夠製造伊波拉蛋白的基因）進入人類細胞，病毒並不

會利用人類細胞製造出一大堆自己，而會製造出很多伊波拉蛋白。不斷掃描人體的免疫系統一旦發現這種不認識的蛋白，就會採取行動。

運用人類腺病毒 5（adenovirus 5）製造的伊波拉疫苗已經完成試驗，在動物身上有很好的效果。但問題是，這種腺病毒在未經重組之前經常感染人類，因此許多人已經對它產生抗體。對已產生抗體的人來說，置入伊波拉、瘧疾或流感蛋白的疫苗無法引發強烈的免疫反應。運用腺病毒來製造疫苗的概念是對的，但運用人類不曾產生抗體的腺病毒會更好。

這個問題有一種直截了當的解決方法，那就是運用在黑猩猩群體中流傳的腺病毒。黑猩猩身上有多種不同的腺病毒能夠感染人類，讓人類感冒。由於人類不常跟黑猩猩接觸，沒有感染過這些黑猩猩（或猿猴）腺病毒，所以我們還沒有抗體。

伊波拉 ChAd3 EBOZ 疫苗是運用黑猩猩腺病毒 ChAd3 來製造。其中 E1 基因被移除，造成複製缺陷，取代的基因編入伊波拉病毒表面可找到的醣蛋白。把這種疫苗注入獼猴體內之後，獼猴會產生對抗伊波拉醣蛋白的免疫反應，使這些獼猴不被伊波拉病毒感染。

因此，在 2014 年伊波拉爆發之前，我們已經知道這種疫苗能保護獼猴不受感染。另一種伊波拉疫苗也是重組病毒載體疫苗，使用的技術很類似。主要的差別在於，它用的是

另一種病毒載體，叫作水泡性口炎病毒（VSV），而且它是複製型疫苗，意指它在接種後會擴散到人的全身。

在 2014 年之前，我們已經知道這兩種疫苗都能防止獼猴感染伊波拉病毒，但兩者都不曾進行臨床試驗。隨著伊波拉持續在西非蔓延，我們很清楚，這不再只是西非的問題了。我開發過流感疫苗，所以我很清楚，那種病毒只要一出現，幾天之內就能擴散到全世界。

西非有許多沒有察覺自己已經感染伊波拉病毒的人搭著汽車、卡車和公車趴趴走。病毒已經在有國際機場的城市流傳，遲早會有感染者搭飛機出國。病毒才不管國界、宗教信仰或是政治傾向。有錢人或許能比較有效的保護自己，但只要社會的防線一崩潰，他們也無法置身事外。全世界都無法倖免於難。這是個全球型的問題，需要全球型的回應。

有效的疫苗能控制疾病的擴散，對於終結疫情至關重要。因此，我和牛津大學詹納研究所（Jenner Institute）的同事決定盡快展開 ChAd3 EBOZ 疫苗的臨床試驗，也就是進行人體試驗。[3] 不過，為了要展開人體試驗，我們需要各種必要的補助金並得到核准，我們將在其他章節詳述。

我們在接下來幾個月回應了伊波拉疫情，一開始事情進行得很順利，接下來就遇到了阻礙。起初，我們的進展出奇的快，但後來卻陷入泥沼。我們在 2014 年 8 月 14 日提出臨床試驗的補助金申請。在醫師、科學家和監管與倫理機關

謹慎且辛勤的努力之下，我們在 9 月 17 日取得所有核准，終於能在牛津為第一批 60 位志願者注射疫苗。48 歲的艾特金斯（Ruth Atkins）正是其中一位志願者，她是國民保健署經理，過去的工作是護理師。

事情能有如此迅速的進展，全賴格林所屬的臨床生物製造機構（Clinical Biomanufacturing Facility，CBF）和我所在的詹納研究所多位同仁的辛勞付出，以及我們與監管機關的密切商討。整個過程有點像是我們 2020 年經歷的縮影。公共衛生的迫切需要讓事情發展得非常快，而我們的快速進展令人開心。2014 年 10 月，試驗結果正如我們的期盼和預期，完全符合我們對腺病毒載體疫苗效果的既有認識，無論是安全性或是免疫反應的數據，都足以讓我們在馬利（Mali）展開第二期試驗。

馬利的疫情不像其他國家那麼嚴重，但它和幾內亞有國界相交，而且有人預期伊波拉可能會跨越國界。因此，在馬利詢問必須處理伊波拉病患的醫護人員，請他們做為人體試驗的對象，是很合理的做法。第二期試驗的結果再度顯示出，疫苗的耐受性良好、沒有安全疑慮，而且能引發強烈免疫反應。

然而，沒有人知道這樣的免疫反應是否足以提供有效的保護力來對抗伊波拉。因此，我們有必要在確診情況嚴重的國家進行效力研究，看看疫苗是否真的能夠防止民眾受到病

毒感染與產生症狀。不過,這時進展開始慢下來,令人有點洩氣。

測試疫苗效力的試驗稱作第三期試驗。第一期試驗是初次對人體進行試驗,測試的是疫苗的安全性,以及使年輕健康成年人產生免疫反應的能力。第二期試驗則針對年齡範圍擴大一些的族群進行試驗,測試其安全性和免疫反應。

典型的試驗是雙盲隨機安慰劑對照試驗,也就是說,半數的人注射疫苗、半數的人注射不會提供任何保護力的安慰劑。安慰劑可能只是生理食鹽水,不會引發任何免疫反應,安慰劑也可能是例如狂犬病疫苗這類其他疫苗,無法保護接種者不被伊波拉感染,但能為志願者帶來一些好處。無論是志願者或是後來評估志願者是否感染的工作人員,都不知道誰接種的是什麼。當研究對象中有足夠的確診人數後,統計學家就會「解盲」,公布接種伊波拉疫苗和注射食鹽水或狂犬病疫苗的群體,分別有多少人確診。

若兩個群體的確診數相同,就代表疫苗完全沒有效力。若注射伊波拉疫苗的群體中沒有人確診,就代表疫苗非常有效。若伊波拉疫苗群體中有一些人確診,但人數少於另一個群體,那麼就可以計算疫苗的效力。一般來說,若疫苗效力高於 70%,就值得用來控制疫情的擴散。

規劃臨床試驗的人認為,用安慰劑對照試驗來研究並不符合倫理原則。伊波拉的致死率高達 40–50%,而且沒有治

療方法。因此有人認為，怎麼能進行一種試驗，讓接種者有一半的機率能注射疫苗並獲得保護力，而有一半的機率是注射安慰劑且完全得不到保護力？

事實上，伊波拉的致死率此時已經開始下降，這是因為有更多的醫療中心能夠提供更好的支持照護，提高感染者的生存機會。況且，每一位參與試驗的志願者都會受到密切觀察，一旦受到感染，就會盡快得到照護，藉此提高他們的康復機會。當人們花愈多時間討論試驗設計的倫理議題，民眾就愈慢得到疫苗的保護，於是就不斷有人受到感染，不斷有人死亡。

然而，第三期試驗可以採用其他的選項。有一種務實的試驗方法叫階梯式設計（step-wedge design）。假如疫情很嚴重，而我們想要用疫苗來控制疫情，又無法在所有的地方同時施打疫苗。那麼就會從某個區域開始，用數週的時間逐步向外擴大施打範圍。若疫苗是有效的，先施打地區的確診數會先下降，接下來施打的地區，確診數也會隨之下降。疫苗團隊每到一個地區，就會為當地的所有人施打試驗中的疫苗。只不過，離起始點最遠的地區必須等最久。

階梯式設計看似可行，但其實很難讓我們得知疫苗的效力。在有兩個選項的情況下，清楚瞭解疫苗的效力成了格外重要的事，這也就是伊波拉的情況。此外，知道一種方法是否比另一種方法更有效，也會很有幫助。

最後，我們決定採用另一種試驗設計，也就是以圈選接種（ring vaccination）的方式研究，並在半數的圈選範圍採取延遲接種。要使用這種試驗設計，必須先找到一位伊波拉感染者，然後找出這個人的所有接觸者，以及接觸者的接觸者，然後劃出這群人所在的地理區域界線。這群人在第一位感染者的周圍形成一個「圈」。用這種方式可以界定出許多個圈，隨機安排每個圈為「立即接種」或是「延遲接種」。那代表圈裡的每個人都會接種伊波拉疫苗，只是其中有些人必須等三週的時間。在「延遲接種」圈新增的確診數，會拿來和「立即接種」圈新增的確診數做比較，以評估疫苗是否有效。

當人們正在討論如何進行第三期試驗之際，伊波拉危機依然持續存在。此時人們正迫切需要疫苗，事情的進展卻突然慢下來，令人倍感挫折。

不過，當地政府嚴密追蹤與隔離接觸者，以及衛生措施的推行開始發揮效果，就在 2015 年 4 月圈選接種研究要開始的時候，確診數已經相當少，而且還在下降。此時距離伊波拉大爆發整整一年。我們原本的目標和期待是，在不同地區同時測試兩種疫苗的效力。不過在研究要開始進行的時候，只有一個區域的確診數足以進行第三期試驗，於是，我們一次只能測試一種疫苗。先測試 VSV，然後再換ChAd3。

試驗結果顯示，VSV 的效力非常好。這是個大好消息。VSV 疫苗後來用於控制病毒擴散，隨著界定出更多的圈，就讓圈中的所有人接種疫苗。到了 2015 年 10 月，世界衛生組織的紀錄首次出現零確診。到了 2016 年 6 月，經過最後幾次短暫惡化之後，疫情終於宣告結束。

　　不過，由於 VSV 疫苗讓疫情得到控制，因此 ChAd3 疫苗沒有機會測試其效力。兩種疫苗的免疫反應很相似，因此，ChAd3 疫苗對於預防伊波拉可能也非常有效，它還有一些 VSV 疫苗沒有的優點，例如更容易大量生產，儲存溫度不需要很低，還有，由於它有複製缺陷，所以對於免疫系統已經受損的人會更安全。

　　我們曾經近距離觀察並參與在牛津快速開展和完成的 ChAd3 疫苗第一期臨床試驗，在我們看來，我們錯過了一次機會。為什麼拖這麼久才進行效力試驗？從第二期試驗的結果出爐到第三期試驗開始，足足等了四個月。我曾受邀在某個會議說明伊波拉疫苗的臨床試驗，我在會議中提出上述看法，結果引發一位世界衛生組織代表的憤怒回應，他堅稱所有的事都已經盡快處理了。然而，問題不在於哪個人在疫情如火如荼的時候沒有做好份內工作，而在於缺乏準備。

　　試驗延遲進行不只代表我們拖了更久的時間才控制住致命的伊波拉病毒擴散，也代表只有一種疫苗進行過效力試驗，而這種疫苗需要以很低的溫度儲存，對於氣溫較高的國

家而言，使用這種疫苗的難度和成本較高。

遺憾的是，想知道疫苗是否有效，還必須有「對照組」。對照組沒有接種疫苗，其中有些人會感染病毒，以伊波拉來說，一感染就可能致死。然而，疫苗一旦證實有效，就能用來防止更多人感染和死亡。

在 2014 年 12 月到 2015 年 4 月之間，當人們正在討論要用哪一種效力研究方法時，大約有 5,000 人確診，其中有超過 2,000 人死亡。在後來實際進行的圈選接種研究中，只有 23 人在等待接種疫苗期間受到感染。在隨機安慰劑對照試驗和圈選接種研究中，只要有非常小的感染數就能計算疫苗效力。若顯示疫苗有效，注射安慰劑的人會立刻接種疫苗。

假如我們在 2014 年 12 月對兩種疫苗開始進行隨機安慰劑對照試驗，當對照組出現少數確診病例，足以計算疫苗效力之後，他們就能很快的得到治療，也能更快建立效果數據。假如 VSV 和 ChAd3 載體疫苗都能進行試驗，無論是在不同的地方分別進行、或是在同一個地方先後進行，到 2015 年初，我們也許就會得到兩種有效的疫苗可用來對抗這次和未來的疫情爆發，而不是只有一種疫苗。[4] 那麼，2015 年的死亡人數也會更少。

說實話，儘管我們在 1976 年就已經知道伊波拉病毒，儘管我們長期投入疫苗的開發工作，這個世界在 2014 年依

然還沒有準備好要進行疫苗試驗來對抗伊波拉。我們的回應是不及格的。

• 國際組織決定提早準備

全世界對於伊波拉的不當回應是個警鐘，也是個轉捩點。人們在伊波拉受到控制之後如釋重負，但很快又開始擔憂全世界有許多病毒可能造成類似的災難。沒錯，那些令人害怕的疾病在過去的爆發規模都不大，而且都受到控制，但在 2014 年之前，伊波拉也是如此。

以世界衛生組織為首的多個國際組織開始列出其他的危險病原體，表示人類應該開發出相應的疫苗，並找出診斷和治療方法。[5]

2016 年，世界衛生組織公布了一份重點疾病清單，包括 SARS、MERS、伊波拉、拉薩熱（Lassa fever）、馬堡病毒（Marburg virus）、克里米亞－剛果出血熱（Crimean-Congo haemorrhagic fever）、裂谷熱（Rift Valley fever）和立百病毒（Nipah virus）。世界衛生組織的用意是讓企業和學術界提出他們運用的技術，接受審查，讓某些技術快速發展、核准，使全世界為未來的疫情做好準備。

對我來說，這是個大好消息，因為我研究的技術有很大的潛力，只是欠缺資金展開進一步的試驗。我們在牛津為對

抗伊波拉的 ChAd3 EBOZ 疫苗進行過安全性試驗，可惜沒有機會進行第三期試驗。它是一種複製缺陷型猿猴腺病毒載體疫苗。自 2012 年以來，我也曾在牛津實驗室開發過另一款複製缺陷型猿猴腺病毒載體，稱作 ChAdOx1，我用它來製造對抗流感和 MERS 的疫苗。到目前為止，這兩種疫苗在第一期臨床試驗都顯示耐受性良好，並且沒有安全疑慮。然而，在欠缺資金的情況下，我們無法展開進一步的試驗。

ChAdOx1 又稱作「平台技術」，意指我們能利用它來製造多種疫苗。它有一個很大的好處，就是開發新疫苗時，不需要一再重複流程中的所有步驟。疫苗要如何製造、儲存，以及劑量是多少等知識可以不斷累積，而且適用於所有使用相同平台的疫苗。平台技術可以縮短開發時間和成本，這一點對於開發重點疾病名單上的疫苗至關重要，因為我們可用的資金非常有限。

2016 年 2 月，我到日內瓦機場附近一家飯店，在一間極其普通的會議室裡，向世界衛生組織的專案小組簡報這種平台技術。經過第一輪評估之後，他們鼓勵我申請第二輪評估。他們也建議我去找一家對這類技術感興趣的大型企業合作。

牛津大學能提供專業知識，來支持疫苗的初期研發工作和臨床測試，但如果疫苗顯示是安全有效的，而且要取得許可並拿來使用，就需要製藥公司加入。製藥公司將會成為主

導者，負責取得監管機關的核准，開始進行大規模生產，並規劃供應的物流鏈。

我選擇的合作對象是楊森製藥（Janssen）。楊森製藥是嬌生（Johnson & Johnson）的子公司，也使用複製缺陷型腺病毒製造疫苗。

楊森製藥負責和我共事的人是波波娃（Olga Popova），她是一位非常資深的專案經理，作風令人印象深刻，工作很有效率。波波娃出生於俄羅斯，能說一口流利的英文，她曾為一家比利時公司工作，並外派到荷蘭分公司，也曾和她的法籍丈夫與年幼的女兒在羅馬住過一段時間。她總是穿著俐落的套裝，還能告訴你，到日內瓦參加世界衛生組織會議時最好住在哪一間飯店（不是靠近機場那家），以及餐廳菜單上哪道菜最好吃。我們兩個人在 2016 年 7 月一起去做第二輪簡報，不久之後，我們的技術就得到核准了。

這雖然是一大勝利（得到核准絕對是一種認可），世界衛生組織卻無法提供任何補助金。所以，我們如果要推動任何進展，就必須自己找錢。

幸好，在 2014 年伊波拉疫情爆發之後，不只有世界衛生組織積極採取行動。有一個名叫流行病預防創新聯盟（Coalition for Epidemic Preparedness and Innovation，CEPI）的新組織在 2017 年成立。流行病預防創新聯盟願意資助全世界都需要的疫苗開發計畫，保護人類不受新興病原體的侵害，尤

其是針對重點疾病。它也希望縮減開發新疫苗的時間，從十年縮短到十二個月。

　　流行病預防創新聯盟的首要目標是開發對抗 MERS、拉薩熱和立百病毒的疫苗；其中的立百病毒特別難纏，研究立百病毒的科學家曾說，「你絕對不想感染這種病毒」。我和牛津大學與楊森製藥的團隊要遞交一個提案，打算以 ChAdOx1 為基礎，為這三種疾病開發疫苗。遺憾的是，我這次無法跟波波娃合作，這位高效率又有個性的同事罹患癌症，在 2017 年 7 月離世。

　　完整的提案涉及非常繁複的工作，而申請截止日期一直在變，使情況雪上加霜。我們全家人預計在三個孩子取得普通教育高級程度證書（A-level），有資格上大學之後，在 7 月的上半個月到義大利度假。我們會先到米蘭待幾天，接下來到科莫湖，然後是威尼斯，回國之前再次飛到米蘭。整趟行程有很多搭船的機會，由於我每次度假都非常熱中於搭船，我的家人總愛拿這個來取笑我。

　　所幸，申請的截止日是 6 月底，因為那時申請書應當已經交出去了，所以我滿懷期待，可以安心的和家人去度假。但流行病預防創新聯盟後來把截止日推遲一週，卡在我們的假期中間。截止日期接著又再次變動。我最後是坐在威尼斯聖馬可廣場鐘塔的階梯上，用黑莓機完成申請書，而我的伴侶羅伯和三個孩子去爬鐘塔，從塔頂眺望四周的美景。

我在威尼斯的趕工得到了回報，我們受邀可以開始和流行病預防創新聯盟協商合約，取得補助金。所有的相關者就此踏入了陌生的領域。對牛津大學與楊森製藥來說，這是第一次共同申請補助金，對流行病預防創新聯盟來說，同時與兩個申請單位協商也是不尋常的事。更重要的是，流行病預防創新聯盟是一個新成立的組織，資金來源相當多元，每位贊助者有不同的附帶條件，而這些條件都必須附加在其贊助的計畫裡。

　　協商過程十分漫長，我們開了多次實體和線上會議，2018 年 9 月最後終於在流行病預防創新聯盟的倫敦總部簽約。從最初的提案截止日（2017 年 3 月）算起，已經過了十八個月；從流行病預防創新聯盟推出這個計畫算起，已經過了二十一個月；從世界衛生組織呼籲大家加速疫苗開發算起，已經超過兩年。除了得到贊助資金之外，我們什麼都還沒做。現在你應該開始有概念，知道開發疫苗為何通常要花很長的時間了。

　　幸運的是，與此同時，英國政府決定動用部分海外援助預算，來開發新興病原體疫苗，而我獲得一些資金來進行 MERS 疫苗的初期開發工作。這個計畫與流行病預防創新聯盟無關。結果證明，這件事極其幸運。

　　就在同一段時間，世界衛生組織所列的十大重點疾病清單在 2018 年 2 月加入新的「疾病 X」。疾病 X 是代表一種

未來可能出現的假設疾病。沒有人知道它會是何種疾病、會在何時出現，但專家一致同意，不久之後一定會有某個疾病冒出來。當時世界衛生組織所做的準備針對的是地區型流行病、而不是全球大流行疾病，現在看來頗耐人尋味。儘管如此，把疾病 X 放入清單的舉動是一件很重要的事，它代表我們已經意識到，有需要為已知和未知的病原體預做準備。

那麼，我們要如何為還不知道的疾病做準備？我們要怎麼為未知的病原體設計疫苗？在 ChAdOx1 這類平台技術發明出來之前，這是個無解的問題。如今，平台技術的設計具有強大的適應力，能用來製造多種疫苗，對抗多種病原體，當然也包括尚未界定出來的病原體。平台技術的另一個優點是，在疾病未知的情況下就可以先完成很多工作，像是決定製造方法以及疫苗的劑量。

然而，即使運用平台技術可以節省時間，疫苗開發過程依然非常緩慢。以我的實驗室為例，從決定要研發某個病毒的疫苗，到展開臨床試驗，往往要經過好幾年。主要的原因在於，研發的每個階段都需要資金，但我們必須等到前一個階段順利完成，才能為下一個階段申請資金。申請資金所需要的時間至少都要一年以上，而有些補助金一年只開放一段很短的時間接受申請。

即使有這些限制，我們還是開始思考，我們在實驗室能預先做好哪些部分，讓開發過程一旦開始，就可以快速向前

推進。因此，當流行病預防創新聯盟針對疾病 X 徵求平台技術的提案，以便快速開發疫苗時，我們立刻提出了申請。

　　儘管我們我們已經針對縮短開發時間做了許多規劃，也完成了一部分的初步工作，但接下來的步驟，諸如在製作疫苗之前先檢測所有原料，因為涉及生產工廠，其實很花錢。由於我們已經預先完成許多工作，所以當新的病原體出現時，只要將它「插入」腺病毒載體，就能開始生產疫苗，只不過我們需要流行病預防創新聯盟提供的大筆補助金來進行後續步驟。

　　我們對這項申請計畫滿懷希望。因為在一開始的疫苗建構階段，儘管其他平台技術的進展會比我們快，乍看之下比我們更好，但它們各有缺點。

　　以核酸疫苗為例，構成成分只有 DNA 或 mRNA[6]（這種疫苗相當新），只要知道新疾病的基因組，很快就能開始生產。不過，mRNA 非常不穩定，需要以脂質包覆，導致製造流程變得比較複雜。而且，即使有脂質包覆，mRNA 疫苗仍然需要以非常低的溫度儲存。因此，雖然 mRNA 疫苗對抗疾病 X 的開發時間比較短，但製造、運送和儲存方面則有一些挑戰需要去克服。

　　DNA 疫苗的技術比較舊，已經用於臨床試驗（我曾設計過 DNA 疫苗，也在臨床試驗時接種過），儘管耐受性良好，但目前看來，它無法誘發很強的人體反應。也就是說，

開發速度很快，但免疫效果不太好。[7]

　　至於腺病毒載體疫苗，即使只打一劑，依然能引發強烈的免疫反應。這種疫苗已經有完善的大規模生產製程，不需要儲存在非常低溫的環境。因此我們覺得，假如我們能得到流行病預防創新聯盟的補助金，加速疫苗的初期開發過程，我們就能創造一種很好的技術，可以快速做出安全、有效的疫苗，來對抗新的疾病。

　　只不過，我們的申請最後並沒有成功。審查委員顯然不相信當疾病 X 爆發時，病毒載體疫苗能以足夠快的速度製造出來。

　　我雖然失望，卻不意外：對於我的學術領域或是任何一種領域來說，申請補助金有 30% 的成功率就已經相當好了，所以我們很習慣被拒絕。

　　我們後來把平台技術概念繼續應用在我們已經開始研發的 MERS、拉薩熱和立百病毒疫苗上，也用在新研發的克里米亞－剛果出血熱疫苗。我同時還參與流感疫苗的研發，並與同事合作，為世界衛生組織重點清單上的其他疾病開發疫苗，包括裂谷熱病毒、屈公病（Chikungunya）、茲卡病毒感染症、伊波拉和馬堡病毒。

　　我們在所有的計畫中都使用 ChAdOx1，藉此逐步建立我們對這個平台的瞭解。只可惜，因為疾病 X 在不久之後就爆發了，我們無從實現對疾病 X 做出快速反應的願望，

這令我們非常遺憾。

• 第一起死亡病例

2020 年 1 月初，我那三個已經成年的孩子還在家裡過新年假期，我們的聖誕節拼圖也還在餐桌上，類 SARS 肺炎的第一批報告出現時，許多片拼圖已經就定位。

在疾病 X 冒出來、摧殘許多人的生命、使人們的生活脫軌之前，我們已經完成了很多事。我們處於一個相當有利的位置，可以對新病毒做出反應。我們曾經執行過設計、製作和測試新疫苗的所有必要步驟；即使我們無法如願開發疾病 X 的疫苗，我們已經做好計畫，知道如何很快的推展進度；進入臨床試驗階段時，我們也已經掌握了許多資訊，像是疫苗的儲存期有多長，以及疫苗的劑量應該為多少。

接下來幾天我發現，關心武漢病例報告並加以追蹤的人不只有我一個。孟斯特（Vincent Munster）和範・多爾馬倫（Neeltje van Doremalen）這兩位美國國家衛生院洛磯山實驗室（US National Institutes of Health Rocky Mountain Labs）的科學家曾與我合作。他們在 1 月 5 日發電子郵件給我，確認我知道有新的疾病爆發，他們說，「現在有 59 人感染，而且不是 SARS 或 MERS」，他們也想知道何時會公布導致感染的病毒基因組。

1月6日星期一,我在辦公室和蘭貝把情況詳細討論了一遍。我們談到,一直沒有人傳人的證據不代表沒有發生,只代表沒有明確的證據能證實這一點。1月8日深夜,新興疾病監測計畫的官網確認,這是一種全新(意指我們從來不認識)的冠狀病毒。

　　有一些流行病學家在新興疾病監測計畫網站貼文說,「我早就告訴你們了」。他們說的沒錯,他們早就告訴我們了。他們是這個領域的專家,並在前一陣子提出警告,未來可能會有一種全新的冠狀病毒爆發,非常可能從中國開始。1月10日星期五,中國公布第一起死亡病例,是一名61歲的男性。星期五深夜,蘭貝和我決定,只要一取得這個全新冠狀病毒的基因組序列,我們就開始製作疫苗。我們會遵循我們開發MERS疫苗的設計方法,以最快的速度開展工作。

　　我們此時依然覺得一切都還在理論階段。但至少這是個機會,能展現我們可以用ChAdOx1疫苗技術做些什麼事;假如人們真的需要疫苗,我們就必須在每個階段飛快的推進,超前部署好幾個步驟。

　　我們已經對疾病X做過沙盤推演。這個冠狀病毒就是疾病X嗎?還是這個病毒會自動消失?就在等待這個冠狀病毒的基因組序列公布之際,我當時想,或許我們能夠證明我們的速度夠快,但我們會做出一種沒有人想要或需要的疫苗。

第 3 章

設計疫苗

格林

2019年12月31日–2020年1月31日

確診數：0–9,927

確診死亡數：0–213

為了向 2019 年道別，我在家裡舉辦了跨年派對。我們把沙發拖進花園，讓大夥兒可以坐在小火堆旁，我們在廚房裡拿著雞尾酒跟氣泡酒跳舞，大啖巧克力蛋糕跟「小點」（我們家對開胃點心的稱呼），彼此擁抱，開懷大笑。到了午夜時分，我們給孩子們「小鬼頭香檳」（果汁汽水），還給他們拉炮互轟對方。

　　這個晚上對我來說悲欣交集。幾個月前，我跟丈夫分手，我仍感到生氣、受傷，有點害怕面對即將到來的 2020 年，但是與好友相聚的歡樂跨年夜仍讓我覺得自己活在愛裡，儘管隔天肯定會宿醉不適。那天晚上，把聲音愈調愈大聲的好友是我在大學裡的科學家同事，還有女兒學校裡會上酒吧的家長。

　　沒有人提到中國武漢的新型病毒。元旦那天，我收拾完空瓶子，跟女兒坐在沙發上吃披薩，度過一個平靜的家庭日。

　　到了 1 月 6 日星期一，我回到工作崗位上。我在牛津大學裡同時要應付兩個角色，一個是臨床生物製造機構的負責人，另一個則是威康人類遺傳學中心（Wellcome Centre for Human Genetics）的研究團隊領導人。臨床生物製造機構是一個擁有二十五名成員的疫苗生產機構，這些科學家及工程師素質很高，又相當敬業，對一所大學來說，是不太常見的單位，畢竟全球只有少數幾所大學擁有自己的 GMP（good manufacturing practice，優良製造規範）製藥工廠，這表示我們可以生產能進入人體的藥物。[1]

在臨床生物製造機構，我們主要做三件事。我們製造「起始原料」（starting material），藉由這些起始原料，我們或其他人可以製造出臨床級疫苗（也就是足以進行人體臨床試驗的高品質疫苗）。我們也製造臨床級疫苗。同時，我們也為那些臨床試驗中的疫苗進行測試（test）、標示（label）、認可（certify）及放行（release）。

我們的目標是生產真正高品質的創新藥物，以對抗在全球造成重大傷害、卻無利可圖的疾病。製藥公司可能會砸下大筆資金研究心臟病新藥，卻沒有人會出資研究伊波拉出血熱或克里米亞—剛果出血熱。

我熱愛我的工作，原因之一即是疫苗是具有高成本效益、又能降低傷害的公衛介入措施。換句話說，如果你打算改善人們的生命品質，延長他們的壽命，最好的辦法就是讓他們接種疫苗，以對抗險惡的疾病。即使是在新冠肺炎發生之前，估計疫苗每年拯救大約二到三百萬人的生命，並使為數眾多的人們更加健康長壽，更有生產力。[2]

過去十五年來，臨床生物製造機構團隊研製疫苗，保護人們免於許多種疾病的侵害，其中包括由細菌（腦膜炎、肺結核及鼠疫）、寄生蟲（瘧疾）及病毒（茲卡病毒感染症、狂犬病及 MERS）所引起的疾病。這些疾病有的尚未找到治療

方法，有的則是治療方法昂貴，或是在低收入國家難以及時施行。

• 病毒如何讓我們生病

病毒是一種極為有趣的現象。病毒不是活的生物：它們無法自行獨立複製，當它們不在宿主細胞內，就完全不具活性。但是它們一旦感染宿主細胞，就幾乎能完全接管整個細胞，把細胞的正常運作活動用來複製出更多病毒。這樣的過程通常會殺死宿主細胞，所以病毒必須能傳播；也就是說，病毒要能夠依次感染不同的細胞，從一個細胞傳播到另一個細胞。

當你我第一次接觸到病毒時，我們可能很幸運，病毒無法附著到我們的任何細胞上，所以我們不會被感染。或者，我們可能很不幸，病毒真的附著、並感染我們的細胞。此時病毒開始控制這些細胞，讓細胞停止進行必要活動，開始複製更多病毒。這會傷害我們的細胞，使我們出現嚴重病毒感染的症狀，讓我們感到不適。

然而，在受到病毒感染的同時，我們的免疫系統也偵測到病毒的存在。免疫系統已經演化到能夠偵測先前沒遇過的入侵者，判斷出它們是不需要的東西，然後使它們失去活性，並摧毀它們。在這過程中，免疫系統還會儲存跟入侵者

有關的記憶，才能在下一次做出更好的反應。我們的免疫系統由所謂的 B 細胞及 T 細胞組成，通常很擅長這些工作。B 細胞產生抗體，與病毒的外殼結合，阻止病毒感染我們的細胞；T 細胞是第二道防線，可以辨認出已經受到感染的細胞，並且消滅它們。

病毒之所以能讓我們生病，是因為它們的速度非常快。在免疫系統還來不及啟動有效反應之前，病毒感染就發生了。這就是疫苗可以著力之處。

受到病毒感染時，你的免疫系統會嘗試對付病毒。如果免疫系統成功消滅病毒，身體就會好轉，而且會記住病毒的長相，也訓練好去對抗它，當下一次免疫系統再看到它時，就會更迅速應戰。因此，人們通常不會感染兩次水痘。但是，你得先感染第一次水痘，然而感染水痘並不好玩。疫苗的目的就是讓你的免疫系統記得危險病毒的長相，好讓你在遇上它時，可以有效對付它，無須先受到病毒感染而生病。疫苗會讓免疫系統先看過無害的病毒模擬物。

疫苗可以透過各種方式達成目的。詹納（Edward Jenner）在十八世紀末發展出來對抗天花的疫苗，是利用相似但無害的牛痘病毒。很多傳統疫苗是把減弱毒性或不活化版本的病毒打進身體裡。當代疫苗的平台技術或「隨插即用」技術則是運用最新瞭解的生物學原理，只向免疫系統展示它產生免疫反應時需要辨識的一部分病毒。通常，那部分會是病毒表

面的蛋白質，本身完全無害。在臨床生物製造機構，我們處理經驗最豐富的是腺病毒載體疫苗。從 2007 年開始，我們一直使用這種方法幫吉爾伯特等研究同事製造疫苗，從 2012 年開始，我們也使用 ChAdOx1 平台。[*]

• 不知大禍臨頭

我一直覺得自己要做的事情太多，每年的 1 月更是特別忙碌。

在 2020 年 1 月初，臨床生物製造機構團隊協助我們的同事蘭貝，全力生產一種對抗伊波拉病毒的新疫苗。我們團隊剛加入了生力軍，他們需要熟悉工作流程。他們不知道即將會發生什麼事——其實我們也不知道。但是這些新鮮人的眼光，再加上現有團隊成員的知識及經驗，將會對我們即將處理的事情至為關鍵。

在威康人類遺傳學中心，我的角色需要共同指導博士生，1 月的時候總是要審閱數百份申請書，列出進入面試的最後名單，並參與許多場招生面試。我還協助納菲爾德醫學院（Nuffield Department of Medicine）的招生事宜，並為英國基因組穩定性網路（UK Genome Stability Network）組織大型年度

---

[*] 書末的附錄 A 還有更多製造疫苗的方法。

會議。

簡而言之，在我的職業生涯中，一般在一年的頭兩週就能在行事曆上填滿每天要進行的事項。

在我周旋於這些事情當中時，我注意到新聞報導偶爾會提到中國出現一種新型冠狀病毒。隨著日子一天一天過去，愈來愈多人向我提起這個話題，並且詢問我是否正在做研究，畢竟我的朋友們全都聽過疾病 X 的概念。我們可能是工作漫長一日之後，在酒吧裡無聊才開啟這個話題。但是對於任何向我提問的人，我都說我沒有進行相關研究，而且我不認為新出現的病毒就是疾病 X。

我承認，那是我一開始的看法，而且不單單只有我這麼認為。在那個時間點，武漢還沒有封城，世界衛生組織也還沒宣布進入全球公共衛生緊急狀態。我向朋友保證，像這樣的爆發事件時有耳聞，而且通常只會有當地死亡案例。我很忙，我還有其他事情縈繞心頭，我認為一切會一如往常。

幸運的是，有人沒這麼無暇他顧。在武漢、上海及北京的科學家已開始使用先進的定序儀（本質上，這種儀器能夠「讀出」生物的遺傳密碼），分析從武漢罹患新型奇怪肺炎病人身上採檢的拭子。他們致力於解開病毒兩萬八千個字母的基因組，這些關鍵密碼可以告訴全世界病毒的類型、可能會如何表現，以及要如何阻止。

吉爾伯特的團隊也很忙碌，她們忙著設計疫苗；主要還

是為了以防萬一所做的練習。所以在這個時間點上，我沒有理由知道後續會發生什麼事。在我意識到新出現的病毒可能就是疾病 X、我將會花時間研究它之前，我還有幾天可以活在幸福的無知中。

• 掌握三個關鍵

早在新型冠狀病毒的基因序列公布之前，吉爾伯特及蘭貝就已經確定疫苗的形態，並且開始討論要用哪一種方法來製造疫苗。

過去，新疫苗的設計階段往往是先在吉爾伯特的研究實驗室進行許多小規模的工作。實驗室會測試一系列研究級疫苗，並給一些動物接種，如果她判斷其中有疫苗的前景看好，可以製造來用於臨床試驗，她就會募集資金，在臨床生物製造機構重新製造臨床級起始原料。

這是因為研究實驗室所用的原料不必太好，但在臨床試驗生產時，就必須採用純度很高、品質絕佳、受到高度控制的原料。舉例來說，在製造疫苗的早期階段之一，我們需要在營養培養液或培養基（growth medium）中培養細菌。在研究實驗室裡使用的液體中含有少量源於動物的成分。但是，注射到人類手臂中的疫苗只要使用到任何源於動物的成分，都必須受到嚴格管控（無論來源及處理過程），所以臨床生

物製造機構使用的是名為「蔬菜培養液」（Vegebroth）的全素替代品，這項產品不只較為昂貴，培養細菌的效果也較差，所以會拖慢工作速度。

在臨床生物製造機構生產疫苗之前，先在研究實驗室製造疫苗並進行測試，有點像裁縫師為高級訂製服製作胚布衣或胚樣。裁縫師會先用便宜的布料製作好幾個版本，確認合身度之後，才會使用昂貴的布料進行剪裁。在確認合身度無誤之後，裁縫師會以胚布衣為基礎製作伸展台版本。這種做法可以節省費用，因為研究疫苗若是無效，我們就不會花錢生產臨床批次。這也意味著，實驗室會評估好幾種疫苗，並選擇最好的一種疫苗進一步開發。

多年來，「胚布衣方法」對我們很有幫助，但是這種方法當然也造成相當程度的延遲。從申請經費、在實驗室製造疫苗、進行測試、發表結果、申請更多經費，然後在臨床生物製造機構重新開始製造疫苗，整個過程通常至少要花三年時間，而且只能得到 100 毫升左右的起始原料。

這一次，吉爾伯特和蘭貝知道，她們若是想加快速度，就只有一次機會。而且她們也確實想要盡速設計出疫苗。她們想展現她們的科技能耐及最快速度。同時，她們也清楚眼下可能真的需要這樣的機會。所以，她們甚至不能像往常一樣，先花個幾週時間測試好幾種不同設計，再來決定哪一種設計要用於臨床試驗。因此，決定變得簡單明瞭。

（無論如何，在這個時間點上，我什麼事都毫無所悉，因為他們還沒想到要讓成果進入人體，所以輪不到我進場。）

絕大多數病毒的表面密布著蛋白質，由於免疫系統需要辨識出的是病原體的外表，這些蛋白質就成為疫苗開發的目標。流行性感冒病毒有兩種主要的蛋白質，因此必須決定要以哪一種為目標，但是冠狀病毒伸出的蛋白質只有一種，就是著名的棘蛋白。所以在吉爾伯特和蘭貝看到病毒的基因組之前，只要知道這個新的病原體是冠狀病毒，就掌握到兩個關鍵：一是病毒會有棘蛋白，另一則是有效的疫苗需要引發針對棘蛋白的免疫反應。[3]

吉爾伯特有個明顯可用的模板可以參考，因為她之前已經針對 MERS 做過研究，那也是冠狀病毒引起的。已經製造出來的 MRES 疫苗是複製缺陷型重組猿猴腺病毒載體疫苗，使用 ChAdOx1 平台來遞送 MERS 的棘蛋白基因。我們從多年的研究中得知，使用 ChAdOx1 平台製作的疫苗，一劑就可以產生強烈的免疫反應，並且因為它們無法複製，對於孩童、老人及任何有病史（譬如糖尿病）的人來說都很安全。尤其是 MERS 疫苗已經通過兩次臨床試驗，效果良好。

因此，吉爾伯特還知道第三個關鍵：新疫苗的設計會跟MERS 疫苗的設計完全相同，基本上就是為棘蛋白的基因編碼，再插入 ChAdOx1。我們將會採取 MERS 的模式，直接進入生產高級訂製服階段。

比較棘手的問題在於，我們應該使用哪一種方法把各組成部分放在一起，開始生產疫苗（要用哪種針線）？多年來，我們在實驗室及臨床生物製造機構製造 ChAdOx1 載體疫苗，過程中最早期的環節相當緩慢，令人感到挫敗，我們一直渴望用更新、更快的方法來工作。

　　我們知道，快一點的方法在兩種情況下會是重點。首先，如果我們想製造個人化疫苗來對抗癌症，動作快就是關鍵。治療癌症的免疫療法是新興領域。腫瘤的 DNA 中通常都含有突變，使它們與身體的健康細胞不一樣，所以免疫系統能辨識出來。在極少數案例中，人們會對自己的腫瘤產生強烈的免疫反應，進而自行復原。個人化癌症疫苗的想法是取得腫瘤樣本，做 DNA 定序，然後為患者量身打造疫苗，使患者的免疫系統發揮作用，對抗腫瘤。儘管不必大量生產，而是針對患者客製化，但為了能讓癌症患者使用，疫苗需要在患者的病情惡化之前迅速生產出來。

　　另外一種我們想要能快速進行的情況當然是：我們需要製造疫苗，用來對抗危險的新型病毒，防治像是本次新冠肺炎這樣的流行病。在過去幾年裡，吉爾伯特發明了一種更快速的新方法，來製造疫苗的起始原料。相對於「經典方法」，我們把這種新方法稱為「快速方法」，主要是在得知腫瘤或病原體的基因序列之前，盡可能提前先做好許多工作，一旦得知相關基因，我們就可以從那時開始，盡快製作

有效的疫苗，好施打在人們的手臂上。**

　　想像一個販賣客製化蛋糕的烘焙師傅，她會在蛋糕寫上顧客要求的訊息，如「喬，50 歲生日快樂」或是「阿莉與麥克斯，恭喜訂婚」。她可能會等收到訂單之後，才開始混合材料、烘烤、冷卻、塗覆糖霜，靜置等糖霜凝固，最後再添加客製化訊息。

　　如果她在前一天就收到訂單，那沒問題。如果她想要能提供更快速的服務，她可以每天早上先烤好一些蛋糕，並塗上糖霜底層。她這麼做會冒著經濟上的風險：一旦沒有訂單進來，事先烤好的蛋糕就會不新鮮，必須丟掉。但這樣的風險是值得的。當有顧客上門，她只需要拿起擠花袋，在顧客等待的時候加上客製化訊息，就可以直接把蛋糕帶到派對上了。只不過對疫苗來說，所謂的派對是全球大流行。

　　在速度較慢的經典方法中，我們會在拿到訂單（也就是發現病原體，並建立它的遺傳密碼）之後，才從頭開始製作蛋糕（也就是製造疫苗的起始原料）。

　　在快速方法中，我們會事先做好蛋糕，有新訂單進來時，要做的只是加上最後的裝飾（也就是適合的 DNA）。[4]提前做好工作是預先在時間與精力上進行投資，但在時間攸

** 書末的附錄 B 會描述經典方法與快速方法的細節，並解釋它們的差異。

關一切的處境下，這是值得的。

　　用快速方法製造疫苗對抗新型冠狀病毒顯然是個好主意。但快速方法是全新的做法。在 2020 年伊始，我們甚至還沒有真的使用過它。它就像未曾經過測試的食譜，只不過現在有客戶下了訂單，而且這名客戶有可能變成重量級客戶。

● 得知病毒基因序列

　　1 月 10 日星期五，時間已經很晚了。吉爾伯特和蘭貝對於到底要用快速方法，還是最好仍維持使用經典方法，依然舉棋不定。這時候，中國的科學家在網路上公開新型冠狀病毒的基因序列。

　　基因序列是一長串由四個字母「A、T、C、G」組成的遺傳密碼，每一個字母各自代表構成 DNA 的四個化學化合物。隔天一早蘭貝起床時，新型病毒的序列就出現在她的郵件信箱中。蘭貝立刻開始工作（當天是星期六，所以她還穿著睡衣）。[5]

　　對蘭貝來說，從兩萬八千個字母中辨識出含有棘蛋白遺傳密碼的字母序列相對容易，因為這段序列跟其他冠狀病毒（如 SARS 及 MERS）的棘蛋白序列非常接近。然而那個週末發布好幾種不同版本的基因組。蘭貝必須比較這些基因

組，決定要使用哪一個。確定之後，她把訊息傳給另一位同事，由塞巴斯蒂安（Sarah Sebastian）接手進行設計 DNA 序列的最後工作。[6]

塞巴斯蒂安在疫苗科技公司（Vaccitech）工作，這是一間由吉爾伯特等人在 2016 年創立的大學衍生公司。疫苗科技公司運用的病毒載體技術跟我們一樣，只是在大學中是拿來製造對抗新興病原體的疫苗，而疫苗科技公司將重點放在治療癌症及其他疾病。塞巴斯蒂安早先來自德國，在德國及美國受教育，是位極具天賦、勤奮工作的科學家。她之前跟吉爾伯特在大學一起合作開發瘧疾疫苗，並改進病毒載體疫苗——這是很重要的工作，卻不是什麼會讓資助者感到非常興奮的事。

塞巴斯蒂安跟許多資深科學家一樣，覺得在不受喜愛的領域工作、缺乏工作保障是項挑戰。剛畢業的新進研究者接受短期合約是一回事，但她經驗豐富、擅長自己的工作，希望能為自己及家人尋求安全保障相當合理。當她鼓起勇氣告訴吉爾伯特，她獲得一份醫學寫作的工作時，吉爾伯特很不想讓疫苗技術界流失人才，就建議塞巴斯蒂安應該跟疫苗科技公司聯絡，疫苗科技公司應該很希望她能加入團隊。

當我們設計要放入疫苗中的基因時，不需要使用跟病毒一模一樣的序列。我們想製造一種基因，會產出同樣的蛋白質序列，而且它能在人體細胞中真正有效的生產蛋白質。

這意味要使用一種叫做「密碼子最佳化」（codon optimisation）的技術。塞巴斯蒂安將會使用密碼子最佳化及其他技術，設計出正好符合我們需求的 DNA 序列。

遺傳密碼的四個字母（A、T、C、G）提供製造身體所有蛋白質的指令，而從根本來說，蛋白質這種物質關乎身體的每一種形式及功能，從肌肉形狀到晚餐消化功能（消化時使用的酵素就是一種蛋白質形式），都是如此。蛋白質是由二十種不同的胺基酸組合所構成，可以把它想成像是由不同顏色及大小的珠子所串成的項鍊。如果你有二十種不同的珠子（胺基酸），就可以做出許多不同種類的項鍊（蛋白質）。遺傳密碼，或者說 DNA，則提供了指令，好將這些胺基酸按照順序排列。

舉例來說，其中一種胺基酸叫做甲硫胺酸（methionine），每一種蛋白質都是從甲硫胺酸開始，不過甲硫胺酸也可以出現在蛋白質的其他地方。在 DNA 中，指示「甲硫胺酸排在這裡」的密碼是 ATG。這種三個字母的組合叫做密碼子。如果下一個密碼子是 TGG，就代表下一個胺基酸會是色胺酸（tryptophan）。另外其他十八種胺基酸，各有好幾種密碼子指令，可以安排同一種胺基酸。對離胺酸（lysine）來說，密碼是 AAA 或 AAG。對精胺酸（arginine）來說，密碼會是 CGT、CGC、CGA、CGG、AGA 或 AGG。

不同的生物會偏好使用某些密碼子。譬如，肺結核細菌

的基因組「富含 GC」（意思是它們使用含有很多 G 跟 C 的密碼子），而瘧疾寄生蟲的基因組則是「富含 AT」（也就是它們使用包含很多 A 及 T 的密碼子）。肺結核細菌及瘧疾寄生蟲兩者都可以編碼所有胺基酸，但它們更可能不用其他種密碼子，而只使用其中的某幾種。人類的精胺酸，比較不會是 CGT，而更可能是 AGG。

如果我們希望編碼中的新蛋白質可以在人體細胞中大量製造（這是我們想達成的目標，藉此讓疫苗在刺激免疫反應時更加有效），我們應該使用人體中最為常見的密碼子。生產棘蛋白的密碼共有 1,273 個密碼子，由 3,819 個遺傳密碼字母組成，所以，當蘭貝辨識出我們想要的遺傳密碼片段，塞巴斯蒂安就會利用電腦軟體來完成改變 DNA 序列的過程，軟體經過特別設計，會避開罕見的人類密碼子，而使用常見的幾種。

塞巴斯蒂安還在棘蛋白密碼的開端加入一段簡短的額外序列。這是我們為了提高疫苗效率而開發出的另一項技術。這段額外序列由三十二個胺基酸編碼而成，起初是在人類蛋白質的開端發現的，叫做組織型血漿蛋白原活化物（tissue plasminogen activator）。經過其他疫苗的測試，證實在疫苗中加入這段序列會導致更強烈的免疫反應，因為它會告訴接種疫苗後的人體細胞要製造更大量的棘蛋白，並且在棘蛋白製造出來後，將自己與棘蛋白切斷。

在新型冠狀病毒基因組發布後的四十八小時之內，蘭貝及塞巴斯蒂安就選好想要編碼的蛋白質序列，以及編碼所需的確切 DNA 序列。接著向賽默飛世爾（ThermoFisher）這間提供客製化合成 DNA 產品等無所不賣的生命科學超市下訂單（這份訂單看起來像是大約有 4,000 個字母的字母串，由字母 A、T、C、G 的不同組合所構成），請他們製作這段新 DNA。然後，她們又回頭討論 DNA 序列送達時究竟要做哪些事。

在 1 月 11 日星期六，當時還沒有明顯的證據顯示有人傳人的感染正在發生。除了中國以外，沒有確診病例，只有在南韓有一起疑似病例。而我那時還在過濾博士生的申請資料，並告訴我的朋友不必擔心。

到了 1 月 20 日星期一早上，我收到吉爾伯特寄來的電子郵件，詢問我們是否可以碰面「討論一些相關事宜」。上週末，中國的確診病例由 41 例上升到 201 例，當天早些時候，中國確認人傳人的感染正在發生。吉爾伯特表示，她的疫苗計畫很有可能會因為這則消息，從實驗室裡證明理論上可行的實驗，推展到實際生產可用於人體試驗的疫苗。這代表我需要參與其中。

隔天我回了信（我不是會在當天把電子郵件處理完的人，但這項人格特質在 2020 年受到嚴格的考驗；到了 3 月，如果吉爾伯特寄信給我，我都會在二十分鐘內回信），約好

見面時間。事態仍未讓人感到特別急迫。

　　幾天之後，我穿越研究院區，前往吉爾伯特所在的詹納研究所。這條路我走過許多次，中庭通風良好，學生跟科學家群聚在此，喝咖啡或用筆記型電腦進行激烈的討論。我爬上兩層樓的水泥階梯，然後走進吉爾伯特的小辦公室裡坐下，房間裡擺滿大學提供的家具及檔案箱。吉爾伯特的桌上放著熟悉的馬克杯，上頭有「保持冷靜，生產疫苗」的字樣。那次見面很輕鬆，但現在回想起來似乎有點奇怪。我想，我們都還沒意識到這個病毒以及這項工作會對我們的生活造成多大影響。

　　吉爾伯特說明現在的狀況。她跟蘭貝已經訂購 DNA 序列，預期可以找到資金，在實驗室裡做些測試跟動物實驗。現在她希望知道，臨床生物製造機構是否可以使用快速方法，立刻開始製造對抗這種新型病毒的疫苗起始原料？

　　我並不覺得驚訝。我的同事總是會來找我做一大堆還看不到錢景的工作。我的回答很謹慎。當然，我們可以做這些工作。

　　理論上，我們用來製造起始原料的前 GMP 級實驗室可以同時進行四項計畫，但事實上我們沒有這麼多人手。我看得出來這項工作有可能很重要。但是，目前團隊全都正忙著其他計畫：一個是吉爾伯特對抗克里米亞—剛果出血熱的疫苗計畫，另一個是蘭貝對抗拉薩熱及馬堡病毒的計畫。一旦

優先考慮對抗新型冠狀病毒的疫苗，就是要延遲這些計畫。

我的另一個考量是財務。臨床生物製造機構的運作方式像是大學裡的小型企業，每年負擔大約一百五十萬英鎊的成本，為了能夠經營下去，需要向客戶（譬如吉爾伯特及蘭貝等研究人員）收費，他們必須去申請經費來資助他們的研究。吉爾伯特請我延後或取消優先的計畫，經費申請都已獲准，而且它們的經費也足夠支撐到生產階段。對臨床生物製造機構的經營來說，為了先進行新計畫而中斷這些計畫，會是很大的風險，畢竟此時還不清楚支付新計畫開銷的經費要從哪裡來。

坐在吉爾伯特的辦公室裡，我得權衡臨床生物製造機構失去這些獲准計畫在財務上的風險，以及另外一點：病毒的擴散若是加劇，再來後悔沒有盡早開始於事無補。

「好，」我說，「我們開始吧。」我進場了。

臨床生物製造機構將會製造疫苗的起始原料，臨床級疫苗的所有批次都將由這 100 毫升左右的「種株」（seed stock）製造出來。吉爾伯特則會與我們之前合作過的製造商接觸，以確保這一年隨後會有製造商能生產臨床級疫苗。同時，也為了以防萬一，還要探聽下一個臨床級生產計畫資助人的想法，畢竟他資助的計畫將在這一年稍晚時才展開，如有必要，資助人是否可能延遲計畫。

我直接穿過校園，回到臨床生物製造機構，讓團隊同事

知道發生的事情，並開始擬定計畫。

　　接下來幾天，武漢封城，並開始搭建醫院，世界各地陸續出現病例。而在我們等待之前訂購的合成 DNA 寄回來的同時，吉爾伯特、塞巴斯蒂安、臨床生物製造機構團隊及我，討論了我們應該使用哪一種方法來製造起始原料，是尚未發展完善的快速方法，還是經過考驗的經典方法？這個問題不再像是某種動腦練習了，畢竟我們當然想盡快行動，所以我們同意嘗試快速方法，並且另外啟動經典方法，以備不時之需。

　　到了 1 月下旬，吉爾伯特為我們找到一些資金，可以開始謹慎的製造高品質批次 ChAdOx1 疫苗（先把蛋糕烤好），以便應付後續的快速方法。我們大約進行了一半，只要再過三個禮拜左右，就可以完成整個過程。在那個禮拜的星期五，我們的計畫仍照著原訂進度走。

　　1 月 25 日星期六，合成 DNA 寄回給我們了。在快遞送來的厚墊牛皮紙封套中，是一瓶看起來像是空試管的東西。事實上，瓶子裡有大約一千億股脫水狀態的棘蛋白 DNA 序列，即使是用顯微鏡看也看不見，而且重量只有幾微克，遠比一粒沙子還要輕（一粒沙子的重量有幾毫克）。

　　若按照計畫，我們會「預先烘焙」我們的 ChAdOx1 疫苗，再以棘蛋白的基因來做「裝飾」，但到了星期一，這種做法遇上壓力。我們已經拿到開始裝飾所需要的 DNA，其

他的每件事也一應俱全，但臨床情境看起來令人愈來愈擔心。感覺已經不適合再花三個禮拜等待我們烘焙的預製蛋糕。

於是，塞巴斯蒂安給了我們疫苗科技公司先前準備好的東西做為替代。她們也一直在研究快速方法，並打算用來製造個人化癌症疫苗。所以我們展開史上第一次運用快速方法製造疫苗的嘗試。

此時是 1 月 27 日。我們已經設計好疫苗，同意由臨床生物製造機構來生產起始原料，也決定同時進行經典方法及快速方法，並開始所有必要的文書工作，以證明我們的決定不只合情合理，還考慮過風險及輕重緩急。吉爾伯特找到了一些資金，能夠讓我們撐上好一陣子。我在臨床生物製造機構的團隊已經做好準備，正摩拳擦掌準備開始。至於製造及放行過程中較慢的其他環節，我們也在思考加快的方法。

詹納研究所的腺病毒專家莫里斯（Sue Morris）也約莫在此時寄來一封信說，她缺乏睡眠。她和吉爾伯特是同事。吉爾伯特想出快速方法的原始概念及運作原理，莫里斯則在實驗室裡動手實現了快速方法。如今，莫里斯除了要在吉爾伯特的實驗室裡啟動經典方法，還得同時手把手帶領我們在臨床生物製造機構進行快速方法，一切只因沒有人比她更熟悉快速方法。這封信是往後許多類似信件的濫觴。不眠之夜即將成為新的常態，但是在這個階段我們還太天真，以為我們

一旦著手開始，事情就會平靜下來。

● 風雲一夕變色

　　1 月底，我安排一趟生日之旅，到巴黎住了幾天。2000
年的時候，我就任居里研究所（Institut Curie），到一個由歐
盟資助的實驗室裡工作，因此在巴黎待了三年。老朋友海倫
陪著我在聖馬丁運河旁人擠人的酒吧裡喝雞尾酒，我造訪以
前常去的幾個地方，還到我最喜歡的咖啡館，擠在小桌子旁
享用葡萄酒配法式肉製品，也跟著一大群觀光客進羅浮宮看
達文西回顧展。

　　旅途中，有些時候感覺起來彷彿回到往日的生活時
光，但其實又不完全相同。我的朋友里歐在以中餐館著稱
的美麗城區（Belleville）有間公寓。法國在 1 月 24 日出現三
個新病毒確診病例，這三位患者都是剛從武漢回來的。里歐
說，街坊鄰居們已經感到路上變得更加安靜，恐懼的氛圍也
更加強烈，人們意識到問題不只在於其他人會受到影響，而
在於這個病毒目前正在全球擴散開來。

　　1 月 31 日星期五晚上，我搭乘歐洲之星從巴黎回來，
行李中裝滿了起司與紅酒。我回倫敦時搭的那班列車幾乎可
說是英國脫歐前的最後一班車。火車上的氣氛有點沉悶，感
覺起來像是一個時代的結束。

那確實是一個時代的結束，只是當下我們並不知情，這個剛開始的新時代並不是因為哪個人的投票所做出的決定。同一天，英國約克（York）出現第一個新型冠狀病毒確診病例。我對於那趟巴黎之旅的記憶，很快就成了前一個迥然不同時代的回憶。

第 4 章

錢，錢，錢

吉爾伯特

2020年1月13日–4月21日[1]

確診數：60–257萬

確診死亡數：1–183,458

「錢要從哪裡來？」格林問。過去幾天的局勢相當緊張，而她提出的問題十分務實。在這個時間點，我們連一毛錢都沒有。

「我們能辦到這件事，」我說，「我們無論如何非做不可，錢的事晚一點再想辦法。」

那時是 3 月初。

從 1 月一直到 4 月，我們和全世界的人逐漸意識到事態嚴重，疫情以無法想像的方式改變所有人的生活。1 月的時候，我們有時會透過頭條新聞得知武漢居民的命運發展，然後主播一定會接著向我們保證說，英國已經準備好了。

等到了 3 月底，英國已經封城，民眾向醫護人員致敬。全世界有超過 875,000 人確診，超過 44,000 名確診者死亡。醫院和護理之家都在搶奪個人防護裝備，英國首相在唐寧街 10 號自我隔離。事情的進展之快，超乎想像。

1 月的時候，蘭貝和我還在討論，我們能多快做出對抗全新病原體的疫苗，我們當時都認為，這個討論可能只是紙上談兵。到了 4 月中，全世界都想知道這個問題的答案。

在事態發展愈來愈詭異的那段期間，我花大量時間設法尋找需要的資金。在那個時候，我心心念念的就是錢的事，畢竟我們如果無法做出疫苗，最主要的原因可能就是缺錢。

幸虧，這整件壓力山大的事在 4 月底前順利過關：我們獲得一個商業夥伴，以及超過兩千兩百萬英鎊的承諾資金。

但在 4 月底前的那幾個月，我朝思暮想的幾乎都是錢。我們不能坐著乾等研究資金撥款下來，讀過前面幾章之後你一定明白，申請過程有多麼慢，而且充滿不確定因素。因此我們決定不管三七二十一，做了再說，先把還沒拿到手（甚至有可能拿不到手）的錢花出去。我們只能尋求諒解，不能再等待許可了。

• 充滿放射性的我

我那陣子幾乎沒睡什麼覺，而且同時要忙好幾件事。我對那段時間的記憶基本上一片模糊。但有一件事我記得很清楚，我在 2 月 8 日星期六開始寫申請書，向英國政府的英國研究與創新機構（UK Research and Innovation，UKRI）申請超過兩百萬英鎊的資金，來製造第一期臨床試驗用的疫苗，那天的我充滿了放射性。我並不是說我「著了火」或是「處於最佳狀態」，我是真的全身上下都有放射性，因為我那天要接受一種診斷檢查，需要吞下一顆放射性標記膽酸膠囊。

因為工作的關係，在 2019 年底之前，我經常到國外出差。由於我專注於對抗中低收入國家盛行的疾病，致力開發疫苗，也因為最新科學研究基本上是一種國際化的活動，我曾出差到東非、西非、南非、北非、中國、沙烏地阿拉伯、美國、大多數的東南亞國家，以及歐洲的許多地方。

這類差旅通常只有幾天，例如，到印度德里出差兩天，來回搭乘經濟艙，離開飯店後立刻驅車前往機場。儘管這樣的行程是司空見慣的事，但過去這幾年，我開始為「旅行者腹瀉」所苦。我熟知各種旅遊忠告，也知道應該避免哪些食物，但我非常挑食，有時候很難遵從那些忠告。

　　2019 年夏季，我決定上網查資料，瞭解我的症狀是怎麼回事，結果找到一些關於膽酸吸收障礙的資訊。很顯然，這種疾病不常診斷出來，而且症狀會隨著年齡增長而加劇。我們吃下含有油脂的食物後，膽囊會釋出膽酸到胃裡，來分解脂肪，便於人體吸收。膽酸隨著食物進入小腸後會被吸收與回收。然而，有些人無法正確的將膽酸再吸收，於是膽酸會繼續留在消化道，去到不該去的地方，刺激了腸道，使人想跑廁所。

　　膽酸吸收障礙似乎可以解釋我的情況。我的家庭醫生也這麼認為，但另一方面，那些症狀也可能代表我有腸癌；醫生必須考慮到這個可能性，否則就是失職。於是我的家庭醫生把我轉介給一位胃腸專科主治醫師，做進一步的檢驗。主治醫師是女性，十分親切，她對我說，她知道我做什麼工作，因為她的博士論文指導老師曾經與我共事。（這種事也可以算是一種職業危害。牛津郡不大，卻有非常多的醫學研究機構和醫院。當我懷孕三十週到醫院生三胞胎時，來為我查看狀況的顧問是我認識的人，我曾經為他辦過遺傳學研討

會。如果不是他，就會是另一位產科顧問，而她曾經和我一起上皮拉提斯課。）

主治醫師為我安排了一連串的檢驗，結果都顯示正常。到了年底，唯一還沒有做的檢驗是所謂的 SeHCAT 測試。要進行這項測試，我必須吞下一顆放射性標記合成膽酸，並在三個小時後進行掃描，檢測有多少放射性膽酸被吸收回膽囊。一週之後再做一次掃描，看看膽囊裡的殘存量有多少。若殘存量「非常少」，就代表膽酸沒有以正常方式吸收。

所以在 2 月 8 日星期六那天，我的體內充滿放射性，而我滿腦子想的都是籌錢的事。那時，亞洲、北美洲和歐洲的數十個國家開始傳出這種新的冠狀病毒（當時尚未命名）的確診病例，包括英國的三個確診病例。我已經動用疫苗中樞（VaxHub）計畫少量可靈活運用的資金，展開初步的疫苗開發工作。不過，若要採取進一步行動，我急需弄到更多資金。

• 籌錢也是一種科學工作

其實最近這些年來，籌錢已經成為我的主要工作。我猜大家想到科學家時，會想像我們待在實驗室裡，與複雜的器具設備為伍，或是眼睛緊盯著試管裡的東西看。那是我以前

的模樣，我也經常希望，現在的我依然如此。

我喜歡待在實驗室裡，每週都得到許多小小的勝利，好比為我剛剛造出並截取的 DNA 製作一幅完美的圖像，或是在病毒滴定時發現和我的預期完全相同的病毒數量。[2] 經過多年的訓練，我已經非常善於「從事科學工作」，我也善於訓練別人成為優秀的科學工作者。但直至 2020 年初，我已經超過十年沒有在實驗室工作了。

我這段時間真正在做的事情，主要是找錢。牛津大學雇用我不是為了教學，而是要我進行研究。那意味我必須為自己的研究弄到資金。我必須設法找錢購買實驗室使用的設備和材料，像是組織培養容器或是培養細胞的培養基。我也必須負擔管理費，來支付我們在大學裡所用建物的經常費用，諸如此類。我還必須負責支付我自己和團隊成員（主要是臨床醫生和實驗室研究員）的薪水；為了幫助我們取得資金、記錄花費，並向資助者提交報告，我更另外請了三位全職專案經理和一位約聘專員。

在本質上，每個研究團隊都像個小型企業或是慈善機構。它由一群人組成，執行一連串相關聯的專案，研究團隊的頭兒（也叫作計畫主持人）必須負責找錢，讓團隊裡的人保有這份工作。這項責任會為研究者帶來極大的壓力和挫折，也可能與科學研究的宗旨背道而馳。

舉例來說，有些補助金贊助的是特定領域的研究，所以

對於資金的用途給予一定的彈性。不過，有愈來愈多的補助金是為了特定目的而設立。另外還有些時候，我們申請並取得的不是補助金，而是合約。合約的規定比最嚴格的補助金還要多：我們要用這筆特定的錢進行特定的計畫，並且要在特定的時間範圍內完成。假如我們能預先徹底的規劃我們需要做的每件事，就可以順利完成這種合約，例如，製造第一期臨床試驗的疫苗，然後執行臨床試驗。

然而，若合約缺乏彈性，就可能造成問題。有些原因是基於政府的補助時程週期，所以我們必須同意在某個日期前展開計畫，每三個月提交報告，然後在某個日期之前完成計畫。這代表研究者往往要試著在規定的時間和預算範圍內，硬塞入所有想做的事，專案經理要花很多時間追蹤研究者的活動內容，填寫更多表格來爭取更多時間、更多錢，或是變更合約的其他要求。團隊裡若有人請產假或是調到另一個職務，就可能讓整個專案偏離正軌。

更重要的是，缺乏彈性的合約會扼殺創造力或新發現的空間。我們透過合約的嚴謹結構可以瞭解該做什麼事，以及有多少時間可以完成。對於能事先定義的研究來說，這是行得通的，但是對於探索、創新性質的研究就行不通了。

即使在平時，取得資金也是場漫長且充滿不確定因素的鍛鍊。申請書填寫起來非常複雜，流程從開始到結束通常要花一年時間，而且成功率總是遠低於三分之一，這可以從第

2 章我們向流行病預防創新聯盟申請失敗的例子得到印證。研究委員會和其他贊助者（在我的領域，主要包括流行病預防創新聯盟、威康基金會、英國研究與創新機構，最近還多了歐盟）會發布「計畫徵求」公告，徵求某個特定領域的研究申請，申請書要在某個截止日之前提交。

　　當然，每個贊助單位有自己的申請流程和癖好，會用不同的方法陳述應該要完成的事、所需花費和時間。每個贊助單位對於支付項目也有不同的規定。例如，威康基金會不支付個人防護裝備的費用。在研究實驗室裡，研究者需要使用拋棄式手套，一方面保護研究者的安全，另一方面保護研究工作不被人汙染，因為我們皮膚上的細菌和酶可能會汙染我們接觸的東西。護目鏡和實驗衣也是大多數實驗室的標準配備。又例如，流行病預防創新聯盟會支付個人防護裝備的錢，但不支付文具費用。

　　大家可能以為科學研究工作很穩定。但事實上，學術研究是一種充滿不確定因素的職業。補助金支持的計畫期間從一年到五年不等，但大學只允許我們在取得補助金之後才能刊登求才廣告，所以又拉長等待的時間。這也代表計畫展開幾個月之後，才會有人真正開始工作，而這些人的聘雇合約不能超出補助金涵蓋的時間範圍。換句話說，若某個人受雇參與一個為期三年的計畫，但他在計畫開始六個月之後才報到上班，那麼他的合約長度就是兩年六個月。

當這些研究者的合約快到期時,他們通常不知道計畫主持人能否取得更多資金,好讓他們的研究工作和聘僱狀態能夠延續下去。此時他們會承受很大的壓力,並面臨抉擇,看是要投入所有的精力完成研究並發表論文,藉此提高獲得更多補助金的機率,還是開始找其他的工作。許多傑出的科學家基於缺乏穩定性和持續存在的壓力,而離開學術研究的領域,塞巴斯蒂安就是一個例子。

找錢、寫論文、到世界各地參加會議以便跟上最新科學進展(並提高個人知名度)需要花費大量的時間,所以像我這樣的計畫主持人通常很難繼續進行實驗室的研究工作。在新冠肺炎疫情爆發之前的那十年,我曾數度後悔選擇了這條路。但在 2020 年初,後悔的情緒完全消失,我反而把那些年無止境申請計畫補助金的工作視為重要的訓練,因為從摸索的過程中,我學會面對複雜性和挫折感。若沒有累積那些經驗,我一定無法走出 2020 年上半年尋找資金的迷宮,讓我們的疫苗計畫能夠跑得這麼遠、這麼快。

● 檢驗需要時間,也需要錢

新冠肺炎疫情爆發之初,全世界還沒有意識到情況有多麼急迫,但當時我們覺得有必要開始啟動疫苗計畫,幸好那時我能夠運用疫苗中樞的資金來啟動計畫。我當時得到的其

他資金都屬於目標明確的計畫，但疫苗中樞的資金支持的是一般疫苗開發工作，因此我們得以展開疫苗開發計畫。

倫敦大學學院（University College London）的疫苗中樞是一個為期三年的計畫，其宗旨是改善疫苗製造的方法，並邀請英國和海外（尤其是中低收入國家）的製藥公司參與。這件事之所以重要，是因為新疫苗從研發到讓民眾接種的過程中，製造環節有可能成為關鍵的瓶頸；在實驗室裡做出看起來很厲害的疫苗，卻無法大量生產以展開臨床試驗，就等於派不上用場。如果為了大量生產而必須回頭重新設計疫苗，那可能要多花好幾年的時間。

疫苗中樞的資金來自英國政府的政府開發援助（Official Development Assistance）預算，代表這筆錢可以用於其他國家的開發計畫。2015 年，英國政府承諾把 0.7% 的國民所得毛額編列為政府開發援助預算。2014 年伊波拉疫情爆發之後，英國政府決定善用這筆預算，把一部分的錢拿來開發疫苗，對抗導致全球型災難的疾病。

疫苗中樞的資金讓我們撐過了 1 月。我們用這筆錢買了所需的合成 DNA，在實驗室做出第一批疫苗，注射入老鼠體內並分析結果。雖然蘭貝和我從 1 月 11 日就開始設計疫苗，但我知道，假如我們想繼續進行下去，就需要更多資金。

疫苗開發的資金需求大致可分為四個階段：一、設計和

臨床前試驗；二、製作並測試起始原料；三、製造臨床試驗用的疫苗並進行臨床試驗；四、大規模製造和大規模施打疫苗。愈後面的階段愈花錢，每個階段的費用比前一個階段至少再多加一個零。我們主要寄望於流行病預防創新聯盟和英國研究與創新機構，於是我開始在他們的網站上搜尋機會，並寫電子郵件給我在這兩個機構的聯絡人。

1 月 13 日，我主動去找流行病預防創新聯盟討論。他們說，他們目前打算「聚焦於速度最快的平台——也就是DNA 和 mRNA」。我聽了非常驚訝。DNA 和 mRNA 疫苗能夠很快就展開臨床試驗，但不一定比腺病毒載體疫苗快很多。（我們的第三期試驗展開時間遠比他們早很多。）此時絕對是初次大規模使用 mRNA 疫苗的時機，但在我看來，只考慮 DNA 和 mRNA 疫苗的決定一點也不合理。這樣的開始令人感到沮喪。

世界衛生組織在 1 月 30 日宣布新冠肺炎疫情為公共衛生緊急事件。這是世界衛生組織最高等級的警戒聲明，因此，即使他們沒有使用「大流行」這個詞，全世界也應該要注意到事情有多麼嚴重。[3] 就在隔天，英國出現第一個確診病例。

儘管流行病預防創新聯盟在 1 月表示要聚焦於 mRNA和 DNA 疫苗，他們還是廣泛徵求「證明可行的疫苗技術，適用於大規模量產，以便快速對新型冠狀病毒做出回應」。[4]

申請截止日是兩週之後,時間非常緊迫。不久之後,英國研究與創新機構也發出類似的廣泛徵召,幾乎是徵求任何一種有助於應對新冠肺炎的研究,補助總金額為兩千萬英鎊。[5]

在這個競爭情況下想要順利取得資金,其中一個關鍵在於知道申請金額占了所需總金額多少比例。假設我拿到流行病預防創新聯盟的資金來製造並測試起始原料,我接下來需要的是製造第一批臨床等級疫苗然後執行臨床試驗的資金。這些步驟都不便宜,但我知道,假如我申請的金額超過總金額的 10%,我就不太可能得到這筆資金。

所幸,我們在 1 月搶先完成一些工作;我們已經生產出第一批研究等級疫苗,注射入老鼠體內,並證明疫苗能激發免疫反應。我們的疫苗真的已經準備好要進入下一個階段,我對於我們的申請也很有信心。不過,時間緊迫,風險極高,而且所有的事必須環環相扣、順利進行才可以。

一個未知的環節在於疫苗的生產。格林唯一的「無塵室」已經用來幫蘭貝生產伊波拉疫苗,而我們覺得此時將它暫停並不妥。[6](無塵室是一種規定嚴格的工廠,可以製造用於人體的疫苗。)此時,和我們長期合作的義大利疫苗公司艾德汎特(Advent)說,可以把 4 月和 5 月的產能給我們(艾德汎特是一家委託製造服務公司,專長是生產腺病毒疫苗),於是我請他們使用格林團隊正在製造的起始原料來生產疫苗,並請他們報價。

臨床試驗的規劃必須相當保守，雖然當時我知道，這些規劃將來一定會擴大，但至少目前的計畫可以讓我們有個起步。冠狀病毒是一種呼吸道病毒，考量到孩童很容易受到感染並加以傳播，而且不一定會產生明顯的症狀，因此我想要把孩童納入臨床試驗，來瞭解他們的免疫情況。牛津大學小兒科附屬牛津疫苗小組（Oxford Vaccine Group）是進行兒童疫苗臨床試驗的專家，我的同事波拉德為負責人。這個小組擁有豐富的經驗，因此與它合作遠比讓我的團隊從零開始做起更合理。

　　事實證明，孩童並不是新型冠狀病毒的主要傳播者，我們很快就發現，開發對年長者有效的疫苗更為重要。基於這個理由，我們決定先等疫苗獲得使用許可，證明它對成人非常安全有效，然後再展開兒童臨床試驗。2021 年 3 月，我們終於展開兒童臨床試驗。我後來發現，請波拉德加入我們團隊真的是明智之舉，不只因為他有豐富的經驗，還因為他對於公共衛生有一種毫不動搖的堅持，而且願意為了改變世界付出一切。

　　2 月 8 日星期六那天，我走進約翰·拉德克利夫醫院（John Radcliffe hospital），吞下一顆放射性膠囊。我在隔天要飛到阿姆斯特丹參加一個關於 MERS、立百病毒、拉薩熱疫苗開發計畫的會議，醫院開了證明書給我，當我無法通過機場安全檢查時，可以用這份文件向安檢人員說明情況。現在

回顧起那段往事，仍然覺得有點驚訝，我當時不僅沒有放下其他的工作，居然還準備搭飛機去阿姆斯特丹。（實際情況是，會議後來取消了，因為我那些楊森藥廠的同事也忙著處理與新冠肺炎有關的工作。）

我吞下膠囊之後，醫院要我三個小時之後再回去，於是我走回辦公室，繼續完成那份龐雜繁複的申請書。填寫那些表格有點像是考試，因為有嚴格的字數限制，所以必須仔細思考每個欄位在問什麼，並精確的回答，不能有任何含糊之處。過去的經驗讓我練就了寫申請書的功力，但這件事真的就和考試一樣無趣。隨著放射性標記膽酸慢慢流向我的膽囊，我也一步步完成申請表。

一週之後，我回醫院看我的腹部影像。我一動也不動的躺在硬邦邦的檢查台上，醫護人員貼心的給我一個枕頭，然後掃描我的腹部。當下是我那一陣子覺得最放鬆的時刻。影像畫面的背景是黑色的，我看出一個由白點形成的圓形區域，那顯然是我的膽囊，另外還有一些白點散布在我腹部的其他地方。

在我懷疑自己有膽酸吸收障礙之後的八個月，我終於得到一份報告，確認了這個事實。我對診斷結果一點也不意外，因為過去八個月以來，我一直相信這就是事實，我的家庭醫生也這麼認為。我的治療已經開始奏效，但我必須做檢查來確認結果，並排除腸癌的可能性，而做檢查必然需要花

一點時間。

我之所以說出這個故事，是因為得到這類正式診斷結果的過程，和疫苗開發的過程很像。我在 1 月時就相當確信，我們設計的新型冠狀病毒疫苗安全有效。但我們不能停留在假設階段。我的假設必須通過檢驗，並且要排除掉最糟的情況（例如安全性不足）。遺憾的是，檢驗也需要花時間。至於要花多少時間，很大程度取決於我們有多少經費。

• 等待，或冒險向前？

向流行病預防創新聯盟和英國研究與創新機構提出的申請都在 2 月中交出去了。我知道要等好幾個星期才會知道結果。

與此同時，新型冠狀病毒用前所未見的速度在全世界持續擴散。隨著疫情日益嚴重，我愈來愈清楚，我們不能再花時間等待申請結果。即使錢真的下來了（其實我根本不敢打包票一定能拿到補助金），也完全不足以應付我們的需求。

在一般的情況下，如果我們想出新的研究計畫，會先填寫申請表，等到我們得知獲得資金之後（可能過了一年），才著手訂購基因並開始工作。但 2020 年 2 月中的情況並非一般。我們早在 1 月 11 日就訂購了基因，兩週後收到。然後臨床生物製造機構的格林團隊就開始製造起始原料。我們

已經完成臨床試驗的設計，並開始和波拉德的團隊一起為臨床試驗做準備。此外，我們也與另一位同事道格拉斯（Sandy Douglas）一起思考量產的事。格林和我也開始與監管機關討論事情。

在其他的情況下，我們會等資金確定有著落之後再採取行動。但這次，從2月、3月，再到4月前半，我們除了祈禱能夠順利拿到錢之外，動作一直沒停過。

有些決策我們可以自己決定，畢竟大學裡的工作有相當的自主性——至少在起初一小段時間是如此。於是格林和我鼓起勇氣撩落去，決定投入她那些非常昂貴的設備來生產疫苗。不過，其他的事我們就必須等待別人的核准了。

例如，我向英國研究與創新機構提出的申請涵蓋了義大利疫苗公司艾德汎特的製造成本。然而，我們必須要有合約，才能讓艾德汎特為我們保留無塵室的珍貴產能排程。在一般情況下，要讓大學在我們正式取得資金之前簽合約幾乎是不敢想像的事。不過，我們此時面對的是疫情大流行。若沒有合約，我們就會失去艾德汎特的產能，若沒有這個產能，我們的臨床試驗就會推遲。我們必須找出一條路。於是，牛津大學破例同意，冒險簽約。假如我們沒有申請到資金，牛津大學就會付這筆錢。

在不一定能取得資金的情況下埋頭苦幹向前衝，代表我們沒有浪費時間乾等，所以問題少了一個。但還不夠，在這

場與病毒的競賽中，病毒跑在我們的前面。若想要趕上它的步伐，我們需要以更快的動作更加努力，因此我需要更多資金，需要的金額比我向流行病預防創新聯盟和英國研究與創新機構申請金額總和更多。

我再度把腦筋動到流行病預防創新聯盟這個顯而易見的金主。我的實驗室已經從他們手上取得一千九百萬美元的資金，這筆錢原則上是用來進行 MERS、立百病毒、拉薩熱疫苗開發計畫，但它同時涵蓋了開發 ChAdOx1 載體疫苗大規模生產的流程。由於流程的開發只需要做一次，而且適用於所有 ChAdOx1 載體疫苗，因此我打電話問流行病預防創新聯盟，我們能不能把一部分的資金用來量產新冠肺炎疫苗？

我在 2 月和 3 月花了很多時間和流行病預防創新聯盟的高層討論這件事，並寫了申請書。我們遇到的一個困難是，資助者要看到明確的計畫：我們打算做什麼、要花多少時間、要花多少錢。但情況很明顯，隨著全世界愈來愈需要疫苗，我們的計畫也得跟著一直調整，變動範圍愈來愈大、速度愈來愈快。例如，格林和我在 3 月初的時候意識到，等待艾德汎特為我們生產疫苗會緩不濟急。格林團隊必須中止生產伊波拉疫苗，改成生產第一批新冠肺炎疫苗，也就是聽起來很厲害的 ChAdOx1 nCoV-19。我們沒有錢可以用來支付臨床生物製造機構的疫苗生產費用，但格林和我一致同意：「我們就是非做不可。」

我們也開始透過生物產業協會（BioIndustry Association，BIA；由直接生產或支持生產生物藥品的公司組成）的人脈遊說英國政府。我們聯絡每一個能幫上忙的人，對他們說：「我們認為我們能做出疫苗，也認為我們能很快就做出來，但我們需要錢。疫苗的製程並不便宜。」然後我們開始尋找有能力大量生產疫苗的合作藥廠，很顯然，量產疫苗現在勢在必行。

就在流行病預防創新聯盟徵召提案的五個星期之後，我們得到了資金。我們現在有三十五萬美元能用來製造和測試起始原料。僅僅五個星期。我們從提案到取得 MERS、立百病毒、拉薩熱疫苗開發計畫的資金，一共花了二十一個月。這筆錢讓我們稍微鬆了一口氣。但現實情況是，這筆資金所贊助的工作已經做了一半，而還沒有取得資金的工作也已經做了很多。

兩天後，3 月 10 日，我搭火車去倫敦。我受邀到政府的科學與技術委員會（Science and Technology Committee）做簡報，說明新冠肺炎疫苗的研發工作。在那個時候，親自出席仍然符合眾人期待。我最近一次到下議院是幾年前的事了，那次是因為我們全家人到倫敦一日遊，中途進入下議院參觀。

我搭火車到馬里波恩站，然後步行穿過馬里波恩區和梅費爾區，以及聖詹姆士公園。我盡量不搭地鐵，人擠人有風

險，因為裡面或許有人已經感染病毒了。所以，我決定步行走在異常安靜的街道上。

有六位專家受邀在委員會面前作證，我是其中之一。在委員會辦公室外等候的時候，我們都彼此保持距離。然後，一個我不曾見過的人向我伸出手，想和我握手。我雙手合十向他點頭致意。他用有點不確定的語氣說，沒錯，我們不該握手，或許我們可以互碰手肘。我說，我比較想用完全不接觸的方式打招呼。

說實話，我過去因為握手的事遇到不少問題，如果因為這次疫情的關係，人們永遠不再握手，我也不會有任何遺憾。我有一次到利雅德討論 MERS 疫苗臨床試驗的事，我知道當地男性可能不想和女性握手，所以我不會主動伸出手。在一個會議上，我受邀上台領獎，頒獎嘉賓是一位沙烏地王子，別人告訴我：「千萬不要試圖和王子握手」。但是當我走向他時，他向我伸出手，所以我就和他握手了。那天晚上我恢復習慣，向一位男士伸出手，結果對方驚恐的後退避開，他把雙手放在背後並說：「我不和陌生人握手」。當然，他所謂的陌生人指的是女人。所以建立一種全世界通用、不涉及肢體接觸的新打招呼方式可以解決很多問題。

在西敏宮（即國會大廈）的委員會辦公室中，我向與會者說明我們在牛津進行的疫苗研發工作，除了介紹它如何接續我們所進行的 MERS 疫苗工作，也解釋我們為什麼可以用

非常快的速度完成研發，以及為什麼有必要快速完成研發。我還提到，我們迫切需要這筆資金。

隔天，3月11日，世界衛生組織宣布新冠肺炎全球大流行。

接下來的幾週，是我此生最忙碌、也最不真實的一段時間。我同時進行疫苗開發的好幾個階段。在一般的情況下，整個過程要花好幾年，而且會按照順序發生；但現在不是一般情況。與此同時，我們開始受到媒體的關注，也和一家大型藥廠簽約合作，而英國進入封城。

那幾週即將結束時，儘管我的心思仍然被許多事情占據，但我們對於籌錢的憂慮似乎能夠解除了。我們終於得到必要的支持，可以去做我們需要做的事。3月底，就在英國第一次進入全面封城狀態之際，我們得知，我在充滿放射性的狀態下向英國研究與創新機構申請的兩百萬英鎊獲准了。這實在是太幸運了，因為這筆錢我們已經預先花掉一大堆。格林的團隊早在幾週之前就開始生產疫苗；當然，我們與艾德汛特的合約也簽好了。

4月17日，英國疫苗任務小組（Vaccines Taskforce）成立，它的任務是運用「快速調動的資金」，盡一切努力加速疫苗的研發、製造和大規模施打。4月21日，為了擴大疫苗的製造和臨床試驗規模，英國政府撥給我們兩千萬英鎊（後來追加到三千一百萬英鎊）。當然，我們早就預先動用

了這筆資金：我們的臨床試驗在兩天後展開。

　　事實上，我們並不是一次拿到全部的錢。政府先給一千萬英鎊，我們必須克服種種障礙，把計畫進行到某個程度後，才能拿到另一半的錢。波拉德的團隊需要這些資金，才能將臨床試驗範圍從牛津郡擴大到全英國其他十八個點。因此我必須整理出一份里程碑清單，證明我們已經有顯著的進展，而我確信，我們很快就能達成這些里程碑。5月初，我們拿到剩下的一千萬英鎊，這代表我們可以開始進行第三期臨床試驗了。

　　在平常，從流行病預防創新聯盟取得三十五萬美元、[7] 或是從英國研究與創新機構取得兩百萬英鎊，更別提從衛生部取得兩千萬英鎊，都足以讓我們開派對，邀請所有工作人員參與（儘管工作人員的數目一直在增加）。不過，現在正值封城時期，而且我們還有很多事情要做。我們沒時間慶祝，加上還要保持社交距離，當然不可能開派對。

　　其實，我們不覺得獲得了一場勝利，反而覺得比較像是躲避了一場災難。假如我們沒有拿到錢，事態會變得很可怕：我們必須中止工作，而且因為學校必須替我們償還債務，我們在未來十年會被學校列入黑名單。所以我們沒有開派對的心情，只有一種如釋重負的感覺。我們終於解決錢的問題，可以展開科學方面的工作。我慶祝的方式是，比平常早十分鐘上床睡覺。

第 5 章

製作疫苗

格林

2020年1月28日–2020年4月22日

確診數：5,578–265萬

確診死亡數：131–190,322

2020 年一整年，報章媒體一直在說「發現」疫苗，好像疫苗早就存在，也許被遺忘在某個冷凍庫裡，我們唯一要做的就是努力把它找出來。我對這種說法有點不高興，我們從來沒有尋找、搜尋或發現疫苗。我們從不會這麼說。我們不是穿著實驗室白袍的蘿拉，像電影《古墓奇兵》（*Tomb Raider*）那樣去尋找隱藏的寶藏。疫苗不是找出來的。即使是世界上第一支疫苗，也就是對抗天花的疫苗，一樣是經過深思熟慮的研究結果，而不是一個幸運的意外。

　　疫苗最初設計出來時，是根據積累數十年的科學知識、還有對病原體的仔細研究。接著，人們遵循嚴格的規章制度，小心謹慎的製造出疫苗。之後，再根據周密的規範辦法對疫苗的安全性及效力進行徹底的檢驗。

　　這一章會描述我們一開始製造新冠肺炎疫苗的過程。我們所使用的技術從 16 歲理科學生都知道的傳統實驗方法，到最新發展的先進科技。這份工作精細艱辛。工作人員經常要在穿著多層防護裝備的情況下，處理微量的珍貴材料，他們一絲不苟、有條不紊、盡心盡力。

　　正如我們在本書裡所說明的，我們並非毫無準備，我們一直在討論疾病 X，為了防範它，我們也預做準備。但是我們沒想到的事情是：在遇上全球大流行時，要如何對抗這種疫情？

• 製造腺病毒疫苗就像烤麵包

在 1 月底我到巴黎過生日之前，我寄了一封電子郵件給臨床生物製造機構的全體成員。信件主旨是讓成員知道我們即將開始製造起始原料，以生產疫苗對抗來自武漢的新型冠狀病毒，也就是過去幾天來我向他們提到的病毒。在這個階段，製造起始原料就是我們要投入的任務。不過，我也清楚的指出，「情況還在變化中，如果全球局勢愈趨嚴重，我們的計畫也會根據每天狀況進行調整。」

不同種類的疫苗製造方式不一。我們的新冠肺炎疫苗屬於腺病毒載體疫苗，我總會告訴人們，製造這一種疫苗有點像是麵包烘焙。我之所以會這麼形容，有部分是因為腺病毒載體的特有製程是從起始原料開始製造疫苗，就像是從酸麵種[1]做出酸種麵包。另外，則是因為在第一次封城時，讓我能保持冷靜的方法就是烘焙。

每個禮拜，我的家人，包括我爸媽、姊姊及其家人，還有我跟我女兒，都會透過 Zoom 一起烘焙，我們會用同一份烘焙食譜，然後比較創作成果，我們的成品從康沃爾肉餡餅到巧克力瑞士捲，應有盡有。我能熬過封城的日子，這段烘焙時光確實很有幫助。

製作腺病毒載體疫苗的步驟如下：

步驟一：製作起始原料。疫苗的起始原料就像是酸麵種，它是後來所有批次的生產基礎。

步驟二：在無塵室中，使用起始原料生產所需數量的疫苗。就烘焙來說，即是混合材料及烘烤麵包的階段。

步驟三：還是在無塵室中，去除生產過程中所使用、但已不需要的細胞成分，以純化疫苗。用烘焙過程來比喻，這就像從容器（有利於製造過程，但不再需要的部分）裡拿出你想要的麵包（你想要的部分）。

步驟四：在完全無菌的環境中，分別充填入小玻璃瓶中。就像是切片並包裝你的麵包。

步驟五：標示藥瓶，製作文件，檢驗和認證產品，以及運銷。就像是麵包上架之前先嚐嚐口味。

　　我會在這一章用以上這五個步驟，帶讀者瞭解我們最初如何製造出（不是找到的）目前正在全世界推廣的疫苗，如今這款疫苗正保護您及您的家人免於受到這個可怕疾病的襲擊。

● 步驟一：製造起始原料

　　在臨床生物製造機構使用經典方法時，我們通常會用三到四個月的時間來製造起始原料，但是這一次我們打算嘗試

快速方法。當時我最樂觀的估計是，3 月中之前我們會備好起始原料，而艾德汎特可以在 7 月底製造出疫苗來進行臨床試驗（步驟五）。

如果想按照這些日期進行，每一件事都必須完美無誤。我們過去從未使用過的快速方法要能奏效，團隊成員需要採取雙班制，週末還得加班。我們還需要延後所有其他專案。此外，我們必須「冒著風險」進行這個過程——換句話說，要在前一個階段的所有測試完成之前，就朝下一個階段邁進。

在此我要澄清的是，所謂的風險不在於最終產品，也就是疫苗本身，而是指我們的時間、精力及財務：一旦在測試中發現問題，我們所做的一些工作就會前功盡棄，必須倒回去重複之前的步驟。結果確實出了不少錯。但第一批起始原料仍如我們先前所預期的，在 3 月 17 日準備就緒，到了 4 月 22 日，已有疫苗可進行試驗，比我們原先希望的時間早很多。

1 月 28 日星期二，莫里斯在經歷到第一個不眠之夜後，她的前 GMP 團隊啟動了快速方法。前 GMP 團隊製造起始原料。莫里斯將疫苗科技公司先前準備、預先烘焙好的 ChAdOx1 疫苗，與合成的棘蛋白 DNA 結合在一起。現在，她得到了新冠肺炎疫苗（也就是 ChAdOx1 nCoV-19）的 DNA 序列，滿懷希望。但是，在活細胞外的病毒 DNA 並

不具有活性，要讓病毒進行組合及自我複製，需要把DNA植入活細胞，讓活細胞成為微型工廠，以大量複製出病毒。莫里斯及其團隊將DNA置入實驗室培養出的特殊人類細胞，一般將這種細胞稱為HEK293細胞。[*]

我們用來將裸露DNA插入人類細胞的方法已有數十年的歷史，叫做轉染（transfection）。人類細胞外部的細胞膜是由脂質（脂肪）層所構成，你可以把它想像成清潔劑泡泡的表面。細胞膜做為界線，將細胞內部物質（蛋白質、化學物質及細胞本身的DNA）與細胞生長所在的營養培養液或培養基分隔開來。

疫苗的DNA無法通過細胞膜進入細胞中，所以我們將疫苗的DNA放入一種溶液中，將它包裹在泡泡裡，泡泡的表層跟HEK293細胞表面的脂質層相似。當溶液中的疫苗DNA隨後與HEK293細胞混合時，兩者的脂質表面會融合在一起，就像兩個清潔劑泡泡會融合成為一個大泡泡那般。疫苗DNA就進入細胞中，並提供指令，讓細胞製造出大量腺病毒。

---

[*] 我們會在其他地方詳細介紹，但是在此需要知道的重點是，我們所用的HEK293細胞含有腺病毒基因E1，會讓ChAdOx1腺病毒在這些細胞內自我複製。ChAdOx1腺病毒已經移除了E1基因，這麼一來，它就無法在正常的人類細胞中自我複製，所以用它來製作疫苗時，不會引發感染。

由於有些合成 DNA 會出錯，所以我們總是會同時製造許多這類插入 DNA 的 HEK293 細胞製劑。這一次也是一樣，因為我們從沒使用過這種方法，所以我們也製造許多種不同條件的製劑，包括各種不同比例的腺病毒 DNA 與棘蛋白 DNA，以及各種不同比例的細胞與 DNA。

大約經過一個禮拜，我們應該就能開始看到 HEK293 細胞裡有病毒顆粒製造出來（每一個複製出來的病毒就叫做病毒顆粒）。但是到了 2 月 17 日，將近三個禮拜後，我們在數十批先前做好的製劑中，都偵測不出病毒顆粒。快速方法失敗了。

這顯然是個挫敗，也令人感到失望──我們很清楚吉爾伯特和其他同事都在等我們。但是我們沒把這件事太往心裡去。我們沒有足夠的時間先做演練，而且期待新方法在第一次就成功總是一種奢求。（我們計畫重拾這個方法，搞清楚哪裡出錯，好為下一次做好準備）。

幸運的是，在我們試圖讓快速方法起作用的同時，莫里斯也在進行備用計畫。她使用的是經典方法，雖然速度較慢，卻經過千錘百鍊。所以在 2 月 20 日，我們啟動了 B 計畫：加快速度的經典方法，你可以稱它為「經典方法升級版」。於此同時，許多人正在奧地利及義大利享受滑雪假期，完全沒有意識到他們帶回家的不只是這段時間的山間回憶，還有冠狀病毒。

傳統上，我們進行轉染之後，會讓混合培養液在這個階段靜置約一個禮拜，以製造及增殖病毒。接下來，我們會將疫苗從它所生長的細胞中純化出來。這意味我們要移除構成人類細胞的複雜混合物，包括蛋白質、核酸、脂肪、以及碳水化合物。這麼一來，我們就可以得到純粹的病毒疫苗顆粒。

　　之後，我們進行病毒疫苗顆粒的選殖，也就是分離出單個病毒顆粒，讓每一個病毒顆粒感染少量的細胞培養物（我們稱培養基裡的細胞為「培養物」），然後在那些細胞內部製造出許許多多病毒複本。接著，我們會檢查每一個選殖株（clone）的基因序列，確認都是完全正確且一致的。

　　因為我們是用單一病毒顆粒，也就是對單一病毒體進行選殖，所以這種耗時費力的選殖過程又稱為單病毒體選殖（single-virion cloning）。我們需要確保最後所得到的疫苗內容物是基因序列完全正確、並且是相同一致的病毒顆粒。

　　我們拿到的合成 DNA 鏈總是會存在一些錯誤。合成 DNA 是機器用化學反應製成的，沒有哪個化學反應在重複一千億次之後，仍能維持百分百正確。還有，當我們要得到這麼多的數量時，也可能會發生突變或汙染。這些年來，我們發現在整個過程中，有各種不同的出錯方式，只有超級怪咖的病毒學家才會對這些難以細數的錯誤感興趣。單病毒體選殖雖然又慢又昂貴，需要很多人力，而且並不是每次都能

成功，卻始終是可確保不出錯的解決方案。

　　不過這一次，為了有更好的機會更快取得成功結果，我們想出了一個替代方案：「經典方法升級版」。在任何一家 GMP 生產機構中，都會有一名「品質管理人員」，或稱為「品管」，他是最後確保每一批產品品質、並給予放行的人。顯然，這是一個個人責任相當重大的角色。

　　貝里（Eleanor Berrie）擔任品管已經超過二十年，她對於腺病毒生產擁有豐富的專業知識。由於用單病毒顆粒工作需要花一週培養，之後還要純化、分離病毒顆粒及選殖，所以貝里的計畫是使用單一感染細胞來工作。這種做法只需要一天的培養時間，我們將已經感染的細胞群取出，加以稀釋，把個別細胞分離出來，再把單一細胞混到未受感染的新細胞培養物中。然後，每一個受感染的細胞都會生產出獨立的疫苗製劑，我們可以對其進行擴增（expand）及測試，以檢核疫苗是否完全正確且一致——也就是說，是一個真正的選殖株。

　　比起用單病毒顆粒工作，使用單細胞的限數稀釋（limiting dilution）是速度更快的做法，但不一定能得到完全正確及一致的細胞群。這一次，我們很幸運；在這個時間，要不是 DNA 定序的最新進展，根本不可能這麼做。在臨床生物製造機構，我們花了大約一年的時間來應用一種叫做「次世代定序」（next-generation sequencing，NGS）的技術，

透過這種技術，我們可以在二十四小時內，以高定序深度（sequencing depth）讀取任何腺病毒的全基因組序列，所需費用大約五百英鎊。

次世代定序技術讓我們可以確實的檢查許多種製劑，找出任何可能出錯、或混有雜質的製劑並予以丟棄，因此，我們可以放心的處理沒有經過傳統程序的材料。傳統程序較為可靠，卻也緩慢許多；次世代定序技術可以為我們省下好幾週、甚至是好幾個月的努力，就眼前來說，更重要的是可以省下時間。

貝里在 2 月 20 日開始「經典方法升級版」轉染，這是我們確定快速方法失敗的三天後。她通常不會做實驗室工作，畢竟這就好像讓教授去拖地。英國目前可能還未認真看待這個新病毒，我們的首相甚至沒參加針對這個主題的緊急應變小組會議（COBRA），但我們一直在追蹤中國及歐洲的疫情。我們知道風險相當高，我們承受不起另一次失敗。我們需要貝里帶著她的專業知識親自下場。

到了第二週，我們可以看到有些製劑確實出現病毒顆粒。病毒顆粒無法用肉眼看到，即使透過標準的顯微鏡也還是看不到。但是細胞比病毒顆粒大多了，它們會在培養基表面單層生長。在顯微鏡下，我們看到的是細胞層中的空洞，代表有細胞受到感染、破裂，並繼續感染鄰近細胞。我們複製成功了！

從這裡開始，我們需要擴增這些微量的病毒疫苗，以產生足夠的材料進行 DNA 定序。我們將生長在多孔細胞培養盤的病毒疫苗，逐步移到孔徑更大的培養盤：從鉛筆末端橡皮擦大小的凹孔，最後移到大約兩英鎊硬幣大小的凹孔，接著又繼續下去，直到幾天之後，有五個希望最大的候選病毒疫苗，分別移到培養面積大約 175 平方公分大小的培養瓶中。

　　此時，我們對候選病毒疫苗進行次世代基因定序，丟棄基因沒有百分百正確的候選者。3 月初，我們挑出一個基因完美、增殖（proliferating）情況特佳的病毒疫苗：它的名字是 D8，我還保留著它四天大的可愛照片，看起來像是一個微小的心形。

　　我們需要足夠的起始原料，做為多次生產過程的種子，所以現在我們要著手製造更多 D8 製劑。為此，我們使用名為「多層細胞培養瓶」（hyperflask）的特製培養瓶，每一個的培養面積是 1,750 平方公分，約相當於三張 A4 紙大小（細胞在容器培養平面上單層生長）。

　　我們用一些 D8 疫苗製劑接種一個多層細胞培養瓶裡的細胞培養物。腺病毒疫苗感染那些細胞，將它們變成腺病毒疫苗微型工廠，並在此過程中殺死細胞。隔天，我們重複相同流程，現在我們使用第一個多層細胞培養瓶中增量的 D8 腺病毒疫苗，接種另外十一瓶多層細胞培養瓶的細胞培養

物。這麼一來，我們產生將近兩百毫升的起始原料，其中每毫升大約含有二十億顆有感染力的病毒顆粒。

我們最後總共製造大約三百毫升這種珍貴液體，剛好超過半品脫或是一個馬克杯（我們後來重複最後一個步驟，又多製造了一些）。這幾毫升的液體將做為種子，製造出首度問世的每一劑牛津疫苗。目前的計畫至少要生產出三十億劑疫苗，這麼多疫苗全都是來自同樣的起始原料，這讓我感到相當不可思議。

● 步驟二：使用起始原料生產所需數量的疫苗

我們在臨床生物製造機構原本只打算進行到步驟一。在我們動手生產起始原料的同時，吉爾伯特去接洽義大利的艾德汎特公司，安排在那裡的生產事宜。我們的想法是艾德汎特會使用我們的起始原料製造臨床試驗所需的疫苗，這樣我們就可以繼續其他工作，例如為蘭貝製造對抗伊波拉病毒的新疫苗。

然而，從 1 月在吉爾伯特的辦公室開會之後，世界局勢在這幾個禮拜裡快速的變化。到了 2 月中旬，病毒已經蔓延到全世界數十個國家。儘管世界衛生組織仍然無法預測流行病的發展方向（尚未正式宣布這是全球大流行），人們還是開始討論在十八個月內製造出疫苗的可能性。關鍵的新訊息

是，感染這種病毒的人很可能沒有症狀，一聲不吭的傳播好幾天。對應的疫苗需要盡快使用在人類上。

我們面臨的壓力愈來愈大：若是要生產首次用於人體試驗的臨床級疫苗，就現實的狀況來說，最迅速的途徑是先放下對抗伊波拉病毒的疫苗，立即轉向新型冠狀病毒疫苗的生產。可是，我們沒有經費，也還沒完成對抗伊波拉病毒的疫苗工作。

人們的情緒愈來愈高漲。3月初，一群關鍵人士齊聚一堂，召開一場重要的會議，在場人士有我、吉爾伯特、波拉德（設計試驗過程兼最終的執行者）、道格拉斯（已經在思考大規模生產）以及希爾（Adrian Hill，詹納研究所負責人，鼓勵我們考慮商業合作，並最後運銷至中、低收入國家）。我們決定，只要起始原料準備就緒，我的團隊就會放下手上所有計畫，在牛津開始生產疫苗。

我必須承認，走出那場會議時，我既興奮又害怕，我鼓起勇氣告訴我的團隊，計畫起了變化，所有目光焦點都會放在我們身上，因為我們將要在破紀錄的時間內生產出疫苗，沒有備用計畫，也沒有出錯的餘地。我要自己放心：我的團隊全是專家，他們知道自己在做什麼，我相信他們。要進行新冠肺炎疫苗的生產計畫，他們就是最好的人選。

在製造腺病毒方面，臨床生物製造機構最資深的專家是三位全心投入的女性：資深品管專家貝里、生產線主管

博林（Emma Bolam），以及新任生產經理奧利維拉（Cathy Oliveira）。我們四人立刻聚在一起，擬定計畫。就實際可行的狀況來想，我們可以生產多少劑疫苗，可以在多快時間內生產出來？我們做出三項決定。

第一項決定是，我們將持續「冒著風險」進行，在前一個階段的所有測試完成之前就先進行下一階段的工作。在此要再度澄清，這裡所謂的風險與最終的產品無關，而是我們所冒的風險。譬如，我們預期起始原料在 3 月 17 日會準備就緒。在正常狀況下，除非起始原料經過全套的完整測試，確認符合嚴格的純度及品質標準，否則，我們從不考慮採用。但現在不是正常狀況。為了快速進行，我們仍會一如往常的進行所有相同的測試，只是不會等到結果出來，才進入流程的下一個階段。如果起始原料有任何一項測試沒有通過，我們就必須丟棄所有用起始原料製造出來的東西。但是，我們準備承擔這樣的風險，即使浪費時間、精力及大筆金錢，也不會犧牲品質。

第二項決定是跟伊波拉疫苗有關。我們只要將它做到稍後能夠重新開始工作的階段就先停手。以奧利維拉為首的生產團隊會盡速展開工作，在純化伊波拉疫苗的原料之後，就先將它安全的存放在冷凍庫中。

第三項決定，我們必須決定要如何準備無塵室。若想在製造過程中減少汙染的機會，我們需要採取一些措施，包

括極有效率的過濾室內空氣，經常換氣以及所有室內工作者都要穿戴防護裝備（工作服、鞋套、手套、防護帽及護目鏡）。在臨床生物製造機構，我們通常也會在不同製造計畫之間，拆洗及薰蒸消毒整個實驗室。儘管並非絕對必要，但這種做法是我們的標準程序。

就在 1 月我們開始製造伊波拉疫苗之前，整間實驗室才剛經過徹底的清潔與薰蒸。我們四個人非常仔細的考量在這種情況下省略薰蒸步驟可能會帶來的風險。最大的風險（即使風險可能很小）就是新冠肺炎疫苗可能會被先前製造的少量產品汙染。[2]

對於這類非常重要的產品，我們有敏感性跟專一性很高的檢驗方法，所以我們知道我們能對最後的疫苗進行檢驗，以確認是否有任何汙染。不做薰蒸，至少會省下三個禮拜的時間。我們起草了一份正式的風險評估，提交給藥物與保健產品管理局（負責批准疫苗開發流程的每一個步驟，並對最後疫苗是否可以使用有決定權的機構），他們同意我們的做法。（接下來幾個月，我們跟藥物與保健產品管理局有大量的書信往返，這只是首次溝通。我們跟藥物與保健產品管理局的關係，還有藥物與保健產品管理局主動出擊的策略，是整個故事的關鍵部分。）

要製造疫苗，需要將起始原料導入人類細胞，讓人類細胞做為生產病毒的工廠。在我們製造原始的起始原料時，

我們將生產細胞附著到塑膠製的培養盤上或培養瓶中，讓細胞長成整齊的一層，就像在地板或天井鋪上磁磚。這種做法很有效，因為這代表我們隨後能在顯微鏡下查看細胞層的空洞，監測病毒生產過程是否有效進行。被病毒感染的細胞會製造出非常大量的病毒複本，最後細胞會破裂，病毒再感染鄰近的細胞，形成一個可見的空洞。

然而，要進行大規模製造，這種做法並不是很實際，所需的培養面積會過於龐大。因此，我們使用經過改造的細胞，它們可以在不斷晃動的錐形瓶中，懸浮於營養培養液中生長。在臨床生物製造機構，我們有少量這種經過特別改造的 HEK293 細胞，這些細胞是我們自己培養的，經過非常嚴格的測試，用冷凍小瓶保存在極低溫的冷凍庫中。但是為了大量製造疫苗，我們需要很多這種生產細胞，所以我們需要擴增這些細胞。

在 3 月 6 日，我們的新任生產經理奧利維拉從冷凍庫中取出兩瓶珍貴的 HEK293 細胞。在細胞解凍之後，她將這些細胞混入裝有生長培養液的小錐形瓶。在接下來的兩個禮拜裡，這些細胞以指數成長：也就是說，大約在第一天，它們的數量變成兩倍，接下來幾天又變成兩倍，如此反覆下去。在細胞生長的過程中，我們不斷增加這些細胞所需的培養液，並且把它們移往更大、甚至是更多的容器中。一開始，我們只有兩小瓶細胞。兩個禮拜之後，我們幾乎有十公升的

細胞培養物，準備接種病毒的起始原料。

當實驗室裡的生產細胞正以指數成長的同時，全世界的新冠確診案例也在持續增加，對於日常生活的影響也不斷加倍擴大，每一天，事情朝愈來愈怪異及愈來愈糟糕的發展程度，也有如指數型成長。我們見識到的現況就是指數型成長的運作方式。一開始，從微量翻倍到小量，看起來若無其事。在翻倍更多次之後，整個發展狀況就令人吃驚了。

3月10日，吉爾伯特前往下議院，臨床生物製造機構的全體成員則是開了一場討論感染控制的會議：要勤洗手，此外，還有一件新鮮事，就是保持社交距離。眼前，全英國有將近三百個確診案例。在我這個小團隊中的成員都不能感染病毒，當然也絕不能把病毒傳染給其他同事，因為沒有其他人能做這份工作。要是我的團隊中有任何成員得病，我們就無法在不可能的期限之前完成這項不可能的任務。

兩天後，政府發布建議，任何人有持續咳嗽或發燒現象，都應該自我隔離七天。超過 70 歲、或是先前有病史的人們則建議避免搭乘郵輪。說到郵輪，2 月的報紙頭條全都跟鑽石公主號（*Diamond Princess*）有關，這艘載有三千七百名旅客的郵輪必須讓旅客在船上隔離。船上的確診人數曾一度占除了中國以外一半的全球確診數。

又過兩天之後，英國的零售商發表聯合聲明，希望顧客不要因恐慌搶購，因為有些店面的衛生紙、義大利麵及乾洗

手都已經缺貨。到了 3 月 16 日，我所有的朋友都相信自己感染了新型冠狀病毒，但是沒有人接受檢測。商店貨架很快就一掃而空，我甚至排不到特易購的送貨時間。

3 月 17 日，英國外交部建議停止所有不必要的旅行，乾洗手還是到處都買不到。我根據世界衛生組織的配方，用實驗室的化學藥品自製了第一批自有品牌乾洗手。它不黏稠，聞起來有酒精味，但是有用。我們把它裝進給皂機裡，並且安裝在實驗室前門。

3 月 18 日，政府確認學校將從星期五開始無限期停課。政府只給我們兩天時間，包括我在內的許多人都對接下來要怎麼做感到驚慌。我很快就為所有家中有小孩的團隊成員拿到信，確認他們都是「關鍵工作者」，所以他們的孩子可以繼續上學。商店裡買不到蛋，政府還說從那天晚上開始，酒吧、咖啡館及餐廳都要關閉。我的社交圈裡對這點有許多討論，這些朋友打算在還能去這些場所的時候約見面，我不得不說了他們一頓。

3 月 20 日是相當奇怪的一天。兩名團隊夥伴傳來電子郵件說他們覺得不舒服，為了以防萬一，隔天不會來上班。生活裡也有好的一面：我的女兒艾莉在我下床前，為我送上一杯咖啡（那天是母親節）；我受邀到英國疫苗任務小組貢獻所長；我最喜歡的馬格達倫阿姆斯酒吧開始提供週日午餐外帶。

奧利維拉把解凍的 HEK293 細胞混入小錐形瓶的兩週後，我們有了大約十公升的細胞培養物，裡頭含有兩百億個細胞。3 月 23 日，我們用大約十毫升的起始原料接種了十公升的細胞培養物。這是一個重要時刻，我們把麵包放進烤箱裡，接著我們就必須等待，看它是否會膨脹起來。

　　我想正是在那一天，我第一次感到恐懼。我的身體深處有個低沉扭曲的聲音說，「這真是瘋狂的行為，不可能會成功的。」天哪，那真是荒唐的一天。我的電話響個不停，全是狀況更新及詢問，儘管我整天都在面試博士候選人，但是在每一個面談之間的空檔，我都會拿出筆記型電腦，快速回覆幾個訊息。在 2020 年，跟疫苗無關的工作真的很難維持，要不是有來自同事的支持與諒解，簡直不可能繼續下去。[3] 那天晚上，首相宣布全國進入封城狀態，要全國人們必須待在家裡，我的五臟六腑又緊張起來。我必須告訴自己：無論我有多麼害怕，都不能讓同事看到。他們需要我沉著應對。

　　兩天之後，我們的麵包好了。我們的生產細胞製造出許多病毒，但還沒破裂。可以開始蒐集了。

● 步驟三：純化疫苗

　　在步驟三，我們會把用來培養病毒疫苗的細胞去除乾

淨，一併丟棄的還有形成不良、不具功能的病毒顆粒，只留下純疫苗。我們只要麵包，不要用來烘焙麵包的容器。如果用其他食物來描述，就像是我們雖然有一大桶雜菜湯（只不過是以微觀層面來看），我們卻只要紅蘿蔔而已。到目前為止，這是整個過程最困難的部分。

我們再次面對要採取哪一種方法的抉擇。這一次的取捨是在以下兩者之間：一個是我們已經相當熟練的方法，我們確信這個方法會成功，但是所生產的疫苗數量較少（大約五百劑）；另一個是可能會出錯的新方法，但若是成功，會生產出較多疫苗（大約一千到一千五百劑）。到了這一步，臨床試驗團隊開始雄心勃勃了。波拉德幾乎每一天都會問我，我們能做出多少劑疫苗。我總是不禁偷想，無論我告訴他的數字是多少，他都會在腦子裡再多加百分之十，而且他可能都沒有意識到這一點。又或者他是故意的，只是為了讓我們更加努力。

臨床生物製造機構在 2007 年做出第一款腺病毒載體疫苗（用來對抗瘧疾，至今還在進行臨床試驗）。我們從那時候開始就使用傳統的純化方法。在蒐集階段，絕大部分腺病毒疫苗顆粒都還在 HEK293 細胞內。由於細胞相對較大，用低速離心機即可輕易的將它們與營養培養液分離開來。只要將含有疫苗的細胞培養物轉移到無菌瓶中，在離心機（其實只是高功率的大型蔬菜旋轉脫水器）裡面以每分鐘三千轉的

速度旋轉。所有含有疫苗的細胞就會在每一個瓶子底部形成顆粒狀沉澱物，接著再將營養液倒掉即可。不過，事實上，只要將瓶子靜置一小時，細胞就會沉到底部，離心機只是加速這個過程。

我們需要不攙有任何雜質的疫苗，我們不想要疫苗中還有任何生產細胞的痕跡，尤其是因為接種疫苗者可能不是對棘蛋白產生免疫反應，而是對 HEK293 細胞的成分產生免疫反應。為了從那些沉澱下來的顆粒狀細胞取得疫苗，我們會添加裂解緩衝液（內含鹽類和去汙劑的溶液），並透過反覆三次冷凍及解凍的過程來「爆破」細胞。

當細胞冷凍時，細胞內部的液體會結冰並膨脹，並使細胞膜因此破裂。細胞裡面的物質，包括病毒顆粒，會流入緩衝液中。接著我們將之解凍，再度離心分離，由於病毒顆粒非常微小，它們會留在溶液裡，而破掉的細胞碎片會在試管底部形成新的顆粒狀沉澱。現在我們得到一種叫做澄清細胞裂解液的液體，這裡頭含有所有正確形成的病毒顆粒，但也有沒有正確形成、無法做為疫苗使用的腺病毒空殼，以及在細胞破裂時流出的其他可溶性物質。

為了純化活性疫苗，我們所運用的原理是：要留下來的顆粒跟可以丟棄的顆粒密度不同。我們製作兩種不同濃度（密度）的鹽類溶液，並小心的將這兩種溶液加入經過特別強化的試管中，以完成液體分層。接下來，我們小心翼翼的

將含有疫苗顆粒的澄清細胞裂解液加到最上層。這過程有點像是調酒師在調製花式分層雞尾酒，只不過，試管中的每一層都是無色的溶液，並且不能搞亂它們的壓力更大。再者，我們也不會把試管拋到空中，再從背後接住試管。

我們的做法是用非常快的速度對雞尾酒進行離心分離。混合液體所承受的離心力必須非常強，才能讓溶液中不同的微小粒子分離到不同層，並停留在恰好適合它們漂浮的那一層。密度較大的顆粒需要濃度更高的溶液才能漂浮（想像一下很鹹的死海），所以它們會沉澱在更鹹、更低層、密度較大的溶液中。當我們坐雲霄飛車，所承受到的最大 G 力目前是 6.3 G。絕大部分的人在 9 G 時會失去意識。在我們用離心方式旋轉試管以蒐集細胞時，試管所承受的 G 力會達到 200 G，而純化疫苗，最終的 G 力則高達 154,000 G。

在旋轉試管兩小時之後，所有正確成形的疫苗顆粒會聚集在試管裡的同一層，而我們不想要的空殼顆粒、還有其他物質則是停留在試管的上層。我們用帶有針頭的注射器伸入試管含有疫苗顆粒的那一層溶液，加以蒐集，然後再重複離心分離過程，確保沒有空殼顆粒偷偷跑進來。接著，就來到純化的最後一個步驟：移除所有剩餘鹽類物質。[4]

以上我所描述的傳統純化方法非常有效，我的團隊對此也有豐富的執行經驗。但是這種方法需要大量人力，花費時間很長，並且不易自動化或放大規模。而且，最後我們也常

在過程中丟棄大量完好的病毒顆粒。當我們為了臨床試驗，需要製造一批少量高品質的新產品時，我們通常不會在乎這些事。但是，目前計畫中的臨床試驗顯然將會是我們有史以來所進行的最大規模試驗，我們需要獲得所有能蒐集到的疫苗，而且事關緊要。

早些年前，我們為同事道格拉斯做了一批狂犬病疫苗。這項計畫的重點不只是生產有效的新型狂犬病疫苗，也是要為所有使用 ChAdOx 平台的疫苗改進腺病毒疫苗的製造過程。計畫成功的完成、將新的純化程序付諸執行，為所有往後的大規模製造奠定基礎。[5] 與傳統方法相較，新的方法更快速、更自動化，可以放大規模，並且可以重複操作。新的方法所產生的疫苗也是傳統方法的二到三倍。可是，我們就只做過那麼一次。

使用我們熟悉的方法是最安全的選擇，卻可能導致疫苗產量減少許多。但另一方面，如果新方法出了錯，我們就得從頭開始，製造新的一批疫苗，進度也會因此倒退好幾個禮拜。這是一個艱難的決定，團隊的討論再次變得熱烈。我的團隊夥伴通常很小心謹慎，恰恰符合這份工作所需要的特質，而這個細心的團隊會盡一切可能，確保操作過程皆符合規定。我必須傾聽他們對風險的考量。但是我們同時也意識到獲得最多疫苗數量的重要性，這樣才能盡可能的擴大臨床試驗的規模。

在製造新型冠狀疫苗的整個過程裡，我們有許多次都採取雙向並行的做法，這一次也不例外，我們既選擇風險高、回報也高的未知道路，在此同時，我們也進行久經考驗的方法。這麼做顯然會使團隊的工作量加倍，但現在我們已經學到為了避免損失，不把雞蛋放在同一個籃子裡，並且永遠要有備案。我們決定拆成兩批，將七瓶澄清細胞裂解液中的兩瓶，用新方法純化，其他五瓶則使用傳統方法。隨後與道格拉斯的會議難得比預計的時間短——沒有爭吵，沒有人威脅要動手打人，每個人都很滿意。

在無塵室中進行純化過程的那幾天總是令人緊張。全部的疫苗先是裝在幾個培養瓶裡，接著裝到試管中，最後又裝到一個單一容器或袋子中，此時任何一點閃失都會前功盡棄。純化時需要穩定的手跟平靜的心，還好，我們的團隊兩者兼具。

3月27日，奧利維拉打開離心機，取出經由傳統方法純化的試管，並拍了照片做為紀錄。照片中可以看到，就在試管正中央，有一大團如雲絨般的疫苗。那天稍晚，她將照片傳給整個團隊，郵件標題寫著「請看這些小寶貝！」她說那看起來像是光環。我們的產量看起來很不錯，產品很完美。有人半開玩笑的回信：「這就是拯救世界的絨毛手環。」第一批產品能安全的進行到這個階段，真是令人鬆了好大一口氣，整個團隊都興奮異常——我們成功的從容器裡將麵包

取出。我想，就是在這一刻，我們相信我們會實現目標。

　　我們匯集了所有試管中的內容物，去除所有殘留的鹽類，完成純化的最後步驟，然後將第一批疫苗裝入無菌袋中，再放進冷凍庫裡，等待進行下一步，也就是將疫苗充填入小瓶中。這批疫苗總量不到 500 毫升，比一品脫牛奶還少。

　　然後，我們回頭使用新方法處理第二批。一開始，每件事看起來都很順利。我們顯然有很好的產量，純化的第一個步驟也按照預期進行。可是，4 月 8 日我打開奧利維拉傳來的電子郵件時大吃一驚。最後步驟的原料顯得十分古怪，原本應該要是完全透明的溶液變得十分混濁。我們知道這是不太好的跡象。幾分鐘後，我跟奧利維拉通上電話，實驗室的氣氛十分低迷。我們從沒見過這種狀況，沒有人知道該怎麼做。那天晚上時間已晚，我們決定先把所有東西安全的放入冷凍庫裡，讓每個人都回家好好睡上一覺，隔天一早再帶著清醒的頭腦來處理這件事。

　　第二天早上，我們蒐集了所有原料，並進行一些試驗。在最後的產品中只能檢測到很少量的疫苗。那一天接下來的時間裡，我們都在企圖想出辦法，從既有的產品中拯救出些什麼。到了晚上，很明顯的，我們無計可施。我們最多只能猜測出在最後階段，病毒顆粒可能全聚集在意想不到的地方，然後不小心被丟棄了。

我想，我無法形容整個團隊的感覺有多麼難受。他們很清楚這件事非常重要，他們覺得自己必須扛起失敗的責任。那天晚上，我給大家做了信心喊話，我告訴團隊，他們已經達成不可能的任務，在破紀錄的時間裡做出第一批產品。要求他們連做兩件不可能的事，實在太超過了些。但他們確實做了嘗試，這就已經足夠。

　　我還提醒他們，正是因為他們在一開始有縝密的思考，所以我們才會分成兩批進行純化，而且我們仍然擁有第一批純化過程的優異成果。想像一下，要是我們一開始就把全部原料投入新方法中，會造成多大的災難。沒錯，這次嘗試我們沒有成功，並且我們確實損失了一些原料。但是我們並非一無所有。他們應該對自己的巨大成就感到驕傲，而不是垂頭喪氣。我們必須振作起來，繼續向前。

• 步驟四：充填入瓶

　　由於疫苗是要注射到人們的手臂裡，最終的疫苗產品當然必須完全無菌。無塵室區域分成不同等級，最高的 A 等級是完全無菌的環境，所以那裡的空氣或物體表面不能有細菌或其他微生物。顯然這是很難實現的。微生物無所不在，空氣中、土壤裡以及我們全身上下都有。但是我們需要在無菌環境中，將疫苗充填入瓶。

由於我們只生產很小的批量，最簡單、也最具成本效益的方法就是在 C 等級無塵室中的 A 等級隔離手套箱裡手動充填。隔離手套箱是密封裝置，有房間那麼寬，它會送入完全純淨的空氣以保持無菌，其中一邊是裝著兩副手套的玻璃窗，可以讓穿著全套防護裝備的操作員並排坐在箱外，在不用手直接觸摸的情況下，處理箱內的原料及器材。隔離手套箱兩端各有一個開口，這樣可以從一端的開口放入包裝好的滅菌原料及器材，再從另一端將充填好的無菌小瓶拿出來。

　　在臨床生物製造機構，充填是最需要技巧的工作，壓力很大，同時也很枯燥，重複性很高，需要手臂的精細操作，很容易感到疲累。儘管如此，生產團隊知道如何做好這項工作，並且可以穩定操作。

　　3 月 28 日，我們將第一批成功純化的產品存放到冷凍庫中。幾天之後，我接受一個廣播訪談，這次訪談將我們的工作介紹為「世界上獨一無二的故事」。我的腦海中閃過實驗室的畫面。有好多事要做，也有好多可能出錯的地方。好幾位團隊成員因為同住房子的室友出現症狀，必須自我隔離。其他人也不得不做許多防護。儘管學校還是開放讓關鍵工作者的孩子來上學（這個做法幫助甚大），但在復活節假期，我們有許多人還是要照顧孩子。參與世界上獨一無二的故事，讓人感到身負重擔。

　　4 月 2 日星期四是充填日。對臨床生物製造機構來說，

充填日總是個大日子，整個團隊都要參與。要做的事有許多，包括檢查、測試、監測、運銷及文件製作。我們從冷凍庫中拿出那一小袋疫苗，將它轉移到A等級的隔離手套箱，然後將其送入一系列具有細孔、可以去除任何細菌的過濾系統，最終獲得的無菌原料就可以開始進行充填。

過程其實並不緊張，但絕對需要專注及隨時保持注意力。要是在平常時候，充填工作經常相當歡樂，但是今天卻聽不見任何交談聲。在一片靜寂的無塵室裡，今天的充填操作員巴利亞努（Ioana Baleanu）坐在玻璃窗前，低頭使用微型分配器系統（microdispenser system，一種非常精確的微型注射器），小心翼翼的將大約0.5毫升（一茶匙的十分之一）疫苗注入每一個小型無菌玻璃瓶中。接著，她將仍在隔離箱裡的玻璃瓶傳給今天的壓接（crimping）操作員博林，博林仔細的為小瓶裝上無菌橡膠塞及金屬壓接環，將瓶子封裝起來，並且把小瓶放到架子上。

當架子裝滿小瓶，就會從隔離箱另一端的開口把架子拿出來。每個小瓶都要檢查是否有缺陷，然後再為小瓶做紀錄及標示。在這整個過程中，都會持續採樣，確認隔離箱裡的環境一直是在無菌狀態下。

一般來說，在充填日這個漫長忙碌的日子裡，我們會為大家點外送的豐盛午餐，因為成員們不方便外出覓食。但這一次情況有點不同。桌上沒有三明治拼盤，每一份食物都

個別包裝，我們也因為要保持社交距離，各自在桌前吃飯。這種情形只是讓我們更加清楚現況有多奇怪，以及我們正在做的事情當中所蘊含的希望。在這一天結束時，團隊一共充填、記錄及標示了五百瓶疫苗。

在這段漫長的日子裡，我們頭一回感到可以大口呼吸。我們知道，如果整個過程是在爬一座高山，眼前只是到了基地營——我聽說，即使到了聖母峰基地營，呼吸還是相當困難。

• 步驟五：標示藥瓶，製作文件，檢驗和認證

步驟五是一項穩定的幕後作業，要檢查其他人的工作，並確保都有符合嚴格的標準。

標示聽起來可能像是簡單的工作，但是標示牽涉到非常詳盡的規定，包括許多證明文件的製作，以確保進入臨床試驗的產品經過妥善標示。負責標示工作的帕拉丘（Helena Parracho）從臨床生物製造機構各個團隊召募志工，幫助她蒐集、檢查並準備好每一樣需要的東西。標示階段萬一出錯，可能會導致志願接種者施打錯誤的藥劑或是錯誤的劑量，茲事體大。

為了獲得藥物與保健產品管理局的批准，一定要準備好製造過程的證明文件，不然將無法在英國進行任何臨床試

驗。我們需要提交一份描述製造過程及完整試驗計畫的文件檔案。製造過程的每一個階段都受到法規的約束，我們會對每一件事提出詳細的計畫書，以確保我們有遵守法規。

譬如，我們用了十九頁文件來描述在進入無塵室之前，穿戴防護裝備的過程。此外，還有五份文件，一共六十頁，描述暱稱為兔子裝的防塵衣、頭套等的供應。在無塵室裡工作的每個人都必須按照程序接受訓練，而且每六個月要再重複受訓。每個人身上都會有細菌，很不幸的，有些人很容易散播細菌，儘管錯不在他們，但這些人就不能在無塵室裡工作。

再舉一個例子，將疫苗充填入小瓶中的工作，只能由受過訓練的人來做。這些人會在三種不同條件下，依照我們預期要充填的數量，用無菌培養液（而非疫苗）來執行充填程序。然後這些充填培養液的小瓶會放入培養箱裡，監看是否會長出細菌。如果長出細菌，便表示操作員未能維持無菌操作，他們必須接受更多訓練之後，再度接受考試。通過考試後，每六個月還要再考一次。

我們有詳細的程序以確保每一件事都經過妥當的規劃（品質保證），然後，還有很多測試來確保每一件事都按照預期程序進行（品質管制）。這一切都要保存在紀錄中。如果沒寫下來，就等於沒有發生。

一旦產品裝入瓶中，它還要經過一系列嚴格的檢驗，以

確保它完全無菌、未受汙染，並且具有適當的使用品質。在這三件事都做到之後，我們就能進行最後的認可步驟，認可這批次產品適合用於特定的臨床試驗。

檢驗既不迷人，也不令人興奮，但它顯然是製造過程的關鍵環節。它也是這個故事非常重要的部分，因為我們努力節省了許多檢驗時間。從今年年初開始，我們就很清楚，在整個過程中所能節省的每一天，都會挽救更多生命。我們一直想方設法在不影響安全的情況下，把事情更早一天或兩天完成。最後，我們竟能省下大約兩個月的檢驗時間。

我們必須將一些藥瓶送到專業公司接受檢驗，過去這些外部檢驗需要三個月或更長的時間。這一次，我們在開始製造之前就跟藥物與保健產品管理局密集討論，如何能在不影響產品安全的情況下，加速檢驗過程。我們設計一個快速檢驗程序，雖然費用更高，卻也更加快速。

一等疫苗做好，我們就開始啟動快速檢驗程序。我們還立刻著手準備藥物與保健產品管理局需要的所有證明文件，以及標示藥瓶，這也是在「冒著風險」。正常狀況下，我們需要等通知之後才做這兩件事，因為要是檢驗沒有通過，就沒有必要浪費時間準備文件跟標示原料。檢驗若是沒過，我們就只能刪除檔案，扔掉已標示的藥瓶。但是這一回，我們需要在確認檢驗通過、獲得核准時，就有藥瓶可供使用。

在好多個晚上跟週末的加班處理，還有來自合作的檢驗

廠商及專業快遞公司（我們用乾冰冷凍運送疫苗，我們最大的恐懼就是快遞耽誤時間，乾冰用完，導致疫苗解凍，並因此過不了檢驗）的大量支持之下，我們設法將檢驗時間從三個月減少到只有兩個多禮拜。

我們在 4 月 21 日獲知最後的檢驗結果，隔天品管人員塔蘭特（Richard Tarrant）認可這一批次產品可供使用。整個團隊都見證他簽署最後一份文件的那一刻，這代表疫苗已經準備就緒，可以「運送」到診所。事實上，診所就在馬路對面。第二天，第一次疫苗接種開始進行。

我們在六十五天內，完成從 DNA 構築體（DNA construct）[6] 到進行臨床試驗的過程。在 2 月分這一切開始進行時，沒有人想得到我們竟然能有這樣的成就。我們全都累壞了。我們在維持社交距離的情況下吃了蛋糕之後，就各自回家，試著好好睡上一覺。

在這一刻，疫苗是否有效猶在未定之天，即使如此，我想我們都感覺自己已經做到一件了不起的大事。

第 6 章

擴大生產規模

格林

2020年2月1日–2020年6月30日

確診數：12,038–1,046萬

確診死亡數：259–508,179

4 月 30 日星期四是個奇怪的一天。那天接骨木花開了。我之所以知道花開了，是因為那時我正在跟我的朋友莎莉交換情報，討論用接骨木花做出自製氣泡水的最佳生物製造過程。

　　此外，白天也愈來愈長了。我之所以知道日照時間愈來愈長，是因為我在早上七點十分收到波拉德的電子郵件時，天光已經照進廚房。

　　春天來了，可是我們卻感覺已經封城許久，同時，確診人數還在持續攀升，每件事都糟透了，疫情的發展還是看不到盡頭。我讀了波拉德的信：

> 牛津大學今天宣布已和總部位於英國的全球生物製藥公司阿斯特捷利康就接下來的發展達成協議，該公司會將牛津大學目前正在進行臨床試驗的新冠肺炎疫苗做大規模生產及密集配銷。這是一個重要的發展，如果臨床試驗證實疫苗安全有效，這將會為全球疫苗分配的公平性提供關鍵的基礎建設。臨床試驗才剛剛展開，一切進行順利。

　　過去一個月以來，進行疫苗開發計畫的所有工作人員都愈來愈清楚，這項計畫的變化十分迅速，在大學裡工作的我們已經不再能獨力處理。我的團隊從 1 月開始就竭盡所能、

全力以赴，親自動手精心製作出臨床試驗所需的前幾百瓶疫苗。雖然在創紀錄的時間內做出第一批疫苗是很大的成就，但是，一旦疫苗有效，我們所需要的疫苗數量會遠遠超乎想像。

● 巨人加入

疫苗的產量要如何才能從幾百瓶，提升到幾百萬瓶、甚至是數十億瓶呢？這等於要在很短的時間內達成巨幅的成長規模。我的同事道格拉斯一直在發展擴大規模的生產方法，我們有自信能夠生產出幾百萬劑疫苗。可是，實際進行生產及配銷到全世界的後勤工作，卻令人望之生畏。

我知道校方正跟至少一家大型製藥公司進行交涉，我也知道有人在討論疫苗與生產創新中心（Vaccines Manufacturing and Innovation Centre）是否能承擔這個角色。疫苗與生產創新中心是還在成立中的組織，等正式開始運作之後，會是疫苗開發與製造的卓越中心（centre of excellence），協助英國預備國家級的疫苗應變能力。

疫苗與生產創新中心沒打算接下生產配銷工作──結果證明這個決定很明智。我認為我們沒有人意識到這會是多麼龐大的任務，就後見之明來看，若是沒有大型製藥公司的參與，我們根本做不來。

不過，我是從波拉德的這封信，才第一次知道交涉對象是阿斯特捷利康，這真是出乎意料之外。我知道他們在抗癌藥物上享有盛譽，他們在製藥界的名氣顯然也很響亮，可是他們對於疫苗生產卻沒有什麼特別足以著稱的名聲。

我們覺得有點失落：一直以來，團隊裡的每一個人將所有時間都投入到這個計畫裡，醒著及睡著的每一刻都完全被這個計畫占據，但是這項會直接影響到我們工作生活的決定，卻是由大學校方的最高層拍板定案，完全沒有徵詢過我們這些真的懂得如何製造疫苗的人。

我們也感到些許不安，要跟製藥界巨人攜手合作，意味他們會用我們的努力成果來賺取大量利潤。我們很實際的認為，大藥廠必定有獲利動機才會參與，可是我們也希望最終疫苗若是會為其他人帶來大筆鈔票，至少大學校方要能對它的投資看到一點回報。

波拉德後來發布的新聞稿表明，在全球大流行期間，合作雙方同意要在非營利的基礎上運作，之後支付給大學的權利金會再投資到大流行病的防範工作上。這個訊息令人感到欣慰，因為我們整個團隊的本意，就是想以低成本將疫苗提供給世界上買不起昂貴疫苗的地區，這是我們強烈的期待。而在此時，我們也感到我們與這項計畫的關係起了微妙的轉變。

到了這個時候，我們全都累了。4月的日子很不好過，

要處理臨床試驗的啟動，在臨床生物製造機構生產第一批疫苗，與位於義大利的艾德范特公司聯絡（我們已經跟他們簽約，為我們製造用於臨床試驗的第二批疫苗），跟監管機關溝通，還要進行擴大規模的計畫。我們也發生跟國民保健署及療養院同樣的困擾，在取得個人防護裝備上出現困難，到了 5 月初，有許多團隊成員生病或居家隔離，我得待在實驗室裡，而且什麼事都要做。

我們已經做到人仰馬翻，還無法休息，所以阿斯特捷利康剛開始加入時，他們像是額外的麻煩，而不是解方。

現在回過頭去看，我知道這個說法聽起來很負面，也很過分。沒有他們，我們就無法有後續的發展，況且，我們現在處得很好。但是在那時候，我們已經每天工作十八個小時，面對新來的團隊成員那麼多的要求，我們很難高興得起來，尤其是新來的團隊成員感覺起來像我們實際上的新老闆（有一段時間，我把 WhatsApp 的個人簡介改成「為人賣命」）。

阿斯特捷利康想要立刻上手，他們很快就密集的要求開會、提供證明文件及樣本。剛開始，我們都是透過電腦進行遠距會議，感覺有些隨意。阿斯特捷利康是個龐大的組織，在英國及美國的團隊各自都扮演不同專業的角色，相形之下，我們的團隊卻是每個人都會參與每件事，並瞭解一切。同時，他們絲毫沒有製造病毒載體的經驗，所以對生產病毒

載體的技術及這些產品的品質檢驗，他們都是完全陌生的新手。

我們必須反覆不斷的向阿斯特捷利康略有不同的各種成員組合說明一切，讓我們感到挫折。同樣的，他們習慣處理大型全球計畫，所以他們也總是不明白，我們真的對處理大規模生產、臨床試驗或運銷的後勤工作毫無頭緒。

本質上，我們是一間家庭式經營的披薩店，從跟診所確認他們每天需要多少劑疫苗到貼標籤跟安排快遞，什麼事都自己來，他們則是披薩快遞連鎖餐廳，透過電腦軟體、巨大的系統及外包資源來經營全球業務。他們還使用很多我們聽不懂的縮寫，導致我們必須請他們解釋，有時候這會讓我們覺得自己很蠢。他們一定認為我們沒見過世面。所以，在合作的第一個月，雙方的學習曲線都相當陡峭。

不過，從一開始就可以明顯看出阿斯特捷利康的思考格局很大，遠遠大於我當時的想像，而且聽到他們的雄心壯志，讓我們每一個人都深受鼓舞。我記得可能是在 5 月時一場很早期的會議，阿斯特捷利康有人充滿自信說出「數十億劑疫苗」，那對我們真是很大的衝擊，畢竟對我們來說，親手做出五百劑疫苗就已經是不得了的事。他們不打算等臨床試驗的結果出來再進行全面投資，而是要馬上投入一切資源。

阿斯特捷利康還立刻把計畫推往一個截然不同的方

向，結果證明這是個關鍵的轉向，對世界各地的疫苗接種者造成巨大的影響。當我們在臨床生物製造機構為臨床試驗生產小批次的 ChAdOx1 產品時，我們總是將最終產品儲存在攝氏零下八十度的冷凍庫裡。在研究實驗室及臨床試驗機構，超低溫的冷凍裝置是必備的常規設施，產品儲存在這樣的條件下，意味這些數量有限的寶貴試驗原料具有很長的儲存壽命（有些情況會超過五年）。然而，確實也有許多數據證明，很多我們手上現有的腺病毒疫苗原料在正常的冰箱溫度，也就是攝氏二到八度下，可以穩定的存放至少一年。

阿斯特捷利康一看到這些數據，很快就明白這些數據的重要性。他們立刻開始針對首個 ChAdOx1 nCoV-19 大規模生產批次進行研究。研究結果顯示，我們的疫苗可以用冷藏的方式運輸及儲存，而不用冷凍。

這樣的研究結果對於疫苗的運銷及使用方便性，具有巨大的意義。因為針對小兒麻痺症、麻疹及其他兒童疾病的健全疫苗計畫遍及世界每一個角落，從工廠到很小的保健站，再到注入人們的手臂，這一路上都已經有了我們所需要的冰箱。所以，我們的疫苗將可納入已經通過考驗的現有供應鏈，運輸到四面八方，而無須擔心疫苗會在運送過程中解凍，或是最終目的地沒有可靠的冷藏設備——更別提我們原本使用的超低溫冷凍裝置。

不過，講這些話還太早……

• 濃度疑雲

在早春時節，當其他人與阿斯特捷利康進行初步接觸，繪製要製造出數十億劑疫苗的地圖時，我的日常工作還處於相當小的規模。我們的臨床試驗需要幾百劑疫苗，之後還需要幾千劑疫苗，但是臨床生物製造機構所製造出的原料即將告罄（我們運用 3 月底純化後冷凍的原料，最後製造出大約七百劑疫苗）。而當我們生產自己的疫苗，並且持續在團隊內部、以及與監管機關討論如何能加快速度的同時，我們也與艾德汎特的義大利同儕緊密合作，並且聚集一批製造商，一起想出如何超越我們或艾德汎特的能力，以擴大規模。

在最剛開始的原始計畫是，我們在臨床生物製造機構做好起始原料之後，將其運送到艾德汎特進行生產。然而在 3 月初，我們發現臨床生物製造機構的團隊能夠比艾德汎特更快完成生產，此時我們改變了計畫。我們會在臨床生物製造機構做出第一批疫苗，艾德汎特則按照他們的計畫，使用我們的起始原料，做出第二批疫苗。這兩批疫苗我們肯定都需要，畢竟臨床試驗的規模一直在擴大，幾乎每天都有更多人及地點加入。

因此，第一批 ChAdOx1 nCoV-19 起始原料有一半交給我的生產團隊，由我們生產第一批疫苗，另一半就運送到義

大利。那是 3 月 17 日的事。我們還在等待測試結果,不過冒著風險進行,好像成為了我們的常態。

　　在正常狀況下,像艾德汎特這樣的組織在收到起始原料之後,會先進行一次演練,試跑一次流程。不過,演練當然需要時間。2 月當我們還在製作起始原料時,我們就試圖說服艾德汎特放棄演練。起初,這讓他們感到很不自在,艾德汎特以品質著稱,他們不想冒險。但同時他們也明白事情已經火燒眉毛。最後他們還是願意嘗試以非常壓縮的時程交件,而我們也同意,如果他們沒有成功,我們還是會付款。

　　對我來說,跟艾德汎特的團隊一起工作是這個計畫最精采的部分之一。他們是一個小團隊,規模與臨床生物製造機構相當,而且也跟我們一樣擅長生產病毒載體。他們的老闆迪馬爾寇(Stefania Di Marco)學富五車。當時義大利的狀況也讓他們強烈渴望能出手幫忙。

　　疫情很早就在義大利流行起來。2 月下旬時,倫巴底大區的確診數已經快速上升,有十個城鎮封城。該區的學校停課,超市貨架被人們一掃而空,甲級足球聯賽也因此停賽。英國的死亡人數還是個位數的時候,義大利的確診死亡數就已經飆升到千人以上,讓義大利的醫生疲於奔命,他們透過社群媒體,試圖解釋當地發生的事情,並提出警告,其他地方很快也會淪陷。[1]而在 3 月初的時候,英國還沒有執行防疫限制措施,也沒有人穿戴個人防護裝備,但艾德汎特的團

隊卻只被允許在住處及工作之間移動，在視訊會議上，他們全都戴著口罩，並且很訝異我們居然沒人戴口罩。

在壓力這麼大的情況下，他們對這項計畫的支持跟達成目標的挑戰，皆是顯而易見的。看到義大利同僚的立場，感受到他們對這項計畫能夠成功的渴望，讓人覺得彼此都同在一艘船上。我們剛好有足夠的起始原料（第 5 章步驟一所做出來的酸麵種）可以分成兩份，一份給臨床生物製造機構，一份給艾德汎特。分完之後就沒有任何剩餘了，所以我們都各只有一次機會。

起始原料在 3 月 20 日抵達義大利。由於飛往義大利的航班已經受到影響，相當混亂，光是等待的時間就令人緊張萬分。一如往常，我們總是擔心乾冰會昇華。如果原料解凍，它就沒有用了，也會讓我們至少再花兩週時間回頭重做。我們一直透過包裹裡的追蹤器來監視溫度，幸好當它抵達時，還在安全的冷凍溫度下，著實讓人鬆了一口氣。

艾德汎特跟我們一樣，已經準備好要用來培養疫苗的生產細胞。在臨床生物製造機構，我們拿出兩瓶珍貴的 HEK293 細胞，將之擴增為十公升，最後做出了七百劑疫苗。艾德汎特的生產規模比較大，他們用更大的袋子擴增細胞，希望能有一百公升，這可以讓他們做出好幾千劑疫苗。4 月 13 日，他們使用我們的起始原料成功感染了生產細胞（混合材料並烘烤麵包，也就是步驟二）

步驟三是純化：把麵包從容器中拿出來。艾德汎特用來將純疫苗與不想要的細胞碎片分開來的方法，跟道格拉斯發展出來的方法很相似。艾德汎特使用這種方法來製造高品質產品的經驗非常豐富，他們做的純化非常成功（倒是我們不久前才在臨床生物製造機構用道格拉斯的方法純化，結果失敗）。

5月初，他們充填好三千瓶疫苗，可供我們使用在不斷擴大的臨床試驗上（步驟四）。對一個這麼小的團隊來說，真可謂成就非凡。

步驟五是標示藥瓶，製作文件，檢驗和認證。由於標示藥瓶是繁複的手工活，因此雙方決定一起分工。艾德汎特漏夜將一些藥瓶放在乾冰裡寄來給我們，當晚臨睡前所有人都祈求好運發生，因為一切又再度操在快遞手中。當時歐洲的來往交通受到嚴重干擾，絕大部分航班完全停飛。我想像在空蕩蕩的入境大廳裡，這些小藥瓶孤零零的在行李轉盤上轉來轉去，沒有人去提領（我當然知道它們其實安放在後面的貨運區，可是那時候的機場一定相當安靜冷清）。

當小藥瓶安全送抵臨床生物製造機構，我們團隊便逐一檢查每個小瓶，將密封時沒有妥善壓接、或是有任何缺陷的小瓶全都扔棄之後，就進行標示工作。英國即將展開第二／三期臨床試驗，馬上就需要艾德汎特生產的疫苗。不過，由於這些疫苗所使用的細胞株跟我們在臨床生物製造機構所

用的不同，純化方法也不一樣，我們必須在使用這些疫苗之前，先確立疫苗批次間是否一致。

　　對於各自的產品批次，艾德汎特和臨床生物製造機構所做的檢驗大致相同，都包括檢驗是否無菌、是否還有生產細胞的殘餘細胞物質，確認沒有任何已知的病毒等等，但是有一項檢驗我們的做法不同。艾德汎特用一種叫 qPCR 的方法來評估產品中的疫苗量，或者說疫苗濃度，但是在臨床生物製造機構，我們用的是分光光度法（spectrophotometry）。這兩種檢驗所使用的技術不同。qPCR 是一種分子基因檢測（molecular genetic test），測量每毫升的病毒 DNA 複本數。分光光度法是根據疫苗吸收多少紫外線來測定病毒的 DNA量（每一顆病毒顆粒都含有等量的 DNA，所以測量病毒的DNA，能讓我們知道有多少顆病毒顆粒）。

　　為了確定這兩種測量方法的結果相同，之前我們將一瓶我們生產的疫苗寄給艾德汎特，讓他們用他們的方法測試。他們回報的結果跟我們測量出來的濃度一樣，所以我們最初確信這兩種檢驗方法是可以互換的。但是，為了萬無一失，我們想反過來做。我們用分光光度法來檢查艾德汎特生產批次的濃度。

　　結果出乎意料，我們所測得的濃度跟義大利人的數值竟然不一樣。而且我們的檢驗發現，這個新批次的濃度比先前艾德汎特所以為的濃度還要高，數值差異大約是兩倍。我們

先前沒有遇過這樣的問題，畢竟我們通常不會在臨床試驗中使用來自兩個製造商的不同產品批次，要不是因為這次臨床試驗的規模比我們先前做過的任何試驗都還要大，情況也更加急迫，我們才破了例。

然而，我們並未特別擔心，畢竟病毒濃度不容易測量，而這些檢驗的誤差範圍可以達到 50%。我們也從之前的臨床試驗中得知，腺病毒載體疫苗在各種不同劑量下，都有很好的耐受性及效果，因此並不需要高精密度。

為了確認一切沒問題，我們寄了一些疫苗給詹納研究所的斯賓賽（Alexandra Spencer），她是資深的免疫學家，對詹納研究所開發出來的疫苗做了大量臨床前研究。斯賓賽使用兩批疫苗（分別來自臨床生物製造機構及艾德汎特公司）給兩組小鼠接種，然後監測牠們的免疫反應。兩週之後，她提供的數據顯示，兩個批次的疫苗都一如預期的引發良好的免疫反應，小鼠對這兩批疫苗的反應也沒有顯著差異。

這實在是好消息。兩批疫苗都能產生免疫反應，但我們還是沒有疫苗濃度的比較，這需要對每一批疫苗進行更大的多種劑量實驗。並且，我們也還無法解釋，為何艾德汎特那批疫苗的兩種檢驗結果會有差異。我們開了好多次會議針對這個主題進行討論，因為我們必須決定是否繼續為第二／三期試驗的志願者接種疫苗，如果要繼續進行，要怎麼進行。

根據臨床生物製造機構的分光光度法，第一階段的志願

者所接種的疫苗劑量是 500 億顆（5×10^{10}）病毒顆粒。[2] 對於第二／三期試驗的志願者即將接種的艾德汎特疫苗，我們決定採用相同的方法來判定劑量。我們知道使用這種做法，疫苗的劑量有良好的耐受性，也能引發免疫反應，兩種結果都很準確。

這種做法也是為了謹慎起見：萬一臨床生物製造機構的方法最後證明是錯的，qPCR 所測得的數值事實上才更加正確，那麼我們給志願者的劑量就會比預期來得低，這是安全的。然而，如果我們根據艾德汎特使用 qPCR 測得的數值來確定疫苗的劑量，後來卻證明他們的數值有誤，那麼我們給志願者接種的劑量就會是先前預期的兩倍，我們不會冒這個險。[3] 我們跟藥物與保健產品管理局確認這項做法，他們同意了。藥物與保健產品管理局的首要考量永遠是臨床試驗參與者的安全，這也是我們最關心的事。

因此，根據臨床生物製造機構的分光光度法，在 5 月底對第二／三期臨床試驗中第一批志願者所給予的初始劑量，是每一劑 500 億顆病毒顆粒。或者說，根據艾德汎特的 qPCR 方法，他們所接種的劑量大約是這個劑量的一半，也就是大約 220 億顆病毒顆粒。

招募臨床試驗志願者通常是一個很大的挑戰。我們在牛津大學進行的臨床試驗，有許多都是為了預防其他國家的流行性疾病，因此對於參與者並沒有明顯可見的直接好處。要

下很大的決心，才會為了世界另一端的社群利益，大老遠來診所接種實驗中的藥物。但是，新冠肺炎完全不同，它徹底改變了英國人的生活，學校停課，人們的生計受到威脅，還有許多人孤獨死去。

在我們宣布招募臨床試驗志願者的幾個小時內，就有成千上萬人申請。臨床試驗參與者的慷慨奉獻，讓我們這些參與其中的人都感受到他們的無私，他們得連續好幾個月到診所抽血檢驗，並且每週接受拭子測試。這強化了我對人類的信念，我相信人主要是良善、慷慨及無私的。若是沒有這些人，就不可能有疫苗，這一點永遠值得謹記在心。如果沒有這些人做好準備、願意接受臨床試驗，我們就不可能蒐集到關於疫苗的關鍵資料，也不可能像現在，能有數以百萬計的人接種疫苗。

不過，正因為臨床試驗志願者的招募非常順利，疫苗很快就用完了。艾德汎特第一批充填的疫苗已經運送到英國各地一共十八個臨床試驗站。為每一個試驗站包裝和運輸所需要的精確疫苗數量，是一個龐大的物流工作，況且這些試驗站還不斷要求更多、更多、更多的疫苗，明明再怎麼催也無濟於事。

好幾個禮拜以來，每天都有很多快遞業者在臨床生物製造機構外面排隊等候，我們的團隊為了確保每一瓶疫苗都經過妥善的標示、分配與清點，絕對是工作到不眠不休。然

而做臨床試驗的醫生好像覺得，我們明天就能輕而易舉的把十五瓶疫苗送到三百公里外的赫爾，這種情形有時候會讓我感到很沮喪，他們根本不瞭解我既沒有魔毯，也沒有憑空變出疫苗的能力。有些會議也讓人覺得壓力很大，導致我在某些會議上氣到口不擇言——不是對人，而是對事。

在 6 月初的某一天，此時已進入第二／三期臨床試驗大約一個禮拜，疫苗數量很明顯已經不足以滿足臨床試驗站的需要。有些臨床試驗站招募志願者的速度比預期快很多；有時候如果志願者沒有出現，疫苗就會浪費掉；以及，臨床試驗的醫生還在為試驗添加更多元素，想出更多檢驗項目，而且數量還在持續增加。即使艾德汎特當下已經充填、並標示好第二批共一千瓶的疫苗，但是有個問題：臨床試驗在英國進行，但疫苗還在義大利。一切只因往返這兩國之間的商業航班停飛。我們被困住了。

接下來我們做的事，可以完美的說明這種情況有多麼不尋常。我的營運經理埃爾穆罕納（Omar El-Muhanna）對於這種極端緊急的情況有豐富的工作經驗，他建議我們包機。這聽起來像是搖滾巨星做的事，只不過坐頭等艙的是疫苗，不是我們。結果，包租一架私人飛機要花上兩萬英鎊，遠遠超出一般小型學術臨床試驗的預算。但在這個時候，我們背後有全球製藥公司當靠山。

跟阿斯特捷利康的同儕開了那麼多會議，現在開始看到

好處了：我們獲得允許，確定可以包機。隔天飛機降落在倫敦，機上沒有乘客，只有一個大箱子，裡頭裝著乾冰跟第二天要運往英國各地的五百瓶寶貴疫苗。無論如何，臨床試驗必須繼續做下去。

• 謎底揭曉

用第一批艾德汎特的疫苗接種一個禮拜後，我們團隊監測來自試驗站的數據，很驚訝的發現，比起第一期注射臨床生物製造機構的疫苗所看到的狀況，接種新批次的志願者免疫反應較少、也較溫和（針頭注射處出現輕微痠痛，只發燒一天）。我們一直在思考，為什麼這兩個濃度檢驗會得出不同的結果。我們決定在牛津建立新的檢驗，試著辨別這兩批疫苗之間的差異。

我的另一份工作是在威康人類遺傳學中心，我經常在研究實驗室使用兩種技術來瞭解蛋白質在細胞中的功能。我認為我們可以使用這些技術來分析這兩批疫苗讓細胞產生棘蛋白的效果。（當然，疫苗在接種者體內本來就必須產生棘蛋白，這樣才能引發免疫反應。）我建立起一個系統，用這兩個疫苗批次分別感染不同瓶人體細胞，然後監測棘蛋白的產生數量。

當我們假設臨床生物製造機構以分光光度法的檢驗結

果正確，去比對兩個疫苗批次的數量時，艾德汎特的批次產生較少的棘蛋白數量。可是，當我們用艾德汎特的 qPCR 濃度校正及比對時，兩個疫苗批次所產生的棘蛋白數量非常接近。從這個數據、還有來自臨床試驗參與者對疫苗所產生的反應顯示，臨床生物製造機構的檢驗方法，可能不是測量艾德汎特疫苗批次的最合適方法。

我們做出的結論是，使用我們的純化法時，用分光光度法檢驗能得出準確的濃度。而不管是使用艾德汎特的純化法或我們的純化法，用 qPCR 檢驗也能得出準確的濃度。所以，當我們將我們的疫苗寄給艾德汎特時，兩種檢驗方式得出的結果是相同的。

問題似乎是出在我們的分光光度法跟艾德汎特的純化法配在一起時，會得到不準確的檢驗結果。我們一直持續向藥物與保健產品管理局通報我們的發現，現在我們再度向他們回報。他們的回覆是，已經接種我們現在認為是一半劑量的志願者可以繼續留在臨床試驗中，他們也同意接下來的計畫從現在開始，改為使用 qPCR 做為測量濃度的方法。

2020 年 11 月，我們之所以會得到 62%、70% 及 90% 等不同的疫苗效力結果，跟第一組志願者有關，試驗結果乃是取決於所分析的是哪一群志願者，第一組志願者接種到的劑量較低（因為我們一開始使用了分光光度法），因此造成試驗結果出乎意料、令人矚目又撲朔迷離。我們的數據似乎

顯示最初打半劑量、然後是全劑量，會比打兩次標準劑量的保護力更好。然而，最初打半劑量的人數很少，所以相較於其他結果，我們對此發現的準確性信心較低。

當時我們說我們希望能蒐集更多數據，並進行更進一步的分析來瞭解這個狀況。後來我們真的有做，但我們發現情況遠比表面上看起來的更複雜。

• 超前部署

做出上千瓶疫苗用於臨床試驗是一回事，但同時間做好準備，為將來事先部署也是主要的關注焦點。一旦疫苗證實安全有效，就必須提升產能，好生產出數百萬劑的疫苗。

通常，在第二期試驗完成之前，我們根本不會考慮放大規模或部署安排，這至少是三到四年的發展。可是這一次，我們早在 2 月就開始思考這件事了，而那時候我們甚至連一瓶疫苗都還沒做出來，更別提設計第一期試驗。原因有一部分出於道格拉斯。

打從武漢爆發疫情，道格拉斯就擔心這種疾病會比最初報告所暗示的情況更令人擔憂。2 月初，英國的確診數還屈指可數，他就很用力催促我們要認真看待這次疫情，還要我們考慮製造更多疫苗，一旦有需要，就可派上用場（他還說我們有必要設立緊急托兒所，以防學校停課，我們一致認為

這個想法太瘋狂，所以並未採行）。

　　道格拉斯率先主張：如果全體投入、資金到位，從疫苗設計到部署安排的流程就有可能在不到一年的時間裡完成。在那個時候，大咖們全都認為這至少要花兩年時間，可是道格拉斯不接受這樣的答案。事實證明他完全正確。

　　既然過去我們所使用的技術只用來製造幾千劑疫苗，那麼，要怎麼運用這樣的技術來有能力生產數百萬劑全新的疫苗？

　　道格拉斯想到了我們用來製造狂犬病疫苗的純化方法（亦即 3 月時我們在臨床生物製造機構未能成功的方法，但這個方法在艾德汎特進行順利），要求我們採用。狂犬病疫苗純化方法的巨大優勢是它本身就可以擴大規模，更勝於我們在 3 月成功執行的方法。

　　我們的方法包括離心分離、反覆冷凍和解凍、調出雞尾酒，都是手工操作、勞力密集的工作，需要數倍以上的熟練人員及離心機，才能擴大規模。但是用道格拉斯的方法，只需要更大的容器讓更多細胞製造更多疫苗，還有更大的管柱或過濾器可純化原料。最後就會得到更多、更多的產品。

　　在臨床生物製造機構，我們一次最多可以做出十公升培養物，由此我們可以製造數百劑疫苗。在艾德汎特，他們一次可以做出一百公升培養物，然後製造出好幾千劑疫苗。商業疫苗製造商使用的是一千公升的特製容器或是生物反應

器，每一次可以生產好幾百萬劑疫苗。

道格拉斯不只優化純化過程，過去幾年來，他還在自己的研究團隊中努力優化疫苗產量，想辦法讓每毫升培養物長出的細胞數及每個細胞產生的病毒顆粒數都達到最大值。喬（Carina Joe）是道格拉斯團隊中的博士後研究員，她發現改變培養基（讓細胞繁殖的營養培養液）後，可以將產量提高五倍（意思是可以從既定體積的培養物中得到超過五倍的疫苗）。

不過，到目前為止，他們只在牛津的研究實驗室裡以小規模測試過這個方法。若要證實這個方法在放大規模時也能奏效，就需要有生物反應器以及其他專用設備。最有可能找到這些設備的地方是工業化的生物加工廠，也就是抗生素或胰島素等藥物的生產之地。所以，我們需要幫助，以及更多經費。

2 月，吉爾伯特在充滿放射性的狀態下向英國研究與創新機構申請到了兩百萬英磅，這筆錢已經投入到疫苗生產和第一次臨床試驗中。但是，道格拉斯提議，他可以另外申請資金，引入產業合作夥伴，協助我們發展擴大規模的流程，這樣我們就可以為最後的生產做好準備。目標是盡快（在三個月內）證明我們的做法可以用來生產出幾百萬劑疫苗。這麼一來，我們能瞭解實際部署時要如何製造足夠的疫苗，一旦我們從臨床試驗獲得疫苗安全有效的證據，就能立足在理

想的位置上。在為商業生產尋找產業合作夥伴方面，我們也
會處於更有利的地位。

　　我們先前用來製造疫苗的技術，規模都不大，而對於尚
未證明具有大規模生產潛力的學術型疫苗，不管是阿斯特捷
利康或是任何其他公司，都不會有太大的興趣。

　　時機非常剛好，那個禮拜稍早，我剛好參加了英國生物
產業協會的會議。2 月中的時候，我搭火車前往倫敦，在通
風不佳的會議室裡，與一群人圍坐在一張桌旁，人與人之間
擁擠到會碰到彼此的手肘，那天除了吃自助午餐，也進行許
多交流及討論。在所有分組討論的時間裡，我一直在尋找哪
些人有興趣幫助我們展開新型冠狀病毒的大型研究計畫。會
議結束之後，我到我姊姊在設計博物館（Design Museum）所
策劃的活動上跟她碰面，接下來我們到肯辛頓大街吃晚飯、
喝調酒，慶祝我的生日。這是一趟完全正常的倫敦之旅——
當然，這時候的我並未意識到要再過很久之後，我才有可能
再進行類似的活動。

　　雖然這類會議有時候看起來只是吃吃喝喝，徒勞無
益。但沒想到多年來我參加會議，在受潮軟掉的鹹派和沒有
完全解凍的起司蛋糕中所建立起來的人脈，原來非常重要。
我指的是在接下來幾週裡，當我向這些人提出前所未有的急
迫需求時，我們彼此之間有著極大的信任。

　　因此，當我請生物產業協會的英葛蘭（Netty England）為

我們宣傳，解釋我們已經在做的事、我們對自己技術的信心，還有我們需要產業界的協助，人們的回應溫暖得令人不敢置信。我們立刻收到來自英國各地所提出的支持、設備貸款及專業知識分享。這使得道格拉斯很快就籌到所需的資金，疫苗生產與創新中心（Vaccines Manufacturing and Innovation Centre，VMIC）提供四十萬英鎊，資助位於朴次茅斯的頗爾機構（Pall facility），用道格拉斯設計出的流程，達到五十公升及兩百公升的生產規模。[4]（可惜的是，疫苗生產與創新中心自己在迪德科特鎮郊的工廠還在興建中）

3月的最後一星期，在朴次茅斯開始五十公升規模的第一次試運轉，沒隔多久，兩百公升規模也開始了。在這時候，我們生產的並不是可以用在臨床試驗的疫苗。要生產臨床試驗等級的疫苗，需要有嚴格管制、符合 GMP 的設施。我們只是試行運作，測試方法，證明在這樣的規模下，這些方法可以行得通，並且對產量多寡有個概念。到了 4 月中，當我們忙著對臨床生物製造機構首度製造出來的七百瓶疫苗進行品質檢驗時，頗爾機構成功生產出五十公升及兩百公升規模的研究級疫苗，證明他們有出色的產量。[5] 我們走出了規模生產的路，我們的流程是有效的。

這是一個重要的時刻。在此之前，我們的想法停留在理論層次。我們還不知道這個想法是否可行，所以才要進行臨床試驗，確認疫苗安全有效。但即使疫苗確實安全有效，我

們的疫苗仍然只是個理論，僅僅是有意思的研究，除非我們能找到大規模生產的方法，否則對真實世界沒有影響。疫苗若要能拯救人命，關鍵不只在於疫苗效力的數字，也在於疫苗的產量、取得疫苗的便利性，當然，也要看有多少人願意接種疫苗。這個時刻之所以重要，是因為我們知道疫苗將得以大規模生產，只要再加上疫苗有效，就能夠拯救人命。

道格拉斯成功證明他的流程可行之後，回頭向政府要求更多資金。他與頗爾機構一起改善、調整先前發展出來的流程，證實可以大規模生產。現在，他需要更多經費，跟GMP 驗證的大規模廠商簽約，這麼一來，這些廠商才有可能停下 2020 年原本的計畫，轉而生產我們的疫苗。

簽合約一事變得愈來愈急迫。道格拉斯先前在安排大規模生產時，幾乎是透過許多君子協議，但是到頭來，這些伸出援手的廠商仍是商業公司，他們需要付出成本及薪水——善意總有用完的一天，而且他們需要一份真正的合約。

道格拉斯跟可能的出資者談了好幾個禮拜，緊張、密集，但是沒有結果。然後突然間，天降奇兵，新成立的英國疫苗任務小組出現了。疫苗任務小組結合了技術專長、又直通政府決策高層，驀地之間就讓 2 月時還被說成是瘋狂的提議轉眼成真。道格拉斯得到可以打造一個生產聯盟的資金，不只能生產大量疫苗，還能夠進行檢驗、儲存、運輸，並且充填入瓶（這需要高度專業的工廠）。這些都並非彈指之

事。有些製造商需要添購新設備、或者重新改裝既有設備，有些製造商則需要培訓人員，並且，因為現在還在疫情期間，每一件事都變得比往常更加困難。

在這過程中，牛津生物醫學公司（Oxford BioMedica）扮演了關鍵的新角色。原來，就在離我們不遠處的轉角，他們有一個全新的生產基地，而且目前還空著，這真是一個意外的驚喜。道格拉斯向疫苗任務小組提議，可以用政府的資金買下所有大規模生產疫苗的設備，讓牛津生物醫學公司保障英國本地的疫苗供應。[6] 於是，道格拉斯的經費就用來建立一套完整的流程，提供疫苗給英國，他們打算在冬天前讓生產線開始運轉。[7]

到了 4 月中，我們的疫苗要進行大規模生產的每一件事都就位了：生產指令（食譜）、起始原料、生產細胞、資金以及合作廠商。道格拉斯及希爾還讓印度血清研究所加入。印度血清研究所是世界上最大的疫苗製造商，他們的參與會讓疫苗的生產量不止足以供應英國，還能夠供應給全世界，並且不考慮一個國家的付款能力。

然後，與阿斯特捷利康的交易案在 4 月 30 日宣布，事情真的起飛了。以阿斯特捷利康跟大型製造工廠的既有關係，還有足以履行合約的融資能力，阿斯特捷利康能夠啟動的全球生產計畫，規模遠遠超過一個由英國大學單位主導的專案計畫。

歐盟在三個月之後才完成他們的合約，並且開始轉移生產程序。這樣的差異，以及最可惡的莫過於 2021 年初疫苗獲得許可後，英國與歐盟在疫苗供應量上的不同，在歐洲大陸造成不安，引發對疫苗出口管制的呼籲。其實英國早在阿斯特捷利康加入之前就開始生產，而且在這段時間內解決了不可避免的缺失及磨合問題。[8]

　　6 月 5 日，阿斯特捷利康同意供應接近三億劑疫苗給嚴重特殊傳染性肺炎疫苗實施計畫（Covax），這是由世界衛生組織、流行病預防創新聯盟、疫苗免疫聯盟（Gavi）帶頭發起的全球合作成果，旨在協助確保對中低收入國家的疫苗供給。

　　藉由這個大規模製造商的網絡，我們整個夏天能夠為不斷擴張的臨床試驗提供所需的疫苗，現在臨床試驗還繼續發展到全球各地，包括巴西及南非。

　　到了 10 月底，阿斯特捷利康已經跟全球超過二十個供應夥伴簽訂製造與供應協議，其中包括位於印度的印度血清研究所，以及南韓的 SK 生物科技公司，目標是要能提供三十億劑我們的疫苗——現在已經正式從好聽易記的 ChAdOx1 nCoV-19，改名為同樣好聽易記的 AZD1222。其中有數百萬劑疫苗是由不遠處的牛津生物醫學公司製造。

　　英國下了一億劑訂單，美國則是三億劑。阿斯特捷利康及牛津大學承諾在全球大流行期間，要以非營利方式提供疫

苗，對於中低收入國家則是提供永久無利潤的疫苗，因為這支疫苗是為全世界而做。

從 3 月到 10 月，生產工作已由我們位於牛津的小團隊轉移到全球網絡。我們已經從臨床生物製造機構手工生產的第一批七百劑疫苗，到義大利艾德汎特首批製作的三千瓶疫苗，再到全球各地數百萬劑的疫苗。

能以這樣的速度擴大生產規模，是前所未有的成就。我們知道我們手上有一種疫苗，可以用低廉的價格大量生產，並且能夠以冷藏方式儲存。我們超前部署，大量製造出這種疫苗。但即使是到了 10 月，在投入所有的金錢與努力之後，我們還是無法確切的說這支疫苗是否真的有效。

第 7 章

小心謹慎，迅速行事

吉爾伯特

2020年1月1日–12月30日

確診數：0–8,283萬

確診死亡數：0–181萬

新冠肺炎疫情爆發的二十年前，我經歷了一次短暫失憶，那時我的孩子十五個月大。當時我獨自開車，即將來到道路的分岔點，我必須決定要開左車道、還是右車道。我發現，我不知道該選擇哪條車道，因為我不知道我要去哪裡。我也不知道自己身在何處、為何要開車，我甚至不知道我是誰。我有掌控車輛的能力，身處安靜的郊區，車子沒有超速，但是我還是放慢車速，給自己一點時間，想清楚到底發生了什麼事。

　　我告訴自己不要驚慌，努力想一下那天的日期。這似乎不是什麼高難度的問題，不像是自問我是誰，或是其他更有挑戰性的問題。不過，我什麼也想不起來。然後突然間，所有的事都回到我的腦海裡。那天是星期六早上，我正在前往實驗室的路上。那條路我走過了不下數千次。

　　我有點被那個經驗嚇到，覺得這是個徵兆，它告訴我，我可能需要減少壓力並多睡一點覺。不過，這個想法說起來容易，做起來很難。生完三胞胎之後，我請了十八週的產假，我的三胞胎在醫院度過其中八週。

　　產假結束後，我開始全職上班，我的伴侶羅伯負責在家照顧孩子。身為科學研究工作者，我的受雇狀態是由一連串的短期合約串起來的，這些合約通常為期三年。沒有做出成果代表我將無法找到更多資金，然後就會失業。我沒有悠哉的本錢。

回去上班的第一天，主管安排在下午四點開兩小時的會（這代表我會錯過孩子洗澡的時間），他想要讓我們正在研發的疫苗展開臨床試驗。那是我們的團隊第一次進行臨床試驗，雖然我完全沒有相關經驗，但我要負責取得所有必要的核准。我唯一能倚靠的重要事實是：我們會和一家有臨床試驗經驗的生技公司合作。我只記得那家公司的聯絡人姓名，那一年的其他部分對我來說是一片模糊。

身為三胞胎的母親又從事全職工作，這樣的經驗非常有利於我克服在 2020 年遇到的挑戰。我在一夕之間突然要開始負擔一家五口的生計，每天晚上只有幾個小時的睡眠時間，確實帶來很大的壓力。

• 大眾最好奇的問題

經常有人問我，我怎麼面對 2020 年的壓力，說實話，我幾乎沒想過這個問題。

儘管我每天必須面對許多不同的問題，但我先前大多都曾處理過，只是現在問題變得更多，解決的時間卻變得更少。不過，這次我和一個大型團隊共事，他們是來自不同領域的專家，能力強、工作勤奮、全心投入、竭盡全力，而且全都準備好要去做所有該做的事。還有一些資格條件非常好的人，輪流幫樣本試管貼條碼標籤。

對我來說，比較困難的部分是，不能按照順序處理流程中的不同階段，而是要同時處理。

　　從 2 月開始，我連週末也在工作，因為那是我唯一不會一再被打擾的時段。我在清早起床，思考我必須完成的事情，或是需要提出或回覆的問題。然後我會接著思考第二、第三件事，在不知不覺中走下樓，來到電腦前，把我想到的細節趕快記下來，以免忘記。

　　我從來不設鬧鐘，也不曾強迫自己起床，我習慣在早上四點開始工作已經有一段時間了。那不是我第一次面臨睡眠時間太少的狀況，也不是我第一次必須捨棄生活中所有非必要的事物。反正，隨著各個地區相繼進入封城，我除了工作也沒有其他的事情可做。

　　3、4 月的時候，我醒來時經常會擔心，整個計畫會不會因為我們忽略某一件重要的事而出差錯。我們的團隊成員自然而然的不斷增長。一開始只有我們幾個人，還有我們邀請加入的少數人。接下來，志工加入了，一些原本的研究工作因疫情被迫暫停的人也加入了。我們在 1 月的時候只有一小撮，到了 7 月時，總數已經增長到三百人，這還不包括在艾德汎特、阿斯特捷利康、巴西和南非，以及藥物與保健產品管理局跟我們共事的人。這些群體以前不曾共事過，使得我開始擔心可能會發生一些沒人想過的事情，然後把我們絆倒。

不過，除了我以外，還有其他人也在時時刻刻前思後想、努力預料可能發生的問題、搜尋我們可能疏漏的細節。事實證明，我們每件事都照顧到了。

　　2020 年下半，每當遇到稍微可以鬆懈的時刻，我的疲倦感就會因為腎上腺素下降而來襲。8 月的時候，我有一天吃晚餐時差點在餐桌上睡著，當晚我連續睡了十二個小時。羅伯擔心我是因為感染新型冠狀病毒才如此疲倦（我沒有感染病毒）。這個情況在 12 月中又發生一次，當時疫苗效力的結果剛發布，但我們還在等待藥物與保健產品管理局公布疫苗的緊急使用許可。那個晚上我完全睡死了。

　　問我如何處理壓力的人很多，但更多人問我：我們怎麼能把十年的流程壓縮到一年來完成，卻不走任何捷徑？

　　我們之所以能用破紀錄的速度開發出疫苗，是因為團隊的每位成員拿出了前所未有的拚勁來工作，不過，這當然不是全部的原因。

　　我們的快速進展讓一些人鬆了一口氣，但許多人對於如此快的進展卻感到擔憂，並產生不信任感。有人擔心，我們的速度如此之快，一定是因為我們「趕進度」，一定是我們不再謹慎，或是忽略流程中某些重要的環節。本書從頭到尾都是在回答這個問題，不過，我想在這一章盡量用最清楚的方式來概略說明。

• 過去的努力化為墊腳石

在過去，疫苗開發要花很長、很長的時間，這是事實。在 2020 年之前，新疫苗從概念發想到大規模施打，一般至少要花十年。許多疫苗花的時間更長。詹納研究所的瘧疾疫苗計畫進行了二十五年，但人類對於瘧疾疫苗的研究至少持續了一百多年，而且到目前為止的成果還很有限。從實驗室到實際施打的紀錄保持者是腮腺炎疫苗，美國的希勒曼（Maurice Hilleman）在 1960 年代用了四年時間就開發出來。[1]

不過，我們習以為常的漫長時程，並不是因為開發疫苗需要辛勤不懈花上十、十五或三十年來完成實驗室研發、臨床試驗與數據分析等工作。在 2020 年以前，所有的疫苗開發計畫所花的時間，大多數是用來等待。而在 2020 年，有三個關鍵因素使我們能夠排除等待的時間，把十年壓縮成一年：第一，我們已經預先做好了一部分的工作；第二，資金發放的方式改變了；第三，本來按照順序做的事，改成同時進行。

就某些方面而言，聲稱我們在一年內把疫苗開發出來的說法是一種誤導。我們在 2020 年之所以能用如此快的速度推動進展，有很大部分是因為我們在幾年前所完成的事，包括我們在其他疫苗的研發工作，以及為疾病 X 所做的計畫。

只可惜，我們所做的準備其實還可以更好。例如，我

們無法投入夠多的努力,加速從 DNA 序列到做出疫苗的前期研發流程(包括我新開發用來製造起始原料的「快速方法」,以及道格拉斯新開發的純化方法),以致我們無法充分且完整的制定出最佳路徑;我們的計畫還不夠完善。

不過,我們也並非從零開始。我們有多年的豐富經驗和龐大的研究體系做為後盾。因此,我們很清楚要往哪裡去,以及最好走哪條途徑。

最重要的是,我們不需要設計、製造和測試一種全新的疫苗,因為我們擁有一種通過考驗的平台技術。這個平台技術是我們努力多年的成果,我們從 2012 年的流感疫苗就開始使用,也拿它開發過對抗 MERS(另一種冠狀病毒)的疫苗。

這代表我們在知道病原體的基因組之前,就已經知道疫苗要如何設計(把新型冠狀病毒棘蛋白的基因碼插入 ChAdOx1)。只要我們得到基因組的資料,就能在四十八小時內設計出正確的 DNA 序列,並在四個月內做出有品質保證而且能用在臨床試驗的第一批疫苗。由於我們對先前的腺病毒載體疫苗進行過許多安全性試驗,受試對象涵蓋 1 歲到 90 歲,所以我們擁有大量的資料,知道安全劑量的範圍,以及多少劑量能激發最佳免疫反應。

我們在過去參與的所有國際會議也發揮了作用。我們擁有一群可以信賴的共事者,組成了遍布全世界的巨大網絡。

當我們想在巴西或南非進行臨床試驗時，波拉德並不是隨隨便便就出現在里約或約翰尼斯堡的醫院，而是因為我們擁有當地的人脈，我們認識所有的人，我們也知道他已經擁有必要的基礎設備和經驗，有能力執行高品質的臨床試驗。

在希勒曼所處的 1960 年代，平台技術的「隨插即用」方法還沒開發出來。（「隨插即用」方法已證實安全有效，可以迅速調整應用在新的疾病上。）而希勒曼從女兒的喉嚨取得病毒，利用雞蛋加以培養（一種可用來製造其他病毒疫苗的技術），直到他判斷病毒的毒性弱化到一定程度，能夠用在疫苗上，一共花了兩年。如今，我們花四個月就能達到同樣的進度。

不過，技術進展雖然是我們在 2020 年能採取快動作的關鍵，卻不是唯一或主要的因素。在希勒曼開發腮腺炎疫苗的數十年後，就算我們有許多技術進展，但要在兩年內從概念發想進展到執行第一期臨床試驗，速度仍然是極快，即使花上五年也算是非常有效率。比起後來的研究者，希勒曼之所以能進行的如此迅速，主要是因為他很幸運，能夠適時取得他需要的支持和資金。

• 資金加速

我們在 2020 年能快速推進的第二個原因是，取得資金

的速度加快了。過去的疫苗開發計畫有些是對抗瘧疾這類可能造成全球巨大壓力的疾病，或者像新型冠狀病毒一樣可能造成重大災難的病原體，例如 A 型流感（包括禽流感）。之所以進度緩慢，並非因為加快速度是不可能或不安全的事，而是因為沒有必要。

　　開發疫苗要花很多錢，製造疫苗要花更多錢。每個疫苗開發計畫都需要具備兩個條件：第一，開發疫苗的理由；第二，有愈來愈多的資金注入，讓計畫能夠進行下去。

　　在小型公司和大學工作的科學家，是最可能開始研究疫苗的人，但他們通常不具備能力或設備，讓計畫一路走到許可階段。大型製藥公司或許擁有必要的能力和設備，讓疫苗取得使用許可，並進行大規模生產，但這些大公司必須為股東創造獲利，因此可能缺乏投入的動機。舉例來說，假如某種疫苗可能只有小量需求（像是立百病毒、拉薩熱或 MERS 疫苗；別忘了，在 2014 年進行試驗的伊波拉疫苗，一開始只是美國生物防禦計畫的一部分，並不是為了保護西非的人），產生的商業獎勵就不夠高。同樣的，如果一種新的候選疫苗具有很好的免疫效果，但大規模生產的成本太高，或有其他現實考量的阻礙，就不會有人生產。

　　學術界不乏發起計畫，但最後因為現實考量，無法挺過第一期臨床試驗的例子，其中之一是澳洲昆士蘭大學的新冠肺炎疫苗開發計畫。這種疫苗使用的蛋白會使受試者對 HIV

（人體免疫缺乏病毒）片段產生抗體。這意味受試者若接受HIV 檢測，會呈現陽性反應。即使臨床試驗參與者並沒有感染 HIV 的風險，但由於這種疫苗可能會干擾 HIV 檢測的結果，而我們又不可能去改變 HIV 的檢測方式，所以開發計畫必須中止。[2]

在這樣的大環境下，提供研究資金的機構可能只願意支持花費最少的最初階段，因為他們知道，若沒有大型商業夥伴的支持，開發計畫不太可能走到最後。這就是流行病預防創新聯盟、疫苗免疫聯盟、蓋茲基金會（Gates Foundation）等組織想要解決的「市場失靈」問題。我們稱之為「資金的死亡谷」，因為有太多很有希望的計畫葬身於此。

牛津大學一直想解決市場失靈問題，我們的看法是，我們不只要能夠在實驗室開發出候選疫苗，還要能夠製造臨床試驗用的疫苗，並且至少要由我們自己進行第一期試驗，確認安全性。然而，即使擁有應當的能力和設備，我們依然需要尋找資金來支付這些費用。

在一般的情況下，資金是分批取得的。先申請第一筆資金，然後靜候佳音。等待時間往往超過一年。接下來做一些事，或許是證明疫苗能在動物身上引發免疫反應，保護動物不受病原體感染。然後在期刊發表研究結果，在大型會議上展示研究工作，提高知名度，吸引贊助者的目光。這段過程或許要花一到兩年。

接下來，如果研究結果看起來很有希望，就申請下一筆金額更高的資金，生產臨床試驗用的疫苗，同時申請核准，進行第一期試驗，為少數志願者注射疫苗。然後再次等待結果，時間很可能會超過一年。也許這次沒有成功，於是再寫一份申請書，再等一年。以此類推。

　　這好比你要煮一頓烤雞大餐，每做一道料理就要跑一次超市買食材，烹煮過證明很好吃之後，再為下一道料理買食材。

　　即使牛津大學有自己的臨床生物製造機構，也有能力執行臨床試驗，但當我們要進行大規模的第三期試驗時，所需資金也超出大學能取得的金額。所以我們必須發表研究結果，等待大藥廠或流行病預防創新聯盟這類大金主對我們的研究產生興趣。

　　這就像是把所有的蔬菜都煮好，把熱騰騰的菜放在窗前展示，然後希望有人願意賣你一隻雞。

　　這種從決定要做疫苗到第一期臨床試驗要花好幾年時間的做法，就像是跛足前進，在 2020 年根本緩不濟急。疫情正在導致數十萬人喪命、使整個社會停擺，用疫苗來控制疫情已成了當務之急。在 1 月、2 月和 3 月時，我們決定冒險搶先開始作業，使牛津大學承擔巨大的財務風險，也把我們在業界的聲譽推上火線。但是到了 4 月，投入新冠肺炎疫苗的研究是當務之急已經成為普遍的共識，於是我們得以一次

購足所有的食材。

在 2020 年，從前的資金申請週期被極度壓縮，讓開發過程一下子縮短了好幾年。我們能獲得的金額也大幅提高。我們原本只靠極少的資金在運作，到了 4 月底，我們得到政府挹注的兩千萬英磅，以及阿斯特捷利康公司的充沛資源，包括疫苗開發和大規模生產的能力。美國政府也在 5 月投入十二億美元，透過曲速行動 (Operation Warp Speed) 計畫，在美國進行牛津阿斯特捷利康疫苗的臨床試驗。[3]

隨著疫苗開發工作在資金界從灰姑娘變身成公主，其他的重要資源也開始大量湧入。格林的臨床生物製造機構暫停伊波拉疫苗的生產，轉而開始製造新冠肺炎疫苗。尋找數百位志願接種者來進行第一期試驗原本需要幾個月的時間，但我們在幾個小時內就搞定了，因為所有人都很想幫忙。

藥物與保健產品管理局決定優先審查與核准我們的臨床試驗，然後再看結果，於是把我們和其他的新冠肺炎疫苗排在審查名單的第一位，同時召集數十位外部專家參與，他們和我們一樣，每天長時間工作，而且沒有休假。由於其他的研究失去急迫性，原本要進行其他臨床試驗或研究的許多優秀科學家，也開始加入我們的行列。

而且，全世界的科學家和專家比以往更樂意協同合作。我加入世衛主導的視訊會議，許多疫苗研發團體在會議上展示他們的計畫並報告進度。所有人都想要向彼此學習，

全都明白現在是非常時期，大家並不是為了有限的市場在比賽或競爭，所以沒有贏家全拿的情況。

　　一般對於某些有商業價值的疫苗來說，搶先進入市場可以賺到最多錢，因為當市場廣泛採用最早進入的疫苗之後，其他的公司將難以進入。但這一次有七十億人的性命岌岌可危，需要靠不同國家、不同公司、以不同方法生產的多種疫苗來對抗病毒，所有人都需要分享自己所知道的東西，才能盡快達成目標。

• 下重注

　　我們的動作如此快的第三個原因是，我們從一開始就「賭很大」，我們把原本要按照順序進行且相隔漫長等待的很多工作，改採同時與接連不斷的進行。我們說過，「賭很大」指的不是冒安全性的風險，而是指從事開發工作的人賭很大，我們有可能會浪費時間和金錢。舉例來說，我們通常會等到研究等級疫苗在動物身上看到效果之後，才會讓格林的臨床生物製造機構開始製造臨床試驗等級的疫苗。這一次，我們讓這兩件事同時進行，我們冒的風險是，假如疫苗在動物身上沒有效果，我們製造疫苗的時間和金錢就白白浪費了。

　　同樣的，我們通常要等到完成所有的臨床前試驗（動物

試驗）之後，才會開始設計臨床試驗。因為如果臨床前試驗顯示疫苗不安全或沒有效果，我們就不必浪費時間為不會進行的臨床試驗做準備。這一次，我們在臨床前試驗還在進行的時候，就開始設計和準備臨床試驗，包括召募與篩選志願接種者。

因為我們冒了這些險，我們才能在取得臨床前試驗安全性數據的隔天，也是臨床生物製造機構做出疫苗的那一天，就讓第一批志願者接種疫苗，展開第一期安全性試驗。

我們一拿到所需的安全性數據，就開始同時進行臨床試驗的不同階段。我們在進行第一期臨床試驗之前，就開始大規模生產疫苗。在正常情況下，這種做法連想都不敢想，因為代價太高昂了。阿斯特捷利康公司及其合作夥伴在我們取得數據證明疫苗有效之前，就已經生產了數百萬劑疫苗。他們的代價更高，因為假如證明疫苗沒有效果，他們就必須把這數百萬劑疫苗拿去丟掉。

我們很早就開始和藥物與保健產品管理局溝通，而且一直保持聯繫。他們並沒有等我們交出每一項證據後才開始審查，而是以滾動式機制審查我們所有的數據（超過五十萬頁）。在滾動式審查機制之下，他們會和平常時期一樣，謹慎的檢閱他們平常會看的所有資料，包括臨床前試驗資料、生產資料，以及安全性與效力資料。只不過，他們起步的時間提早了，也投入更多人力，所以他們完成審查的速度變得

更快。

　　我們最後縮短的是等待效力試驗結果的時間。2014 年伊波拉疫情爆發之際，等到第三期試驗開始的時候，疫情已經控制住了。因為接受試驗的人已經不那麼容易接觸到病毒了，使得我們難以判斷疫苗有沒有效果。不過在 2020 年，新冠肺炎疫情正在全世界快速擴散，而志願接種者大多是最容易接觸病毒的醫護人員，所以我們不需要等那麼久才進行第三期試驗。

　　在 2020 年之前，沒有人在一年之內開發出一種疫苗，但這並非因為辦不到，而是因為沒有人嘗試過。我們在 2020 年的動作比平常快，不是因為我們走捷徑，或是拿產品來冒險。研發安全的疫苗需要做的每一件事，我們都做了。我們沒有跳過任何步驟，我們以同樣的謹慎和專注完成每一項工作（充填製劑、為志願者接種疫苗、分析圖表）。我們的速度加快，是因為這一次我們非這麼做不可。全世界需要盡快取得疫苗，我們從每天公布的死亡數字知道，我們必須分秒必爭。

第 8 章

臨床試驗

格林

2020年4月23日–2020年7月20日

確診數:274萬–1,472萬

確診死亡數:197,150–606,899

對我來說，4 月 23 日星期四在許多方面都是一個難忘的日子。我起床時感覺真的很緊張。不是因為我們將在這一天的臨床實驗中，首次把我們製造出來的疫苗注射到第一位志願者的手臂裡；我有百分百的信心，一切都會順利進行。我緊張的原因是因為今天預定接受倫敦廣播公司歐布萊恩（James O'Brien）的電台專訪，而他是個難搞的主持人。

　　我很樂意站在台上對科學家暢談科學，但是這一次感覺十分不同。我知道歐布萊恩會問各式各樣的問題，但我既不是醫師、也不是疫苗學家，並且我不希望說錯話、說蠢話，或是會令人誤解的話，而讓人們失望。當時我極為恐懼，深怕被人拆穿原來自己是無能的人。[1]

　　最終，專訪似乎進行得相當順利。我想我鼓舞了歐布萊恩。在那時候，每一件事都感覺有點令人消沉：目前為止已經封城一個月；英國首相因為在加護病房，還沒有回去上班；個人防護裝備嚴重短缺，有些醫護人員被要求用垃圾袋代替；聯合國警告新冠肺炎可能會引起「超大規模」的饑荒；英格蘭的醫療長惠提（Chris Whitty）在前一天針對新冠肺炎的政府簡報中說，期待生活很快能恢復正常，是「完全不切實際」的想法。

　　惠提還說，我們的出路是注射疫苗或是獲得治療，但是在這一年結束之前取得這兩者的可能性相當渺茫。[2] 但我帶去的訊息卻是充滿希望的：臨床試驗已經啟動；我們有信心

這支疫苗有效；我們會在如此糟糕的情況中找到出路。

　　當我自顧自的擔憂我的廣播專訪時，真正的臨床試驗開始了，地點在牛津大學的臨床疫苗與熱帶醫學中心（Centre for Clinical Vaccinology and Tropical Medicine），我們稱之為CCVTM，我承認這個稱呼好不到哪兒去。臨床疫苗與熱帶醫學中心是一間小型設施，就在臨床生物製造機構對面，志願者會來這裡參加我們的臨床試驗，接種疫苗。今天我們只接種兩個人，一位是微生物學家格拉納托（Elisa Granato），另一位是癌症研究員奧尼爾（Edward O'Neill）。

　　在對兩位採集血樣之後，護理師為其中一個人注射真正的疫苗，另一位則是注射安慰劑。不管是他們、或是護理師，都不知道誰注射的是真正的疫苗。然後，志願者會在診所接受一小時觀察，以防有任何意外的副作用，譬如過敏反應。之後他們就可以離開了。

　　由於我和吉爾伯特嚴格的保持社交距離，我們都沒有親眼見證那一刻，不過，英國廣播公司的醫學編輯沃爾什（Fergus Walsh）當天在場。因此，我跟絕大多數人一樣，都是那天晚間在電視新聞上看到接種畫面，內心當下百感交集，既感到樂觀欣慰，也感到感恩及緊張。基於我的工作，我慣於製造臨床試驗中使用的疫苗，但那些疫苗對於我或我深愛的人來說，常是事不關己。可是這一次，卻是休戚與共。

• 先求不傷身體

從 1 月到 4 月，我們花了六十五天，製造出第一批疫苗。之後，從 4 月到 11 月，我們又花了七個月的時間，在一系列規模不斷擴大的臨床試驗中進行疫苗測試。

在疫情期間要如此快速的展開臨床試驗，所要處理的後勤細節數量多到令人難以置信，絕大多數的工作都是由牛津疫苗小組完成，必須歸功於波拉德的團隊。牛津地區有超過兩百人參與臨床試驗的工作，每一個人都發揮自己的長才。波拉德是指揮，不同的獨奏家輪流做出貢獻，但是每一個人，包括後排的第二小提琴，都扮演了重要的角色。

臨床試驗分成三期，每一期要納入多少人，或是時間要多長，並沒有硬性規定。

第一期臨床試驗也稱為「首次用於人體的試驗」，是要驗證安全性。因為新藥總是有不按預期發揮效用的風險，所以第一期試驗的規模很小。而且，往往是找 18 歲到 50 歲（或 55 歲）的健康成年人。

這些志願者在接種疫苗前都經過篩檢，以確定他們都真的身體健康。在接種疫苗後，我們會仔細檢查他們的健康，除了做血液採樣，也會檢查有無任何異常。志願者還要填寫健康日誌。在一個禮拜內，每一天都要報告身體出現哪些「設定記錄不良事件」（solicited adverse event）。在此，「不

良事件」指的是副作用，「設定記錄不良事件」是在預期中的反應，我們會訊問志願者是否有類似手臂痠痛或頭痛等現象。

然而，在臨床試驗持續進行的期間（一般來說是一年），我們也會瞭解志願者是否有非預期的「非設定紀錄不良事件」，這指的是在健康方面有任何不良情況，即使志願者不認為那是因接種疫苗所致。然後，我們會評估每一個不良事件，判斷跟疫苗接種是否絕對、極有可能、可能，或者是毫不相關。

正如你想像得到的，最後我們會蒐集到各式各樣的「不良事件」列表。在牛津，經常出現自行車意外；在巴爾的摩進行的臨床試驗，關於槍傷的紀錄不只一次。但是我們還是必須蒐集資訊，以確保我們沒有遺漏任何重要訊息。如果有任何型態的不良事件意外的增多，就有可能跟疫苗相關。如果擔心疫苗有可能造成非預期或嚴重的不良事件，在我們進行調查的期間，將會停止臨床試驗。

我們之所以會先從年輕的健康成年人開始臨床試驗，倒不是因為不健康的人或是老年人接種疫苗會比較危險（雖然，從人口中最強壯的成員開始測試新藥確實很合理），而是因為不健康的人或老年人比較容易對臨床試驗造成傷害。很遺憾，有潛在健康問題的人及老年人更有可能出現健康狀況不佳的問題，如果第一批志願者在接種疫苗之後，很快就

生病，就很難確定這個問題是否因疫苗而起，而我們為了進行調查，也就更有可能會因此停下臨床試驗。

雖然第一期疫苗臨床試驗的主要目的著眼於安全性，但也會觀察免疫反應。所有疫苗都是透過引發身體的免疫反應來發揮作用的，所以無論疫苗有多麼安全，若是沒有引發免疫反應，也就沒有必要繼續試驗。

一旦第一期臨床試驗證實具有可接受的安全性，並能夠在年輕的健康成年人身上引發免疫反應，第二期臨床試驗就可以納入年齡層更廣的人。然後，我們會再測試安全性及觀察免疫反應。隨著人的年齡增長，免疫系統對新訊息的反應不像以前那麼大，所以，有些疫苗在老年人身上不會產生那麼強烈的免疫反應。這不代表我們對此無能為力，我們其實一直在學習設計能讓老年人產生良好反應的疫苗。[3]

在不同年齡層測試新疫苗之所以很重要，是因為我們需要知道對老年人來說，哪些疫苗有效果，哪些疫苗沒效果，這樣我們就可以根據測試結果來使用疫苗。在第二期臨床試驗，志願者會再次接受健康篩檢，我們只招募過去沒有疾病的志願者，這讓我們可以只探討疫苗因年齡而產生的反應變化，而不是年齡加上糖尿病或心血管疾病等等。

第三期臨床試驗會包括更多的人，這一次不會事先篩檢潛在的健康狀況。第三期臨床試驗要蒐集的資訊是疫苗能否保護人們免受疾病感染。在第一期及第二期試驗，我們觀察

血液樣本，瞭解志願者是否產生良好的免疫反應。但是在第三期臨床試驗，我們要看的是這些免疫反應是否真的有保護作用，能對抗疾病。也就是說，已經接種疫苗的人暴露於病原體中時，是否會生病？

通常，三個階段的臨床試驗都會是雙盲、隨機分配、安慰劑對照試驗，代表有一半的志願者會接種真正的疫苗，另一半則接種安慰劑。志願者不知道自己接種的是哪一種，施打者、處理不良事件紀錄、或是進行免疫學檢查的人也都不會知道。這麼一來，最後在比較疫苗組及安慰劑組的數據時，我們才能得出關於疫苗效果的結論。

為了瞭解疫苗是否能保護人們免於感染疾病，臨床試驗裡就必須有人感染疾病（這可能會有問題，正如吉爾伯特在第 2 章提到的伊波拉例子）。當足夠多的人檢測結果呈現陽性時，我們可以「解盲」試驗，這表示我們要查看這些人接種的是哪一種疫苗。如果所有感染者都是安慰劑組，疫苗就是非常有效。如果接種疫苗與安慰劑的人數相當，那麼疫苗就是無效。在真實生活裡，數字會介於兩者之間。

在承平時期，從第一期臨床試驗到第三期臨床試驗需要好幾年時間。儘管新冠肺炎與平時不同，但正如新冠肺炎疫苗開發過程的許多其他層面一樣，臨床試驗團隊必須做所有通常會做的事，並蒐集所有通常會蒐集的安全性數據，甚至要蒐集更多數據，差別只在於不同階段間通常會有的長時間

停頓消失了。事實上，不同階段還重疊了。

這意味我學到了很多。通常，我們的疫苗進入臨床試驗時，我的團隊就開始進入下一個計畫。這一次不一樣。在這個計畫中，當臨床試驗開始規劃及執行時，我們還在生產疫苗。以這樣快的速度進行臨床試驗，表示執行疫苗接種的團隊，以及分析志願者血液樣本的免疫學團隊，都必須非常不可思議的努力工作。我必須要說他們的投入令人讚嘆。

正如同這項計畫的許多個里程碑一樣，2020 年 4 月 23 日，當我們的疫苗第一次注射到人體內時，既代表大量工作達到了最高點，也代表接下來有更多工作。

● 誰是志願者？

設計臨床試驗，首先就要回答許多問題：誰會是志願者？年紀多大？需要多少人？要注射多少劑量？打一劑，還是打兩劑？兩劑之間間隔多久？在臨床試驗期間要測量什麼？臨床試驗將持續多長時間？

在 2020 年，這些決定有許多都是相對簡單清楚的。但在其他狀況下，由於情況快速發展，我們不得不在資訊必然不夠完整的情況下做出艱難的決定。有些決定後來會導致重大的後果。

舉例來說，我們通常都會先從年輕的健康成年人開始

測試疫苗，之後再擴大年齡範圍，先加入 56 歲到 69 歲的族群，之後再延伸到 70 歲以上的長者。在確認有大量安全數據之後、再將老年人加入臨床試驗是小心謹慎的做法，通常不會引起爭議，但是這個決定給我們帶來了一些問題。由於我們延後將老年人納入臨床試驗，再加上英國全國封城對疾病傳播帶來的巨大影響，使得我們臨床試驗中的老年人全部獲得接種時，確診數非常低。同時，老年人的行動非常謹慎，也就是說他們不會外出並被感染。

因此，在 11 月 23 日臨床試驗報告結果出來時，超過 65 歲的志願者很少有人的新冠肺炎檢測是陽性。事後看來，很容易判斷我們應該要更早將老年人加入臨床試驗中，這樣我們就能更快對疫苗是否能保護老年人有更明確的數據。但是從安全性的觀點來看，在我們設計臨床試驗的時候，先從年輕的健康成年人開始、再擴及其他族群的標準做法似乎是正確的。

關於要測試一劑還是兩劑疫苗，我們也做了很多考量。只測試一劑疫苗的優點明顯可見。在全球大流行時，我們希望看到人們接種疫苗之後快速得到保護，不用等到接種第二劑疫苗。一開始，我們確實計畫只測試一劑疫苗。在那個時候，我們認為我們正在做一種可以盡快控制住疾病傳播的「爆發型」疫苗。而且，從之前其他疫苗的臨床試驗中，我們知道使用 ChAdOx1 平台的疫苗只需要接種一劑，就能

產生強烈的免疫反應。無論如何，在第一期試驗中，我們還是在間隔四週後，為一小群人施打了第二劑疫苗。為什麼這麼做？因為我們是科學家，我們的本能就是試著探究事物真相。並且，也因為當時存在著太多不確定性，考慮其他可能性是很合理的。

當我們開始得到數據，表明接種兩劑疫苗的人會產生更強的免疫反應時，幾個情況已經明顯出現，包括新冠肺炎正在全世界快速擴散；已經感染過的人有可能再次感染；並且在未來很多年內疫病還會持續流傳。在這些情況下，高效疫苗有可能會比速效疫苗來得更加重要。

我們知道一劑疫苗就足以引發免疫反應。但我們也看到注射兩劑疫苗所產生的免疫反應更好。在這個階段，我們不清楚需要多強烈的免疫反應才能保護人們免於感染，因此，與其在臨床試驗中只給每個人打一劑疫苗，然後發現臨床試驗的效力低於我們的期待，我們寧可選擇改變臨床試驗計畫，為每個人注射兩劑疫苗。

我們的疫苗是基於之前已經在許多臨床試驗使用過的平台，這件事的好處是我們不必進行「劑量遞增」研究。第一次使用 ChAdOx1 平台的疫苗接種是 2012 年的流感疫苗臨床試驗。在這之前，已有許多複製缺陷型腺病毒載體疫苗的臨床試驗。沒有理由預期 ChAdOx1 的安全特性（safety profile，疫苗接種者所出現的反應）會有任何不同之處，但我們

仍然謹慎以對。

在 2012 年的流感疫苗臨床試驗中，前三位疫苗接種者所接受的劑量較少，比我們在往後的臨床試驗中所預計使用的劑量低一百倍。這麼做，預期不會得到很多免疫反應，卻是為了確保沒有預料之外的安全問題。

我們不是在同一天內為三位受試者接種疫苗，而是只先接種一位。受試者會在診所待一個小時，確保沒有立即出現過敏反應，第二天，進行臨床試驗的醫生會打電話追蹤他的健康情況，確認一切正常，再隔一天，他會返回診所接受檢查。在確認沒問題之後，我們會為另外兩個人注射同樣的劑量，兩週後對參與者日誌和檢查中的所有安全數據進行了審查，我們才獲准可以繼續進行試驗。

接下來是第二組，三位志願者所接種的劑量比前三位高十倍，但仍然比我們之後預計使用的劑量要低十倍。這次仍採取與上一次同樣的程序，先為一位接種，之後再為另外兩位接種。第三組志願者所接種的劑量比第二組高五倍，最後，第四組志願者才是接種全劑量。

在使用流感疫苗進行過這樣的程序之後，ChAdOx1 的臨床試驗就不需要從這麼低的劑量開始，2018 年 MERS 疫苗的臨床試驗，測試過三種不同劑量，省略了流感疫苗臨床試驗中的最低劑量。對於我們的新冠肺炎疫苗 ChAdOx1 nCoV-19，由於先前已經測試過許多 ChAdOx1 疫苗，又因

為在全球大流行期間，我們知道有必要快速啟動免疫反應，因此在臨床試驗中只測試了最高劑量。

我們還知道，為了評估疫苗保護人們免於感染疾病的能力，我們必須等待志願者在日常生活中感染新冠肺炎。對於某些疾病，像是瘧疾或流感，我們會進行「攻毒試驗」（challenge trial），讓志願者刻意暴露在病原體中。這麼做的優勢是可以很快產生結果。然而，在我們設計新冠肺炎疫苗的臨床試驗時，人們不管是對新型冠狀病毒（病原體）或是新冠肺炎（疾病）都所知甚少。

在沒有已知治療方式的情況下，讓人們暴露在研究不足的危險病毒中，這當中所牽涉到的倫理意涵讓攻毒試驗不列入目前的考慮。[4]

在我們最初規劃臨床試驗時，英國的確診數正在攀升，預計會在 5 月達到高峰。我們認為，如果在那之前可以讓一千人接種疫苗，應該就能在 6 月時看到疫苗是否有效。

但是，2 月及 3 月時，英國的確診數增加速度比任何人預期的來得快。一開始，是一位大學生及他的母親確診，在他們接受隔離、復原之後，沒有其他人遭到感染。然後是剛從歐洲結束滑雪假期的一家人。接著，突然間就出現許多確診案例，沒人知道他們是怎麼感染到的。

全國封城使每天的最新確診人數減少，這對整體人口的保護相當關鍵，卻對我們的臨床試驗造成問題。我們還是按

照同樣的時程蒐集安全性及免疫反應的數據，但是隨著愈來愈少人被感染，我們就必須等待更長的時間才能得到疫苗效力的數據。

除了設計臨床試驗及獲得批准之外，診所也必須有所準備。施打疫苗的護理師需要接受培訓，還要製作衛教單張及受試者同意書。最重要的是，要招募並篩檢首批一千名志願者。臨床試驗必須至公共領域資料庫（ClinicalTrials.gov）登錄，以確保開始臨床試驗後，即使結果不如預期，還是必須回報臨床試驗的發現。當然，所有這些準備通常只有在獲得資金之後才會開始，一般來說至少需要六個月。當吉爾伯特在 2018 年為 MERS 疫苗進行第一期臨床試驗時，她需要二十四名志願者，結果她花了三十一週來做招募及篩檢。

在我們能展開首次用於人體的臨床試驗之前，還需要另一塊關鍵拼圖，那就是我們以恆河猴為試驗對象的臨床前研究結果。儘管吉爾伯特和其他人之前曾在人身上試驗過 ChAdOx1 載體疫苗，但這種疫苗加入了新型冠狀病毒的棘蛋白，當然要用全新的角度看待。

牛津大學納菲爾德醫學系系主任柯納爾（Richard Cornall）在很早期的階段，就召集從事新冠肺炎相關研究計畫的每一個人，舉行每週會報。目的是討論研究發現，分享研究進展，並讓我們的知識融入每一個人的工作中。這是極為不尋常的事，有些學者習慣競爭而較少合作，我認為柯納爾的創

舉展現出卓越的遠見。

每一個禮拜，Zoom 會議室裡有多達五十個人參與，各自代表不同的團隊，包括開發新冠肺炎檢測、開發新冠肺炎追蹤應用程式、執行「新冠患者隨機分組治療評估試驗」以測試可能的新冠肺炎治療方式、探討感染者的免疫學、瞭解病毒的蛋白結構、製造抗體、進行基因組定序、嘗試進行動物抗毒試驗等等。我敢肯定，這是 2020 年牛津大學會帶頭進行那麼多新冠肺炎相關研究的原因之一。[5]

人們在接種疫苗後，有時會再度自然感染病毒，而過去曾有些疫苗導致這類「突破性感染」案例的病情發展成為重症。1960 年代，抗呼吸道融合病毒（respiratory syncytial virus）疫苗就發生過這種情形。通常我們預期不良事件是出現在接種疫苗之後，但當時有些兒童在接種疫苗後沒有立刻出現問題，卻在隨後遇到病毒時，發展成極為嚴重的疾病。

在抗 SARS 疫苗的某些生產嘗試中，似乎也發生類似的情況，只不過這款有爭議的疫苗只進行了動物試驗。SARS疫情在沒有疫苗的狀況下獲得控制，但即使還沒有疫苗，在動物試驗中可能會導致抗體誘發增強反應（antibody-induced enhancement）的疫苗，也不適合再做進一步開發。從 1960年代之後，人們對於疫苗及免疫系統有更多瞭解，現在我們知道哪一類型的疫苗有可能導致疫苗增強疾病（vaccine-enhanced disease），以及其中涉及了哪些類型的免疫反應。

在首次用於人體的臨床試驗之前，唯一的測試方法就是為動物接種，然後刻意讓動物暴露在極高劑量的冠狀病毒中。我們考慮了很多，到底應不應該延後人體試驗，先等待動物測試的結果。我們知道每一天都很重要，尤其是當時我們還在封城中。可是由於確診數下降，即使晚幾天才開始，也會讓我們的臨床試驗結果推遲好幾週。

吉爾伯特及蘭貝很瞭解爭論點在哪裡，並且認為這不會是問題，她們有高度的信心。使用 ChAdOx1 平台開發出來的疫苗從未出現過抗體誘發增強反應，包括相似度很高的 ChAdOx1 MERS 疫苗，這個疫苗曾進行過臨床試驗。另一方面，在柯納爾的週會上有些人則持強烈的觀點，認為等待會對疫苗的安全性提供額外的信心。這是另外一種判斷，畢竟事關安全，我們再怎麼小心也不為過。

我們在美國國家衛生院洛磯山實驗室（Rocky Mountain Lab）的合作夥伴進行了相關研究。我們經常收到最新進展的報告，在 4 月 21 日下午我們獲知絕大部分的結果，最後一封寄給吉爾伯特的郵件是在 23 日清晨 3 點 28 分。結果正如我們根據其他研究所預期的那樣，疫苗引發的不是錯誤的免疫反應，而是正確的免疫反應。它並未造成因疫苗而起的任何惡化效果。事實上，當暴露在大量冠狀病毒下，接種疫苗的動物要比對照組的動物表現更好。這已經是強有力的證據，證明疫苗既安全又有效。

• 推特風波

　　因此，臨床試驗以及接踵而來的全新挑戰，便可就此展開。第一期臨床試驗通常包括幾十個人，但我們的計畫是要為大約一千人接種：五百人注射一劑我們的疫苗，五百人注射一劑安慰劑。[6] 我們再次逐漸展開，第一天接種兩個人，第三天接種六個人，然後人數迅速增加，直到一天大約接種一百人左右。還有一個由十位志願者組成的小組，他們在注射第一劑後相隔二十八天接種第二劑追加劑，好讓團隊可以評估這是否會改善他們的免疫反應。

　　臨床試驗的展開，讓我們突然間成為公眾人物。我接受倫敦廣播公司的採訪，波拉德上《BBC 早餐》，吉爾伯特去《安德魯‧瑪爾訪談》。

　　在前兩位志願者接種三天後，格拉納托死亡的假消息瞬間在社群媒體瘋傳。這篇完全不實的文章看起來十分可信——說真的，世界上到底有誰會花時間來編造這種東西？我們可以理解為什麼人們投以關注，而這也讓我們清楚的看到要散播假新聞有多麼容易。假消息滿天飛，格拉納托和她的家人一定不好受。

　　我相信其他志願者也會很擔憂自己報名參加了臨床試驗。不過，格拉納托處之泰然，她在推特上貼文，後來更接受英國廣播公司醫學編輯沃爾什的線上專訪。[7] 來自世界各

地的人們在她的推特貼文下方留言說，除非他們在有標記日期的訪談中親眼見到她，否則不相信她還活著。衛生部也對此發表一份澄清聲明。

我想知道製造假新聞的人到底得到了些什麼。

在同一個週末，我參加了 Zoom 派對（希望幾年後我們會完全不記得這個名詞的意思）。在 Zoom 派對中，我接到大學網路安全小組打來的電話說，他們注意到我的推特帳號有不尋常的活動，他們問我還好嗎，我是否感到擔憂還是受到威脅？我很好，因為我並沒有那麼常看推特。

疫苗第一次接種時，我貼了感謝文給我的團隊，並一一點名他們，我想要向每一個人的努力及貢獻致意，因為他們才讓我們能走到這一步。我想，我逐漸意識到跟所有團隊努力一樣，最後有的人會受到矚目，有的人則消失在背景中。網路安全小組和善的向我解釋，問題在於我不應該點名別人。[8]

此外，開始有人關注我的推特。很多人按讚，在上頭推文道謝及恭喜，這很令人開心。但是，它也吸引一些堅定的反疫苗人士，然後，在有人說這是一個英國的成功故事、又有人跳出來指出這是個國際團隊時，我把推特關閉了一小段時間。

對我來說，大多數事情的複雜程度都難以用一條推文說清楚。我很自豪我們的團隊很國際化，也為英國科學的普遍

發展狀況感到驕傲。思想的多元化有助於進步。在此同時，我們都選擇在英國生活及工作，儘管我不樂意見到現任英國政府試圖搶功，但是這個國家確實對疫苗的成功出了不少力（大學的靈活性及創造力、生物科學產業的互助合作、國民保健署的力挺），這點我也覺得很驕傲。

無論如何，歷經整個週末都花在應對各式各樣的媒體之後，我們決定要暫停跟媒體打交道。媒體的關注開始有點激烈，並且涉及私事，這很令人分心。現在我們開始為大眾接種疫苗，所需要做的就是專心完成，並且做得正確妥善。

• 試驗擴大

我們的志願者會在接種疫苗的第一週，上網填寫健康日誌，我們也要求他們記錄一個月內所發生的其他健康狀況，一年內若有任何嚴重事件也要回報。這麼做，我們才能評估疫苗的安全性。他們也會隔一段時間就回來診所（在相隔3、7、14、28 及 56 天之後）進行檢查，並提供血液樣本，讓我們可以研究免疫反應，[9] 免疫學家就是在這個階段開始介入。

免疫系統有多種細胞會在血液裡循環，統稱為白血球。正如在第 3 章中提到的，這群細胞大軍是人體對抗病原體的防衛機制，要瞭解疫苗，可從兩種最重要的細胞說起：

B細胞及T細胞。B細胞製造抗體，有助於對抗未來的感染，T細胞會辨識已受感染、成為病毒工廠的細胞，並以這些細胞為目標，在它們完成病毒製造之前予以摧毀。

我們已經知道使用ChAdOx1平台的主要好處是，這類型的疫苗會同時產生B細胞及T細胞反應，讓免疫系統在對抗感染時可以雙管齊下。我們想知道ChAdOx1 nCoV-19疫苗的表現是否如我們預期，會同時產生抗體和T細胞。檢測血液可以告訴我們答案。

每位志願者在每次造訪時會貢獻三茶匙血液，這些血液又會分裝成好幾個小瓶，準備接受好幾種不同的檢驗。測試之一是看血液樣本是否含有抗體，足以跟新型冠狀病毒結合。測試之二則是看抗體是否能中和病毒，防止病毒進入人體細胞。測試之三則是尋找是否有T細胞存在。

即使是在臨床試驗第一期第一階段，免疫學實驗室的團隊就因為診所的樣本可能在白天、晚上、週末送來，以致隨時都在工作。他們不只夜以繼日的工作，還得跟時間賽跑：血液樣本必須在四個小時內處理完畢，否則細胞會開始死亡，檢驗就會無效。這群人在實驗室裡連續十天工作到凌晨兩三點。

有兩對夫婦連續好幾個月每天慷慨提供健康的餐飲，這讓我們感覺受到關注及支持，更重要的是讓我們不再感到飢餓。餐飲設施關閉，我們用來投販賣機的零錢也快用光，而

餓肚子的人容易犯錯。[10]

我們還收到很多孩子們寄來的彩色圖畫，我們把這些畫貼在牆上，孩子在畫裡畫了病毒，還有如何戰勝病毒的建議，以及對我們抗疫工作的感謝。當我們疲累不堪、壓力沉重時，他們的畫很能鼓舞人心。[11] 我們士氣高昂，很興奮，覺得工作充滿意義，還感受到巨大的善意，因為團隊中的每一個人都清楚自己的工作正帶來改變。

臨床試驗參與者除了寫日誌及做血液檢驗，還要報告任何疑似新冠肺炎的症狀，出現症狀的參與者會立刻接受病毒檢測，並在需要時給予醫療協助。一旦檢測結果為陽性，就會視為「病例」，成為計算疫苗是否有效的一部分，不過，我們還必須將他們接種疫苗後的時間納入考量。

第一期臨床試驗所有的疫苗接種在 5 月 21 日完成。5 月 22 日我們開始為合併第二／三期的研究招募志願者，接下來一週，我們開始在英國各地一共十八個地點進行疫苗接種。由於疫苗接種後不同時間間隔的血液檢驗結果要等一段時間才能得知，所以我們還沒有關於免疫反應的數據。但是，我們有足夠的數據，讓我們對疫苗的安全性有充分的信心，因此我們打算增加臨床試驗的人數。

我們從 18 歲到 55 歲的志願者開始進行第三期臨床試驗，這也是我們在第一期臨床試驗測試過的族群。現在，除了觀察疫苗的安全性及引發的免疫反應，我們還想測試疫苗

是否確實有效。也就是除了讓身體產生正確的抗體及 T 細胞之外，是否能讓人免於感染新冠肺炎？

在此同時，我們開始將第二期臨床試驗的安全性及免疫學試驗擴大到老年人族群。我們接種一百六十位年齡在 56 歲到 69 歲之間的人，隨後又為兩百四十位年紀在 70 歲以上的人接種。同樣的，這一次我們也記錄所有的安全性數據及免疫反應。等我們確信疫苗對這些族群都非常安全時，我們就可以將他們加入到第三期臨床試驗中。

正如第一期臨床試驗遇到的情形一樣，我們毫不費力的就找到人們願意挽起袖子接種疫苗。有些人認為這是在「盡自己的一份力量」，或是在如此困難的時刻做正向的事。還有的人很高興有這樣的機會可以走出家門。有的人則是在工作上仍不得不接觸弱勢族群，希望有機會可以保護自己、也保護別人。有的人則是因為新冠肺炎而失去了家人。我想每一個人都意識到自己正在參與一件重要的事。

我們在 5 月 22 日使用艾德汎特的第一批疫苗開始第二／三期臨床試驗，這批疫苗因為我們用了兩種不同檢驗方法，得出兩種不同濃度，讓我們大感困惑。在這個時候，我們的計畫仍是只給人們注射一劑疫苗。然而，到了 6 月中，由十位接受第二劑追加劑的志願者所得到的免疫學數據顯示，兩次劑量會產生更好的免疫反應。這十位志願者有較高的抗體濃度，在針對小鼠、雪貂及猴子所做的研究也發現同

樣的效果。到了 7 月初，我們決定改變臨床試驗設計，為每個人接種兩劑疫苗，每劑的間隔至少是四週。

我們跟每一位當初同意接種單劑疫苗的志願者接觸，詢問他們是否願意接種第二劑疫苗。因為安排這些工作都需要時間，導致後來我們在給第二劑時有各種不同的時間間隔，結果我們因此獲得關於劑量間隔（dosage intervals）的資訊。這很有幫助，畢竟當我們希望盡快獲得臨床試驗結果時，不太可能把時間間隔設計成十二週，那會使計畫延遲。

然而，這也導致我們在報告疫苗效力數據時，產生一些困惑。我們原本報告有 90% 的效力結果，是來自先打一半劑量、再打標準劑量的志願者。但隨後的分析顯示，接受兩劑標準劑量，並將兩劑的間隔從四週拉長到十二週，會提升疫苗效力。較低的第一劑劑量不重要了。我們決定改成間隔至少四週以上再給臨床試驗中的每一個人第二劑，也代表必須等待更長的時間，才能拿到第三期臨床試驗的結果。

對於這部分的臨床試驗，我們還進行另一種類型的檢驗，那就是每週做拭子採檢。我們請英國的試驗者每個禮拜做鼻咽採檢，即使他們沒有出現任何症狀。我不知道你是否曾對自己做過鼻咽採檢，我做過，過程不太舒服。我猜想如果每週都要做，可能遲早會習慣，不過仍可由此看出志願者的奉獻精神。

我們每一個禮拜都會持續從無私的志願者那裡收到成千

上萬筆數據資料。志願者將他們的採檢結果寄給英國的國家檢驗實驗室，上面有一個特別的條碼，標記此為臨床試驗樣本，所產生的數據隨後會送給臨床試驗團隊。

透過這種方式，臨床試驗不只蒐集到跟第一期臨床試驗相同的數據，包括健康日誌中記載的嚴重不良事件、血液樣本的免疫反應，以及新冠肺炎檢驗中的新冠肺炎症狀，同時也認識了無症狀案例的情況，對於瞭解疫苗是否能減少病毒傳播、減少疾病非常的重要。

無症狀感染對感染者不成問題。他們感染到了病毒，病毒卻沒有讓他們生病。除非他們剛好做了檢測，否則他們甚至不知道自己受到感染。而由於無症狀感染者通常不知道自己受到感染，因此他們不會改變自己的行為，但他們還是具有病毒傳染力。

就病毒傳播來說，無症狀感染這種傳染類型真的很重要，被感染者後來很有可能病情會變得更加嚴重。假如疫苗對無症狀感染沒有效，即使每一個人都打了疫苗，病毒還是會在人群中持續傳播。又因為疫苗並非百分之百有效，因此病毒會持續讓一小群人生病。[12] 此外，如果病毒持續傳播，病毒會變種，甚至可能因此變得傳播力更強、更為危險，或者有能力躲過疫苗。

每個禮拜志願者寄來的拭子讓我們能瞭解情況，知道有多少人受到感染、感染多久、鼻咽裡的病毒量是多少——即

使他們沒有任何症狀。

　　我們正在為更多人接種疫苗，施打計畫變得愈來愈複雜，我們這個小診所的空間也成了問題。我們已經將臨床試驗擴展到英國的其他中心，但是在牛津，空間不足依然是個問題。6 月的某一天，管理我們的建築物及附屬設施的經理韋利卡（Oto Velicka）寄電子郵件給我：「格林，我可以將新診所接到臨床生物製造機構的電源供應設備嗎？」

　　我回信問他：「什麼新診所？」韋利卡建議我往窗外看。那畫面簡直像是科幻電影。在一個下午的時間裡，一輛接著一輛的卡車沿著碎石路爬行，優雅的移動前進，像是一朵奇異白花舒展開來。在四十八小時裡，停車場出現了一個功能齊全的診所，既可接種疫苗、又能進行檢測。

　　然而，即使我們有了閃亮嶄新的快閃診所，牛津團隊還是應付不來第三期臨床試驗所需的接種人數。此外，在 2020 年夏天臨床試驗進行時，牛津的確診數非常低，但是英國其他地方的感染程度還是很嚴重。請記得，在臨床試驗時，我們需要有人暴露在病毒中，這樣我們才能知道疫苗是否確實有效。

　　吉爾伯特收到很多電子郵件，告訴她要去伯明罕或是萊斯特，這兩個地方的感染率很高。不幸的是，幫助真的不大。等我們建立試驗站、招募志願者、為他們接種兩劑，並等待疫苗引發免疫反應時，確診率就會再次下降。不過，我

們確實在全英國建立十八個試驗站，而且我們會讓醫護人員優先接種，他們更有可能在日常生活裡接觸到病毒。

我們也一直考慮到其他國家測試疫苗。需要疫苗的不只是少數負擔得起費用的國家，而是全世界。免疫反應會受種族影響，也會被人們在日常生活中遇到的不同微生物影響。在某些國家，除非疫苗測試曾在當地進行，否則政府當局不會允許使用疫苗。並且，隨著臨床試驗到世界各地進行，至少我們就更有機會發現傳播率較高的地方：這對當地人群來說不是好事，卻有利於臨床試驗。

6月，當英國的志願者證明疫苗注射後的反應及免疫反應表現符合預期，我們逐將臨床試驗擴展到巴西和南非。有很多國家也表示想要進行臨床試驗，但我們的疫苗數量有限。我們選擇巴西和南非，是因為我們在當地跟高度專業並經驗豐富的同事已經有很好的連結，我們相信臨床試驗在那裡會進行得很順利。

● 得知初始數據

我的壓力在 5 月初達到頂點。我一直試著處理許多感覺超乎控制之外的問題，我也跟許多人一樣，已經有好幾個月沒有跟其他成人有身體接觸。直到今年我才知道，我徹底低估了擁抱的力量。我知道朋友都很擔心我，因為他們會送來

食物及關懷包，我的門廊上也開始出現不具名的花束。

　　無論如何，整個夏天，生活又回到一種奇怪的正常版本。在臨床生物製造機構，因為有太多工作要趕進度，我們的生活開心不起來，我們仍繼續維持社交距離，很想念讓整個團隊凝聚在一起的正常社交互動。不過，也有種事情正逐漸好轉的感覺。人們走出房子，孩子再度在港口綠地（Port Meadow）嬉戲，河上有人在划船，我和女兒艾莉也在河中游泳。酒吧可以開放了，我們可以三五成群圍坐在酒館「窩著」（Perch）或餐廳「艾希斯」（Isis）的花園裡，一起喝冰涼的啤酒。

　　我甚至抽空挪出三個週末去露營，即使每一次我都要開車到處找 4G 訊號，才能在車裡進行 Zoom 視訊電話，在這種時候，艾莉的任務就是幫忙留意交通督導員。我喜歡生活在城市裡，我離不開酒吧和可以為我做頓好吃早午餐的咖啡館，但我也很愛睡帳篷的感覺，只要有營火及一些蘭姆酒，我不介意環境溼冷。花些時間跟女兒相處，就算只是一起游游泳、吃吃冰淇淋也很美好。

　　為了防疫，我們去的地方做了很多努力，減少營位，淋浴區也進行大量的清潔工作。除了露營旅行之外，我也「吃外食救經濟」（Eat Out to Help Out）；幾個月來第一次看到爸媽；還以維持社交距離的六人制形式，模擬格拉斯頓伯里當代表演藝術節（Glastonbury Festival），在許多個花園中舉辦一

場草地音樂季。不過，還是沒有與人擁抱。

2020 年 7 月 18 日是第一期臨床試驗最後一位志願者接種疫苗後五十六天，臨床試驗團隊拿到關於志願者免疫反應的初始數據。等待免疫學結果的感覺很像在等普通教育高級程度考試結果：我知道我很用功讀書，也很確定成績應該還不錯，但我就是要親眼看到那張紙。在看到那張紙之前我總是會不斷擔憂：萬一看錯題目怎麼辦？

同樣的，對疫苗來說，我們知道它必定是非常安全的，有好幾百人接種了疫苗，要是有任何嚴重的問題，臨床試驗早就停止了。當我們在實驗室裡用小鼠做疫苗測試時，我們得到很強的免疫反應。我們知道它的前輩 MERS 疫苗一直都很安全，並且引發很好的免疫反應。所以我們有所期待，但我們還是需要看到那份文件。

當波拉德給我們看顯示正確免疫反應的圖表那一刻，我們知道我們通過測試，而且成績很好！這是鐵證，我們製造的疫苗確實能發揮作用。我很難不把這個消息告訴朋友，畢竟他們每天都在問我這件事。再說，守口如瓶不是我的天性（雖然在必要時我還是做得到；2020 年我就經常這麼做）。不過，臨床團隊在幾天內就發表一篇包含這項發現的論文，因此我們可以自由的討論了。

這篇論文的目的是探討我們第一個第一／二期臨床試驗的研究結果，這是一個好消息，開場白是以科學家低調的方

式興奮的陳述著：「嚴重急性呼吸道症候群冠狀病毒2型（新型冠狀病毒）的全球大流行有可能透過接種疫苗予以遏制。」正如隔天一位新聞記者在《新政治家》（*New Statesman*）中所寫的：「這是個謹慎的好消息，毫無疑問，它有潛力能成為非常好的消息。」[13]

接種 ChAdOx1 nCoV-19，沒有出現相關的嚴重不良事件，疫苗可以安全使用。同樣重要的是，實驗室的檢驗顯示，接受疫苗接種的志願者血液中含有高濃度的抗體及 T 細胞，應該有助於對抗新冠肺炎。在一小群接受追加劑的志願者中，其抗體濃度在接種第二劑之後更加提升。這樣的結果強烈暗示這支疫苗可以有效保護人們免於感染新冠肺炎。

但是到 7 月時，感染新冠肺炎的志願者人數少到我們無法判斷是否真的如此。我們也還沒有老年人免疫反應的數據。因此，這比較不像是拿到普通教育高級程度證書，而比較像是在模擬考中表現出色。這是個好兆頭，但是真正的測試還在後面。

當我回頭看接種疫苗的第一天，那是 2020 年 4 月 23 日，似乎已經是很久很久以前了。那時候，我們還沒有經歷 2020 年到 2021 年的巨大挑戰，在封城循環裡，希望與失望交替著出現。當我上廣播節目時，我覺得自己能夠送出充滿希望的訊息，臨床試驗正在展開，疫苗即將問世。那天晚上，我跟蘭貝及道格拉斯透過 Zoom 聚在一起喝氣泡酒。

在我寫這本書的時候，我們經歷難以置信的艱困年度，這一年裡有許多人失去摯愛的家人，現在我們又重拾希望。臨床試驗證明疫苗非常安全，十分有效，也開始用來保護我們的親朋好友。

　　如果您曾志願參與這項臨床試驗，非常感謝您。科學正是因此而進步。也感謝先前參與 MERS 或瘧疾臨床試驗的志願者。感謝參與其他新冠肺炎疫苗的志願者。每一個臨床試驗都為往後所有的疫苗建立起知識基礎。每一個臨床試驗都對科學進步有所貢獻，並有可能讓我們下一次走得更遠更快。

第 9 章

王子與抗議者

吉爾伯特

從2000年到2019年

接種疫苗拯救的人數保守估計：3,700萬人[1]

我們不常直接接觸反疫苗人士，不過，在 2020 年一個值得紀念的日子裡，有幾位反疫苗人士出現在我們眼前。6 月某天，波拉德對我說，我們下個星期要和一位非常重要的訪客會面。我問波拉德，這位訪客是不是政治人物。我極度感激英國政府給我們資金，但有點擔心，我們這裡現在成了政治人物的「必訪」拍照景點。「你要保證不告訴任何人，包括同事和家人，」波拉德說，「是威廉王子。」

　　會面行程經過非常嚴謹的規劃。當天早上八點半，波拉德和我跟大學的保全團隊通了電話，簡要的把行程安排從頭到尾再討論一遍。保全人員得到消息，早上會有一群人來抗議我們的疫苗臨床試驗，這其實不是大事。

　　抗議者當然不知道那天會有皇室成員來訪，他們鎖定的抗議地點不是波拉德或格林的大樓，而是我工作的大樓。帶頭的人似乎抗議過各種議題：反對壓裂（fracking）採天然氣、反對疫情期間封城，以及反對新冠肺炎疫苗。他偶爾會在臉書上發文，宣布他的抗議計畫，並邀請其他人加入。他上一次是到我們的另一個臨床試驗地點抗議，當時他們只引起一些騷動，並沒有造成安全上的風險。他想問我們，為何給孩童打疫苗，但事實上，我們並沒有給孩童施打疫苗。

　　保全人員認為不會有很多人來抗議。因為從我的辦公室向下望，可以看見我們大樓門口的動靜，於是我建議說，我可以在去和王子會面之前，先從窗戶看一下抗議者的情況。

如果有必要，我們可以從另一個出口離開，繞路而行。保全團隊對於這個計畫不是十分滿意，但我們答應，一發現問題的跡象就會跟他們說。

蘭貝和我準備離開辦公室之前，從窗戶仔細觀察門口的情況。那天的天氣晴朗，對抗議者來說是很舒服的天氣。大樓外面沒有人，但在稍微遠一點的地方，有幾個穿著黑外套的男子站在一輛車子的四周，看起來有點鬼鬼祟祟。蘭貝告訴我，那些人是大學的保全團隊。我們從大樓的前門離開，前往醫學中心。我們的第一站是防護裝備站，我們消毒雙手並戴上手術口罩。

那是我第一次戴口罩。當時，我們的大樓為了維持社交距離，只讓非常少的人來上班。但醫學中心和臨床生物製造機構不同，因為所有的試驗志願者會在那裡進進出出，所以很早就規定必須穿戴防護裝備，嚴格執行。我花了比想像中更多的時間，才把口罩妥當的戴好，服貼罩住口鼻。（幾個月後，每次要進入我的大樓以及離開我的辦公室之前，戴上口罩已經變成非常自然的動作。）

按照計畫，波拉德和我會在一樓一間非常普通的會議室跟王子聊一下，會面過程會用影片記錄下來。[2] 我們三個人見面後簡單介紹了自己的身分，但沒有握手，然後我們就坐下來。我們三個人相隔兩公尺坐成一排，並且有攝影機在拍攝，儘管場面看來有些怪，但恐怕不是當年度最奇怪的事。

威廉王子熟知我們的工作內容，而且似乎真的很感興趣，也非常支持我們。接下來，我留在會議室，波拉德帶領王子到臨床生物製造機構。格林後來告訴我，王子到製造疫苗的無塵室參觀了六分鐘。王子很大方的自我介紹，然後穿上無塵室的服裝（鞋套、防塵服、手套），穿過空氣浴塵室，進入無塵室，按照表定時間出來，在這個過程中他記得所有人的名字。接著他登上行動診療車，訪視正在接種疫苗的人，然後到樓上的實驗室和蘭貝與團隊成員會面。

　　接著是另一個看起來有點怪的會面場景（我透過會議室百頁窗簾的縫隙親眼目睹）。威廉王子站在庭院草坪上的一個方形標記區，跟我們團隊的四位成員聊天，他們每個人也站在自己的方形標記區裡。其他的旁觀者從庭院外圍觀看，每個人都露出笑容。

　　與王子會面大大提振了我們的士氣。

　　我後來得知，有幾個抗議者來到我的大樓外，喊了一些口號，但當時我人在醫學中心。假如他們看了那天的晚間新聞，就會知道距離他們抗議地點幾百公尺之外，威廉王子到疫苗中心為我們加油打氣。那個畫面一定會讓他們搥心肝。

• 過往的負面印象

　　我不懂反疫苗人士的想法。疫苗是安全且有成本效益的

公共衛生措施，可以拯救數百萬條性命，使民眾不需要因為小兒麻痺症、天花和新冠肺炎這類疾病，而過著長期失能的生活，為什麼有人會在意識型態上反對它？不過，這世上總會有一些擁有奇怪的信念並打死不退的人。反疫苗人士就算有聲量，人數並不多，只有當他們影響其他人接種疫苗的意願時，才會造成問題。

然而，疫苗猶豫卻是另一回事。民眾想要瞭解接種疫苗的風險和利益是很自然的事，而我們這些科學家回應他們的關切也是很重要的事。

過去一年來，我們常讀到或聽到這類說法：「我們不知道裡面有哪些成分」、「它會改變我的 DNA 嗎？」、「疫苗感覺像是趕工做出來的，我覺得有點不安」，或是「免了，我寧可和病毒賭一賭」。每當我聽到又有人質疑或認為我和同事在密謀什麼壞事，或是我們的科學研究品質很糟，我就會發現自己開始火冒三丈，然後試著回想導致人們產生這種疑慮的歷史——即使大家已經不記得相關事件的細節了。

舉例來說，當希勒曼在 1960 年代以破紀錄的速度開發出腮腺炎疫苗時，他做了一些我們現在認為有倫理爭議的事。[3] 對健康的孩童來說，腮腺炎是一種相當輕微的疾病。但它有時會造成腦膜炎，導致癲癇、癱瘓、失聰，或是感染胰臟並導致糖尿病。孕婦若感染腮腺炎，可能會造成新生兒先天缺陷。希勒曼的第一批疫苗臨床試驗對象，是十六名有

學習障礙的孩童，他到兒童之家為這些孩子注射疫苗。接下來，他到另一個孩子家裡為他注射疫苗，然後到費城的幼兒園為數百名孩童打疫苗。

現在，我們一定會先利用動物進行試驗，然後再對人進行試驗，先以成人為對象，然後才是孩童。我們也會確認我們得到每位參與者的知情同意。若對象是孩童，就要取得父母或監護人的同意。而希勒曼注射疫苗到第一批孩童的身體裡時沒有取得同意。

希勒曼並不是唯一的例子，仍有人成為醫學研究對象卻未被告知或徵求同意。美國惡名昭彰的塔斯基吉（Tuskegee）實驗召募了六百名非裔美國人進行研究，研究者告訴他們，他們可以得到免費的醫療照護。

塔斯基吉實驗從 1932 年到 1972 年一共進行了四十年，實驗的真正目的，是觀察男性梅毒感染者在沒有接受治療的情況下，健康會有什麼變化。其中有三分之二的受試者是因為他們是潛在（暫時還沒有症狀）的梅毒感染者而獲選。這些男性從來沒有被告知病情的診斷結果，也從來沒有接受過抗生素治療，即使在 1947 年時，抗生素已經廣為使用。[4]

在研究期間，一百二十八位男性因為梅毒或相關併發症死亡，有四十個人的妻子感染梅毒，導致十九名新生兒有先天缺陷。[5] 這個實驗令人不齒，遺毒至今尚未消失，許多非裔美國人和其他少數族裔的人不願意參與醫學研究，正是因

為他們擔心被騙去當實驗對象。

儘管塔斯基吉實驗研究的並不是疫苗，但它也不是絕無僅有的例子。美國在 1940 年代至 1960 年代為了研發藥物和疫苗，做了許多剝削孩童、囚犯、年長者和其他弱勢族群的實驗，塔斯基吉實驗可能是其中最惡劣的例子。[6]

這些研究（尤其是塔斯基吉實驗）的曝光，促使政府立法防止類似事件再次發生。現在，任何一種對人類進行的醫學研究（包括疫苗研究），都需要獲得獨立的倫理委員會核准，取得所有參與者的知情同意，並且向參與者做適當的溝通。

疫苗開發也曾發生其他方面的問題。詹納公認是免疫學之父，以及史上拯救最多性命的人。他最出名的故事是，他在 1796 年從擠奶婦女奈爾姆斯（Sarah Nelmes）手上的牛痘水泡取一些組織，為自家園丁的 8 歲孩子菲普斯（James Phipps）種牛痘。[7]

在後來的數十年，人們接種疫苗所使用的並不是從我們現在看到的瓶裝疫苗，而是採取「從手臂到手臂」的方法，把種過牛痘的人皮膚水泡裡的物質，轉移給下一個接種者。遺憾的是，這種做法轉移的物質有時不只有牛痘。在十九世紀後半，義大利有一群孩童因此感染了梅毒，德國則出現一大批肝炎患者。[8]

即使疫苗在 1940 年代開始以瓶裝方式生產，有時還是

會出差錯。1942 年，有一批美國軍人接種了黃熱病疫苗，後來才發現，用來安定疫苗的人類血清受到 B 型肝炎病毒汙染。大約有五萬名疫苗接種者因此得肝炎住院，至少有一百人死亡。[9]

1955 年，美國的卡特製藥廠（Cutter Laboratories）生產一批沒有徹底滅活的小兒麻痺症疫苗，導致接種疫苗的人遭到病毒感染，結果造成一百九十二人癱瘓（其中許多人是兒童），十人死亡。[10]

這些事件至今還存留在民間記憶裡，使得人們普遍對疫苗有一種不安的感覺。然而，事情已經過去四十多年，現今從事疫苗相關工作的科學家和監管機關，都從歷史學到教訓，並採取措施確保相關事件不會再發生。

• 現今的控管措施

現在，疫苗生產流程的每個步驟都必須受到控管，排除疫苗遭到活病原體（不論是疫苗要對抗的病原體或其他病原體）汙染的可能性。在使用 ChAdOx1、DNA 或 mRNA 疫苗這類平台技術時，不會用到病原體，所以沒有滅活失敗（像是 1955 年的小兒麻痺症疫苗）或是弱化不足的風險。在 2020 年代逐漸廣泛使用的平台技術，使用的不是活病毒，即使是活的，也會讓它變成複製缺陷。這代表病毒絕對無法

在人體內散布，造成感染和生病。

如同格林在第 3 章和第 5 章所說明的，疫苗的生產流程受到嚴格管控，所有的原料在製成疫苗前都會經過檢驗，後續還有更多的檢驗，來確認原料在每個階段都沒有受到任何物質的汙染（像是 1942 年的黃熱病疫苗）。所有製程的執行資訊都必須提供給監管機關，以獲得臨床試驗的核准。申請疫苗使用許可時，更是如此。

此外，還有嚴格的倫理控管。在申請疫苗的臨床試驗或使用許可時，我們也必須申請倫理審查。執行研究計畫的人必須提供他們與志願者溝通時使用的所有資訊，包括召募志願者的資料、志願者須知，以及同意書。志願者須知將會經過仔細審查，確認內容清楚且準確，而且是用 12 歲孩童的閱讀程度來表達，以確保所有志願者完全瞭解他們所得到的資訊。同意書也會經過檢查，以確保研究公平合理。

若研究涉及兒童，父母和孩子則會使用不同的須知說明，研究者有時還會為不同年齡的孩童設計不同的須知說明。這些須知可能會要求孩童「表示同意」，意味他們需要表明自己能夠理解那些資訊。儘管如此，父母仍然擁有最終決定權，可以否決孩子的決定。

對於比較複雜的研究，像是瘧疾疫苗挑戰研究，志願者必須刻意感染瘧疾，來得知疫苗是否具有保護力。在這樣的研究中，志願者必須填寫問卷，以便讓研究者得知他們是否

真的瞭解他們得到的資訊。研究者必須要求志願者在感染瘧疾後每天到疫苗中心報到兩次，接受密切的觀察，必要時還要服用治療瘧疾的藥物。由於對研究內容瞭解不清會造成危險，因此，唯有當志願者確信自己瞭解所閱讀的資訊，研究者才會讓這些志願者參與試驗。

我在 2021 年看到一則認識不正確的評論：「希望不會出現另一個沙利竇邁（thalidomide）」。沙利竇邁是一種藥物，能用來治療廣泛症狀，包括癌症和痲瘋病的併發症。它的副作用是嗜睡，一開始用來防止孕吐。沙利竇邁對大多數人是安全的，但孕婦若在懷孕期間服用，會造成新生兒先天缺陷。在 1950 年代末和 1960 年代初的五年之間，我們透過一萬名受害的新生兒才發現這件事。

沙利竇邁醜聞爆發後，藥物檢測、核准和推銷的規範就做了許多修改。例如在英國，讓人類服用的藥物不能只進行動物試驗，還要進行人體試驗才能獲得核准。向孕婦推銷的藥物必須提供證據，證明它在懷孕期間服用的安全性。成藥也受到更多管控。一開始適用於醫師、後來適用於所有人的黃牌計畫（Yellow Card Scheme）啟動，鼓勵大家分享藥物的副作用。[11]

現今，新的疫苗必須有大量資料，證明用在男性和非懷孕女性是安全的，才能讓孕婦接受試驗。下一個步驟是針對發育與生殖毒理學（developmental and reproductive toxicology，

DART）進行動物研究。讓動物在懷孕前或在剛懷孕時接種疫苗，然後追蹤孕程進展，等幼獸出生後，再加以研究。在臨床試驗的初期階段，正值生育年齡的女性在研究期間必須採取有效的避孕方法，並且每次接種疫苗前都要接受檢測，確定她們沒有懷孕。當疫苗的安全性經過一般大眾的證實，發育與生殖毒理學研究也完成之後，再對懷孕婦女進行研究，最後才會建議一般懷孕婦女接種。當然，有許多疫苗對懷孕婦女來說安全無虞、也建議她們接種，但這必須經過審慎評估，而不是隨便假定。

● 風險與利益

儘管如此，就算我們做了一切的努力，試圖解決與避免過去曾犯的錯，人生中並沒有哪件事是全無風險的。因此，就跟決定人生中的任何一件事一樣，在決定是否接種疫苗時，我們必須先決定利益是否大於風險。

遺憾的是，人類不善於理解不同程度的風險。我們通常不是認為事情非常令人擔心，就是認為一點也不用煩惱。然而事實上，大多數的事情介於這兩個極端之間，做或不做都有風險。

舉例來說，許多人不會去野外採野菇來吃，因為怕採到有毒的菇（非常令人擔心）。「死亡天使」是一種看起來無

毒的白色蘑菇，但它有可能導致肝衰竭和死亡。但有許多人會毫不猶豫的在餐廳點野菇燉飯來吃（一點也不用煩惱）。事實上，餐廳提供的食物雖然風險較低，但不是全然沒有風險。餐廳是否檢驗每批野菇的毒性？每週進貨的野菇都是同一個供應商提供的嗎？假如採菇專家某個星期放假，讓別人代替他去採菇，會發生什麼事？不論是自己採菇、還是信任採菇的人，其實都有風險。

我們每次離開家之後，都要面對受傷或死亡的風險，但由於離開家的利益太大，我們往往不會花太多時間思考或計算風險（一點也不用煩惱）。此外，家裡的臥室窗戶有可能撞進墜落的飛機，點燃的蠟燭有可能引起火災（後者的可能性比較高）。

對於罕見但影響重大的事件，我們傾向於高估它的風險，例如墜機。對於鮮少在新聞中出現的常見事物，我們傾向於低估它的風險，例如車禍。無論從距離還是時數來衡量，搭飛機遠比搭汽車（或是公車或火車）安全。[12]

一個合乎邏輯（但很累人）的做法是，對我們的每個行動評估做或不做的風險和利益，然後盡可能降低風險，最好能夠無損利益。若要進行徹底的風險評估，我們需要思考某個事件的嚴重性和可能性。

墜落的飛機從你家臥室窗戶撞進來這種異常事件，嚴重性很高，但可能性很低。由於這種情況極其罕見，我們也無

法讓已經很小的風險降得更低，所以我們不該再花時間想這件事，當然也不該為了降低風險而不在臥室裡睡覺。

偶爾在花園裡被黃蜂叮的可能性相當高，但其嚴重性對大多數人來說並不高。因此，我們不該花時間擔心這件事，只要好好享受花園裡的悠閒時光就好。（不過，如果我們知道自己被黃蜂叮了之後會有過敏反應，就應該確認家裡有存放腎上腺素注射器。）

車禍的嚴重性和可能性都不低，因此，我們需要意識到這個風險，並試著降低風險，例如，為車子做定期保養、開車時繫安全帶、不酒駕、開車時不用手機，以及遵守交通規則。培養好的習慣將會降低發生車禍的風險，但無法完全消除風險：即使是優良駕駛開著功能正常的汽車，也會因為其他用路人的問題而發生車禍。儘管如此，大多數人還是會因為開車帶來的利益，決定開車帶孩子出門。

• 疫苗的風險評估

當我們為自己做疫苗的風險評估時，不要忘了，已經有人幫我們降低了許多風險，製造疫苗的每一道程序都有嚴格的規範。供應商提供的原料必須符合明確的品質標準，生產工廠收到貨時，還會再進行檢驗。生產工廠必須符合許多要求，並且必須定期接受監管機關的稽查，而監管機關需要知

道所有的生產程序，以及工作人員受過哪些訓練。臨床試驗會先以動物為對象，接下來是少數的健康成年人，然後再逐漸增加試驗人數，確定疫苗非常安全之後，疫苗才可能獲得使用許可。

另外我們也要提醒自己，不要把所有的疫苗相提並論。一個常見的誤解是，疫苗含有許多我們不想注射進人體的物質。在我想要解除人們的疑慮時，遇過令人沮喪的經驗，有些人會把所有的疫苗混為一談。例如，我有一個親戚告訴我，他的朋友很猶豫要不要打流感疫苗，那個朋友的理由是「裡面一定含汞」。

這並非事實。許多年前，流感疫苗通常以多劑量小瓶來包裝，有時候含有硫柳汞。硫柳汞是一種帶有汞基的保存劑。疫苗小瓶開封後若不小心被細菌汙染，硫柳汞就會殺死細菌，使後續的接種者不會被細菌感染。然而，英國不用硫柳汞已經很多年了。英國、歐洲或美國常用的疫苗都不含硫柳汞。即使有藥廠使用硫柳汞，用量也極低，而且當中的汞成分很容易排出體外。[13]

所幸，媒體對於各種新冠肺炎疫苗非常感興趣，我希望大家現在能夠明白，製作疫苗的方式有很多種，而各種疫苗含有不同的成分。無論你想瞭解哪一種疫苗，都可以輕鬆得知成分有哪些，因為所有的疫苗都要檢附「產品特性摘要表」，上面列出所有的成分，只要上網就能查到相關資訊。

你也可以在本書書末找到牛津疫苗成分表。*

　　許多疫苗的成分看起來好像不太熟悉，但其實在人體內都能找到。這些成分全都只有極少的量（幾毫克或更少），除了有嚴重過敏反應的人之外，沒有證據顯示這些成分的劑量會造成任何傷害。牛津阿斯特捷利康疫苗裡有極少量的酒精，相當於某些天然食品裡的酒精含量。（英國伊斯蘭醫學協會〔British Islamic Medical Association〕認為「這『不足以造成任何明顯的影響』，而且穆斯林學者說可以忽略」。[14]）

　　新冠肺炎疫苗剛上市時，社群媒體流傳訊息說，這種疫苗含有取自豬或牛的物質，因此不適合穆斯林或印度教徒。這是錯誤的訊息，就像有人說流感疫苗含汞一樣，但是人們通常會信任朋友傳來的訊息並加以轉傳，而不會去查證資訊的真實性。我們需要在社群媒體上努力澄清，才能說服人們不要相信這些沒有根據的說法。

　　要改變人們根深柢固的看法是很困難的事，即使明知這根深柢固的看法是錯誤的，人們也不太願意改變。我把流感疫苗的成分表傳給我的親戚，請他傳給他的朋友。但我不知道他的朋友是否會因此改變看法。或許這位朋友會覺得，要承認自己多年來的假設有誤是難以接受的事。或許遭到

* 附錄 C 列出牛津阿斯特捷利康疫苗的所有成分。你也可以到疫苗知識計畫（Vaccine Knowledge Project）網站查到其他疫苗的成分，以及每一種成分的說明，還有這些成分為何出現在疫苗裡。

別人糾正使她覺得被冒犯了。她認為她「知道」流感疫苗含汞（事實是沒有含汞），因為汞有毒性，而且會殘留在人體內，所以對人體有害（事實是過去的某些疫苗即使含汞，也不會殘留在人體）。

然而，對於疫苗，除了不正確的資訊所導致的誤解之外，我們確實需要思考並衡量三種風險。

第一，不是所有的疫苗對每個人都是安全的。有些疫苗不建議讓某些群體的人接種。例如，有些疫苗使用了弱化的病原體或是相近的生物，包括預防結核病的卡介苗，以及麻疹腮腺炎德國麻疹疫苗。用這種方式製造的疫苗叫做「活性減毒疫苗」，但由於現在出現更多類型的疫苗，我們最好把這種疫苗稱作「活性減毒複製型疫苗」。這種疫苗進入人體後會開始散播。它不會導致健康的人生病，人體為了快速控制感染所產生的免疫反應，會形成免疫記憶，保護人體不受病原體傷害。

然而，對於免疫系統嚴重缺乏抵抗力的人來說，他們的免疫系統無法控制疫苗在人體內擴散，於是會導致嚴重的感染，甚至死亡。因此，某些群體的人不適合使用這類疫苗，例如愛滋病患或是接受化療的人。

相反的，ChAdOx1 載體疫苗是「活的」，但有複製缺陷。人體接種疫苗之後，腺病毒載體很快就會感染人體細胞，並指示細胞產生新型冠狀病毒棘蛋白，然後它的任務就

完成了。它無法自我複製，即使接種者的免疫系統沒有作用，它也無法在人體內擴散。因此，就算是重度免疫不全的人也能打 ChAdOx1 載體疫苗，而且沒有感染風險。

輝瑞 BNT 和莫德納這類 mRNA 疫苗不是活的疫苗，它在人體細胞內只存在短暫的時間，而且無法散播。[**] 有些人擔心，這種疫苗會永久改變他們的 DNA，但這並非事實。疫苗所使用的 mRNA 從來不會進入 DNA 所在的細胞核，而且細胞在使用完 mRNA 之後會將它分解並排出。

對於會產生某些嚴重過敏反應的人來說，有些疫苗並不安全。例如，某些流感疫苗是用雞蛋培養，所以含有少量的雞蛋白。它可能導致過敏反應，對雞蛋嚴重過敏的人甚至會產生過敏性休克。對雞蛋或抗生素過敏的人在接種疫苗之前一定要詢問，疫苗裡是否含有微量雞蛋白或抗生素（牛津阿斯特捷利康疫苗不含這兩種物質）。市面上通常有替代疫苗可以使用。

輝瑞 BNT 疫苗大規模施打的第一天，有兩位醫護人員在接種疫苗後產生過敏反應。他們兩人都知道自己有過敏體質，而且隨身攜帶腎上腺素注射器。[15] 疫苗使用在臨床試驗時，會排除有嚴重過敏反應的人，一旦後來擴大使用範圍，就可能發生這種情況。因此藥物與保健產品管理局表示，知

[**]　本書書末的附錄 A 有更多 mRNA 疫苗運作方式的說明。

道自己有嚴重過敏反應的人不應該接種輝瑞 BNT 疫苗，其他人在接種疫苗後，也應該要觀察十五分鐘。

我們已經討論過，疫苗唯有在進行過適當的試驗之後，才會讓孕婦接種。不過，孕婦若有很高的感染風險，也不適合接種疫苗。遇到這種情況，需要針對個別情況來討論其風險與利益。

我們發現，某些少數族裔接種新冠肺炎疫苗的比例較低。原因很複雜，儘管我們不該把廣大多元族群的疫苗猶豫原因加以簡化，但英國有一篇探討疫苗接受情況的評論提到，造成這個現象的一個原因是，有人很在意疫苗沒有對不同的少數族裔進行試驗，以致他們擔心疫苗是專為某個族裔而開發，可能對其他族裔不安全或沒有效果。基於這個原因，疫苗臨床試驗要涵蓋多元族裔是很重要的事。2020 年到 2021 年的新冠肺炎疫苗試驗，都有針對這個議題加以處理。[16]

我們要考慮的第二種風險是疫苗的副作用。大多數的副作用或不良反應很輕微，在接種後很快就會表現出來，而且在幾天內就會消失。這些副作用（手臂疼痛、發燒、倦怠、頭痛）會在臨床試驗時發現並充分記錄下來。更嚴重的不良反應通常也會在接種不久之後表現出來，並在臨床試驗時發現，此時試驗會暫停，等待調查結果。徹底調查之後，試驗有可能會完全中止，也可能只對某些群體進行試驗，也可能

會繼續進行。

不過，還是有可能會發生一些非常罕見的副作用。由於它非常罕見，所以不會在試驗期間出現，只有當數百萬人接種疫苗後才會發現。2009 年到 2010 年盛行豬流感，為此而製造的 H1N1 流感疫苗就出現這種情況。[17] 後來有研究指出，這種疫苗可能造成猝睡症（一種慢性睡眠障礙，患者會在清醒的時候突然出現深度睡眠）。在北歐，每十萬名接種疫苗的孩童和年輕人中，可能會出現三個猝睡症案例。這種副作用沒有在其他地區發現，因為猝睡症只會被某種基因引發，而這種基因在北歐比較普遍。

一般來說，第三期試驗的規模不夠大，所以無法發現罕見的副作用。當疫苗獲得許可並廣泛接種後，政府會建立安全回報機制，藉此找出那些非常罕見的問題，然後採取必要的行動。

2021 年 3 月和 4 月就出現罕見副作用的報告。有非常少數的人在接種新冠肺炎疫苗不久之後，出現一種罕見的血栓。血栓有可能是疫苗造成的，但我們無法馬上確定，因為這些不良反應非常罕見，而且也可能發生在沒有接種疫苗的人身上，所以我們很難瞭解真實情形，以及發生原因。[18] 我們能夠確定的是，這種風險微乎其微。不過我們確知，人們過去長期服用的一種避孕藥，導致致命血栓的風險更高。感染新冠肺炎發生致命血栓的風險，也比打疫苗高出許多。

英國和其他國家的監管機關和立法者，都認真看待這些非常罕見的事件，並審慎評估其影響。他們必須同時考慮疫苗的潛在風險與已知利益。（或是換個說法，必須考慮接種疫苗的風險，以及不讓民眾接種疫苗所帶來的風險。）風險與利益會因情況而異。例如：有多少病毒正在散播（正在散播的病毒愈多，感染新冠肺炎的風險愈高，因此接種疫苗的利益就愈大）；考慮的是哪個年齡層的人（年紀愈大，感染新冠肺炎的風險愈高，因此接種疫苗的利益就愈大）；有沒有其他的疫苗可用？（需要做的決定是：用疫苗還是不用疫苗？用甲疫苗還是乙疫苗？）

英國和歐盟的監管機關都表示，風險與利益評估的結果壓倒性支持繼續使用疫苗。新型冠狀病毒重創全世界，儘管到目前為止有數百萬人因它喪命，但我們才剛要開始瞭解它所造成的長期症狀，因此，疫苗是我們走出困境的路。封城能夠減少感染人數，但要以民眾的健康和福祉做為代價。歐洲、拉丁美洲和南亞的確診數仍在攀升，每一百五十位確診者當中，就有一人死亡。

疫苗的利益遠遠大於傷害：最新的分析指出，從藥物與保健產品管理局公布英國有十九人死於可能由疫苗引起的罕見血栓的隔日開始，疫苗在英國每天拯救了數百人的性命。至於風險與利益評估是否在所有的國家、對所有的人口族群都一樣明確清楚，就比較難去分析。

2021 年 4 月初有一項分析指出，接種疫苗後產生罕見血栓的機率為二十五萬分之一，死於血栓的機率為一百萬分之一（相當於開車四百公里的死亡率）。於是英國政府決定為 30 歲以下的成人提供另一種疫苗。這並不是因為 30 歲以下的人風險較高，而是因為這個族群的人死於新冠肺炎的機率比年長者低很多，因此疫苗的利益比較低，尤其此時的確診率已經下降，也有其他的疫苗可以使用。[19]

另外，孩童的疫苗臨床試驗也暫停，這並不是出於任何特定的安全考量，而是想用更多時間更深入評估成人的安全性。政府也提供罕見血栓症狀的處置建議，發現自己有這些症狀的人可以告知醫師，並接受治療。

隨著情況變化，以及我們對於罕見血栓事件有更多瞭解，我們或許可以做進一步的調整。我每天騎自行車上班，走的是我認為安全的路徑。然而在過去幾個月，這條路有個地方以白色粉筆畫了自行車圖案，是一位年輕女性騎自行車與垃圾車發生車禍，並因此喪生。儘管得知這個令人不安的事件，我依然每天騎自行車上班，我的孩子也經常騎自行車走這條路。對我來說，騎車對我的健康和心情有益，使我能夠到達我想去的地方，這些利益高於死亡的微小風險。不過，當情況改變時，我的評估結果也會改變。地面結冰時，我會改成走路或開車去上班。下雪時，我就走路上班。

血栓或墜機這類罕見但重大的事件，可能令人非常擔

心。但如同我先前說過的，人生中沒有哪件事是完全沒有風險的，即使閒閒坐在家裡也不是全然沒有風險。

最後一個安全性的考量是，有時候，接種過疫苗的人後來又接觸病原體後，還是產生了嚴重的症狀。如同第 8 章所討論的，現在科學家知道了這個疑慮，也瞭解相關的免疫反應，我們就能進行臨床前（動物）試驗來評估風險。

然而，我們必須等到某些已經接種疫苗的志願者在日常生活中接觸過病毒之後，才能完全確定我們可以排除人類發生這種情況的可能性。由於我們的第三期試驗規模非常大，所以我們也徹底研究過這種情況。參與我們的疫苗試驗、後來仍受感染的志願者（臨床試驗一定會有志願者感染，因為沒有一種疫苗是百分之百有效），全都只產生輕微的症狀。

接種疫苗不是完全沒有風險，因為每一件事都有風險。不過，不接種疫苗也不是完全沒有風險，你有可能會感染病毒，並且把病毒傳給別人。

許多人在面對衡量風險所遇到的困難時，選擇信賴專業醫療人員。這是很合理的做法。監管機關在決定是否核准某種疫苗讓大眾使用，或是在疫情期間核准某種疫苗的緊急使用許可時，會先完成周延的風險與利益分析，同時向醫護人員提供全面的指引，包括疫苗對於特定群體，諸如年長者、年輕人、孕婦或是有嚴重過敏反應的人，是否有特定的風險或利益。專家會在取得新的資訊後，持續更新分析結果和指

引，例如關於罕見副作用的分析和指引。

有些人則決定靠自己找資料。這也是非常合理的做法。不過，如果你打算這麼做，請思考一下你的資料從哪裡來。假如你參與疫苗臨床試驗，你所得到的資訊都會經過監管機關和倫理委員會的仔細審查與核准，這些人具備一定的資格，有能力檢查資訊的內容和呈現方式是否恰當。

假如你上網查產品特性摘要表，你找到的文件會說明疫苗的風險和利益，以及哪些人不應該使用它，文件的內容很長，而且很乏味，但所有的文字一定會經過監管機關審查、核實與批准。它絕對不會只用一句「這支疫苗百分之百安全」帶過。

我要再強調一次，沒有任何一件事是百分之百安全的。下次你要吃止痛藥之前，可以仔細看一下藥盒裡附的說明書，上面一定會列出一長串使用風險。[20] 不過大多數人根本不會打開那張紙來看。

假如你倚賴朋友和家人或是社群媒體所提供的資訊，你會得到什麼資訊就很難說了。當資訊來自某個我們認識的人，我們認為他很關心我們，或是他的看法值得敬重，我們很可能會毫不質疑的全盤接受，甚至轉傳給我們所有的朋友和家人。不過，我建議你最好詢問一下他的資訊是從哪裡來的，然後再做自己的評估。

社群媒體上的言論不需經過檢查，有些人真心認為自己

是對的，而出於好意張貼錯誤的資訊。我們都曾經從充滿善意的朋友和家人收過這類資訊。其他人（通常是擁有大批粉絲的名人或網紅）則是因為收了錢或為了衝高點閱率，而散播錯誤資訊。還有一些人（有時是有敵意的國家或國家代理人）會惡意張貼假訊息，故意混淆視聽或誤導民眾。

另外還有一群人，他們可能是出於好意，但對疫苗的看法卻錯了。他們提倡「自然免疫」。並非每一種「自然療法」都不安全或沒有價值。運動與更好的飲食習慣對於有腎臟病或膝蓋問題的人通常是有好處的。呼吸練習和談話療法對心理健康可能有益。但「天然保健」無法提供所有治療或預防疾病的解決方法。進行化療的癌症患者或許可以透過芳療按摩，觸發愉快的回憶並放鬆肌肉，藉此緩解疼痛。不過，發揮治療效果的是化療，而不是按摩。

支持天然保健方法的人或許會將疫苗視為「不自然」，而棄之不用。遺憾的是，如果想要「自然」獲得對抗傳染病的免疫力，唯一的方法是感染傳染病的病原體，但這種方法不一定安全。儘管維持健康（包括有效運作的免疫系統）是值得努力的目標，但是，假如我們想要激發特定的免疫力來保護自己不受某種病原體傷害，就必須實際被那種病原體感染，或是接種疫苗。

2020 年和 2021 年另一個在社群媒體廣泛流傳的訊息是，新冠肺炎疫苗會導致不孕。有些人的支持理由聽起來像

是準科學（quasi-scientific），他們主張，新型冠狀病毒的棘蛋白和胎盤蛋白很相似，因此，對抗棘蛋白的抗體也會攻擊胎盤，導致不孕。這個主張完全沒有科學根據。

讓我們來透澈思考一下其中的關聯性。若這個主張是正確的，那麼感染新型冠狀病毒的女性都會產生對抗棘蛋白的抗體，並無法懷孕。但這個情況並沒有發生。人類還會受到另外四種主要在冬季流行的冠狀病毒感染，每一種病毒都有它自己的棘蛋白。而沒有證據顯示，感染這些季節性冠狀病毒會導致不孕。

根據標準做法，對於正值生育年齡的女性，我們會請她們在參與臨床試驗期間使用有效的避孕方法，並在每次接種疫苗之前檢驗，確認她們沒有懷孕。因此，我們不認為試驗參與者當中有懷孕女性，也不期待透過試驗得知疫苗對生育能力的影響。然而，現實生活不一定會完全按照我們的計畫走，因此還是有一些女性在試驗期間懷孕。這種情況平均分布在疫苗組和安慰劑組。假如疫苗真的會影響生育能力，疫苗組當中的懷孕人數會比較少。認為疫苗會影響生育能力的主張引發了許多人的擔憂，但是這個說法完全錯誤。

假如你打算靠自己研究並瞭解疫苗，請先做好心理準備，因為會花掉你很多時間，而且要留意資訊來源，不要在無意之中分享錯誤和誤導的訊息，促成新冠肺炎的「假訊息大流行」（infodemic）。[21] 你可以上「疫苗知識計畫」網站查

資料，它是牛津大學學者經營的網站，這些學者根據最新的研究，在完全沒有製藥公司贊助的前提下，提供關於疫苗和傳染病的獨立建議。[22]

• 基於胎兒細胞的疫苗

除了風險與利益之外，有些人是根據疫苗的製造方式而反對，因為有些疫苗使用從人類胎兒細胞取得的細胞株。舉例來說，牛津阿斯特捷利康疫苗和其他複製缺陷型腺病毒載體疫苗一樣，產自 HEK293 細胞。HEK 指的是 human embryonic kidney（人胚胎腎細胞）。我們用 HEK293 細胞株製造大量的藥品和疫苗，拯救了許多人的性命，而這種細胞株全都源自 1970 年代在荷蘭被墮胎的某個胎兒。

美國有許多宗教人士極度關切這個議題，他們想要禁止所有人使用取自胎兒的東西來進行研究或做任何用途。許多虔誠的天主教徒也很關切這件事。

自 2005 年以來，梵蒂岡的立場是，使用從胎兒取得的人類細胞株來製造疫苗是不對的行為，信徒有「繼續奮鬥的道德責任」，反對使用這種疫苗，並倡議使用替代疫苗，不過，假若某個群體的人面臨巨大的健康威脅，就可以使用這種疫苗做為權宜之計。[23]

雖然我們只使用從這個合法墮胎胎兒取得的細胞，就增

殖出數十億個我們所需要的 HEK293 細胞，[24] 但人們經常有一種印象，覺得那個胎兒是為了這個目的而被墮胎。事實並非如此，但有些人因此覺得不舒服也是情有可原。不過，數十年來的刻意誤解與誤傳，卻因為一連串奇異的事件給澄清了。

2020 年 9 月，美國最高法院自由派大法官金斯伯格（Ruth Bader Ginsburg）去世。川普總統利用這個機會，提名一位反墮胎的基督教保守派來遞補這個空缺。

我不會說「墮胎是好事」，但它有時是必要的，自由社會中的女性應該有權利選擇是否要墮胎。在理想世界裡，許多墮胎根本不需要發生。

假如立法者想要降低墮胎的數量，就應該致力於創造一個理想的世界。立法者需要防止性侵發生，包括對孩童、家人甚至是配偶的性侵。他們需要讓任何有需要的人都能取得與使用有效的避孕方法，並讓有需要的人能夠得到醫療照護。他們需要教育女性並賦予她們權力，讓女性知道她們能掌控自己的人生，不必對男性百依百順，也不必屈從男性對於女性身體自主權的看法。

我希望這個世界的女性可以不需要墮胎，因為她們不會被迫陷入需要墮胎的處境。然而，我們永遠達不到理想的世界。錯誤總是會發生，人會犯錯，避孕會失敗。總有一些女性會遇到必須墮胎的處境，而當這種情況發生時，她們應該

有權利做出選擇。

川普總統提名巴雷特（Amy Coney Barrett）為最高法院大法官，並在幾天之後在白宮玫瑰園宣布這項決定。結果，那天有好幾位出席者都被新型冠狀病毒感染並確診，川普總統也不例外。[25]

川普總統接受的治療引發了一些疑問。我們得知，他曾經因為血氧濃度下降在家短暫接受氧氣治療，後來改送到華特里德醫院的總統套房接受醫療團隊的照護。醫生一開始用抗病毒藥物瑞德西韋（Remdesivir）治療。[26]

那時，瑞德西韋在美國已獲得緊急使用許可，但效果並不突出。英國的「新冠患者隨機分組治療評估試驗」（RECOVERY trial）發現，儘管瑞德西韋沒有臨床顯著性，但可能加速臨床改善。[27]

川普總統還使用另一種仍在進行臨床試驗、尚未獲得許可的藥物。[28]該藥物由雷傑納榮製藥公司（Regeneron）生產，是一種雞尾酒療法，用兩種不同的單株抗體與冠狀病毒棘蛋白結合。單株抗體是在實驗室利用單一抗體複製出來的，可以用來幫助某些有免疫問題的人，他們因為年齡或一些免疫系統的缺陷，無法產生強烈的免疫反應。

我們後來聽說，川普總統接受地塞米松（dexamethasone）治療，[29]這是一種很容易取得的低成本類固醇，英國在那年稍早進行的「新冠患者隨機分組治療評估試驗」顯示，地塞

米松會抑制新冠肺炎二期病程出現的過度免疫反應。[30]

在感染新型冠狀病毒的早期，人體會嘗試利用免疫系統來控制病毒，但對於進入二期病程的某些病人來說，免疫系統造成的壞處卻大於好處，導致他們的病情急轉直下。地塞米松已證實可以有效降低需要供氧病人的死亡率，尤其是正在使用呼吸器的人。但對於不需要供氧的人，使用地塞米松是弊大於利。因此，川普總統使用地塞米松的消息值得玩味。

我們聽到的消息是，他只是短暫接受供氧，後來就不需要供氧了。所以那代表他不該接受地塞米松的治療，因為那對他有害。反過來說，假如他一再需要供氧來維持血氧濃度，那麼他就需要用地塞米松來治療，但這也意味，他的病情比官方說法更嚴重。地塞米松也有副作用，它會影響心情，也可能讓人產生精力充沛的錯覺。

川普總統恢復上班後，他宣布所有的美國人應該都要有機會免費得到他所使用的藥物，包括雷傑納榮的單株抗體，但這種藥物的效力尚未得到臨床試驗的支持。（美國食品藥物管理局在 11 月 21 日核准這項藥品的緊急使用授權，同意讓輕微到中等症狀患者使用，但不建議讓住院或需要供氧的人使用。[31]）

我們後來知道，川普總統使用的雷傑納榮單株抗體，也曾用 HEK293 細胞進行測試。此外，基督教保守派解釋說，

川普總統並沒有要求提供 HEK293 細胞的那位婦女墮胎，所以這種藥物是可以接受的。況且，唯一要求墮胎的人，是那位在 1970 年代做出墮胎決定的懷孕婦女，因此才產生 HEK293 細胞株。有權利提出要求的，除她之外，沒有他人。[32]

諷刺的是，川普總統提名一位希望禁止墮胎的大法官，而他在提名法官的場合染疫，並接受單株抗體雞尾酒療法，但藥物的研發卻需要使用從人類胎兒取得的細胞株。結果，整件事使大眾對於疫苗的製造過程有了更深的認識。

儘管如此，人們還是會追問，我們為什麼需要繼續使用 HEK293 細胞株，明明有些疫苗使用別的細胞株不是嗎？例如，有些不活化病毒疫苗是用綠猴腎細胞（Vero cell）製造，這種細胞源自一隻非洲綠猴的腎臟。簡單版的答案是，我們也希望能改用非人類細胞株，因為我們有機會因此可以改進疫苗的生產流程。但變更細胞株需要花很多時間、金錢和人力，包括重新評估與重新校正格林所說五步驟的每一個環節。到目前為止，沒有人打算要付出那些代價。

在理想的世界裡，我們早該在十年前開始進行變更細胞株的研究。但若要在 2020 年製造疫苗，我們其實別無選擇，只能使用 HEK293 細胞株。2020 年 12 月 21 日，梵蒂岡指示羅馬教廷，即使生產疫苗所使用的細胞株源自被墮胎胎兒的組織，接種新冠肺炎疫苗仍是合乎道德的做法。[33]

再回到疫苗猶豫的主題：對於未知或新的事物有所疑慮是人之常情，況且過去的藥物和疫苗的發展史確實會讓人產生疑慮。然而，科學家已經從歷史學到教訓，並採取預防措施，使我們不再重蹈覆轍。儘管如此，沒有人能向你保證接種疫苗（或是做任何事）完全沒有風險。

世上沒有哪件事完全沒有風險。因此，我們需要權衡風險與利益，來決定該怎麼做。這並不容易，因為人類通常不善於理解風險。許多人樂於相信醫生的建議，有些人寧可靠自己研究，這兩種做法都很合理，只要你的資訊來源是可靠的就好。

新冠肺炎是一種可怕的疾病，它造成數百萬人喪生，同時使數百萬人必須長期承受不適症狀。已經上市的疫苗是以極為謹慎且注意安全的方式來生產，已透過數萬人的資料建立風險利益比，而且會持續監測罕見副作用。什麼事也不做也是一種選擇，就像採取行動一樣，這個決定也會有後果。接種新冠肺炎疫苗可以保護自己和周遭的人，使你們不會生病。

我們的社會由於醫療體系過載而導致封城，進一步發生經濟衰退，這條崎嶇坎坷的路我們走得跌跌撞撞，而疫苗是我們擁有的最佳工具，可以幫助我們結束這趟旅程。我的忠告是，一有機會打疫苗就趕快去打，我就是這麼做的。

第 10 章

時尚

格林

2020 年 7 月 15 日，佩斯頓（Robert Peston）在英國獨立電視台《十點新聞》（*News at Ten*）報導：「記者最近得知，在製藥界巨頭〔阿斯特捷利康〕的支持之下，牛津正在進行的疫苗開發工作有了非常重要的消息，同儕審查顯示，我們身上都具備的抗體，以及名為 T 細胞或稱殺手細胞所造成的免疫反應，跟研究者期待的一樣好。所以這是個好消息，是疫苗可能有效的證據……相關人士認為最快在秋天〔這款疫苗〕就有可能大量生產。」[1]

我想我真的把紅酒噴了出來。這是在搞啥啊？所有參與這項計畫的人，只要是跟臨床試驗數據沾上一點邊，都會受到嚴格的指示，絕對不能談論它。我們不能在自己的電腦裡保存副本，或是用電子郵件傳送。當然也不能告訴朋友。甚至有些人實際參與疫苗製造，也還未被告知數據是長什麼樣子。但是，佩斯頓卻在推特跟全國新聞上大談特談。

《泰晤士報》（*The Times*）及《每日電訊報》（*Telegraph*）上，立刻出現了對他的某些說法照單全收的文章（其他報紙則主要關注我們有必要在三明治連鎖店裡繼續帶口罩）。[2]牛津大學甚至在推特上發推其中一條新聞連結；我們被禁止談論自己的研究發現，但洩密的科學卻可以，這似乎是精神錯亂了。[3]

我不認為我們有人去調查消息從哪裡走漏（對於洩密的源頭為何，充斥著各種猜測：是英國疫苗任務小組的某人說

出去的，還是有政府部長想要在那一天曝光一個好消息？）但這讓我們在未來更加小心。如果我們瞭解得還不夠清楚的話，這件事也讓我們更加明白了，當聚光燈照到我們所做的每一件事情上時，燈光是多麼刺眼。

• 媒體的影響

在我小時候，我夢想著要成名：我會上電視，《每日郵報》（*Daily Mail*）上會刊登我的照片，所以我決定要成為科學家。以上純屬虛構，並沒有人這麼說過。

一整個 2020 年，團隊裡的每個人都挺身應付自己的人生課題。與此同時，由於事情還沒有難到爆表，我們以很快、有時快到嚇人的速度發展出全新的技能。我們一路走一路解決問題，也因為參與這個「世上獨一無二的故事」，我們學習著如何克服在溝通上所遇到的挑戰。

當人們只想要簡單的答案時，我們試著想出方法讓人們瞭解事情的複雜性。在為病人保密（和避免內線交易）的同時，也要公開透明。要真實的介紹我們的工作，卻又不低估它的價值。既要跟人們討論與數據相關的注意事項、未知數及不確定性，又要能給人們安慰，讓人們信任我們的工作。在維持住個人生活界線的同時，我們也努力促進大眾對科學有更多瞭解。

有時候媒體（傳統媒體和社群媒體）會幫助我們應對這些緊張局面。大部分新聞記者跟我們一樣，都是在艱難的情況下盡力而為，在傳播新興的複雜科學方面，有許多記者做得相當出色。但是在其他時候，媒體似乎也確實造成了緊張狀態。有時候，某些記者有自己的目的，而其他記者根本沒仔細去查證真相，就把這位記者說的話當成事實報導出來，結果訊息被扭曲，或是故意聳人聽聞，讓我們深感挫折。

　　這同時也是我們的機會，畢竟可以接觸到通常不會對我們的研究感興趣的人群，並將確認過的正確訊息告訴全世界。我們始終清楚，疫苗之父詹納的偉大成就不是發明對抗天花的疫苗。疫苗並非他的創見，他就跟其他科學家一樣，都是在其他人的工作基礎上發展壯大。但是他做到了其他人沒有做到的事，那就是向大眾宣傳他的發現，並呼籲人們廣泛接種疫苗。

　　媒體像雙面刃一樣，這並不是什麼新鮮事。但我們不是有影響力的人或是皇家成員，所以我想，我們絕大多數的人先前並沒有那麼關心媒體的本質。我們在實驗室裡隱姓埋名的工作，如果我們的最新發現能刊登在高度專業的科學期刊，我們會很高興。可是現在，我們別無選擇，只好拿起這把雙面刃，盡我們所能的揮動。我們的工作很重要，而且人們想要瞭解我們的工作，即使我們不想涉入，也無法置身事外。

在 2020 年最初的幾個月，關注、壓力及失言都在逐漸累加。1 月底，全世界開始擔憂疫情，我們收到很多請求，希望我們發表談話。2 月時，我們在研究實驗室首度進行照片拍攝（不是在臨床生物製造機構，畢竟我們正在製造疫苗，我不能冒險讓疫苗製造過程受到汙染或中斷），往後還又進行過好幾次。

讓攝影師及拍攝小組進實驗室，總是會一團混亂。三、四個人在實驗室裡踩來踩去，電線拉來拉去，有讓人絆倒的危險，拍攝小組將工具隨手棄置在實驗室的工作檯上，並要求深感壓力的團隊成員解釋目前正在做什麼，拍攝小組會說再講一次，最後一次，這次真的是最後一次。有時候結局並不愉快，譬如有位工作人員認為原本要進行拍攝的辦公室不合適，會拍到窗外的鷹架，結果他們在免疫學實驗室裡最忙碌的角落拍攝訪談，毀了一整個早上的工作。

到了 3 月，我和團隊成員一直不斷收到媒體的採訪請求。我記得曾跟《每日快報》（Express）的記者做過電話訪談。我跟他談了大約半小時，我以為我有小心仔細的向他描述整個故事：我們如何製造疫苗，如何測試疫苗的安全性，以及對於臨床試驗的計畫。結果當我看到新聞標題時，想像一下我有多麼驚訝：「冠狀病毒疫苗：牛津大學科學家怕英國『把雞蛋全放在一個籃子裡』」。[4]

愚蠢的是，我真的說過這樣的話。就在訪談結束前，他

問了我：「妳最擔心什麼？」現在回想起來，這顯然是記者的套話技巧。我們一直在聊天，我覺得很放鬆，所以我沒想太多就回答了。我其實說的是（我的想法埋在文章的字裡行間，文章其實寫得相當好，既清晰又準確），由於我們必須如此快速的工作，吉爾伯特無法先花上好幾年的時間測試不同版本的疫苗，再提出最後的設計，我們只能做出最簡單的選擇，重複之前對抗 MERS 的有效策略。但是標題暗示的跟我所說的並不一樣。上了一課，學到教訓了。

4 月時，聽說校園裡出現了狗仔隊（我想是有人在醫院停車場注意到某人持有長焦鏡頭的照相機）。我們並不習慣這種關注。格拉納托據稱死亡的假新聞所帶出的一連串事件，讓我們清楚的意識到，在跟媒體互動時，我們需要更有策略、更主動掌握局勢。

媒體在許多方面對我們都很有幫助。我們能夠那麼快的招募到臨床試驗志願者，新聞報導很可能是重要關鍵之一，它也提升了我們的知名度，讓注意到的人慷慨捐助我們的計畫。但是現在我們需要保護志願者及臨床試驗過程的隱私及安全性，並給我們自己空間，繼續研究工作。

我們在為疫苗臨床試驗而設立的網站上貼出告示：「我們知道臨床試驗的進展充斥著謠言及不實報導。我們懇請民眾不要相信這些訊息，也不要繼續轉傳。我們不會再提供關於臨床試驗的評論，所有的官方更新都會公布在這個網站

上。」

　　我們也開始將所有來自新聞記者的要求轉給大學的新聞辦公室，他們會代表我們回絕絕大部分的要求。新聞辦公室幫我們安排跟幾位選定的記者做了幾次背景介紹。我們不再做任何形式的評論，而是討論一些一般性議題，譬如，比較兩次不同臨床試驗結果的困難之處，以及我們可能會如何處理；或者在臨床試驗中我們如何測量抗體。除此之外，我們會在有數據要發表以及有話要說時再進行溝通，而不是無話不說。

　　當然，這並未讓各方不再提出請求。儘管我的推特出了點狀況，相對來說我的私人資訊還是沒那麼公開，但吉爾伯特就得放棄手機了。大學網站上有她的手機號碼，記者不斷打來要她發言，公眾人士想聽她的保證，投資顧問希望得到內線消息，會議籌辦業者想找她當主講人。

　　可是吉爾伯特無法放棄電子信箱，因此她的收件箱中充滿了想得到及想不到的釣魚嘗試，企圖誘使她點擊惡意附件，也有人寄來各種訊息，要她放棄研究，採用他們的理論來治癒新冠肺炎，包括吃香蕉／大蒜／水仙花／日本梅精／植物／所有天然成分／複合配方／蜘蛛毒的解毒劑／水及鹽／動物（「我沒有指明什麼動物」）。

　　大學升級了網路安全防護。有傳言說俄羅斯特工試圖偷竊我們的疫苗數據，我們的資訊人員也遇到一些「不尋常」

的問題。不過,無論他們做了什麼,肯定沒有過濾掉所有可能是善意、卻也造成困擾的方法。

我們的新策略其實就是在發表第一篇同儕審查論文之前,繼續埋頭苦幹。這個策略一直還滿順利,直到佩斯頓的洩密文刊出。他讓我們大吃一驚,但還好他的結論是正確的,不像 4 月時我們處理的假新聞。疫苗的表現確實如我們的預期。它讓免疫系統增強對新型冠狀病毒棘蛋白的防禦,並且沒有引起任何有問題的副作用。偶爾會有手臂痠痛,或是發燒的現象,這些副作用很容易用撲熱息痛(paracetamol)治療。

不過就像 4 月時的情況,希望我們做出評論的要求激增,突破新高。這讓我們首度感到相當為難。任何一絲訊息,即使是某人從其他管道洩漏出去的,都會讓我們受到質疑。當我們什麼都不說,會被批評不夠透明化,沒有盡到告知大眾的義務,但要是我們真的說了,批評者又會說我們是在做「新聞稿科學」。

此後似乎每個月都會出事。8 月的時候,新聞報導川普總統想要「快速批准」(fast-track)我們的疫苗。[5]這造成了一陣騷亂。9 月時,臨床試驗因為有人生病而停止,我們必須調查是否為疫苗所致。又是一陣騷亂。10 月,俄羅斯人發動了假訊息攻勢,其中圖片、迷因及影片一應俱全,企圖讓人們相信我們的疫苗會把他們變成猴子。[6]

科學媒體中心（Science Media Centre）是一個慈善機構，他們有個很棒的理念：「當科學家善待媒體，媒體會做出更好的科學報導」，他們成了我們生活的重要部分。在正常時候，科學媒體中心會安排活動，讓科學家可以將具有新聞價值的科學發現傳達給新聞記者，並且回答記者問題。他們也會給科學家建議，將科學發現更清楚精確的傳達出去。

在封城之後，科學媒體中心開始為我們安排線上活動，而且經常是在極短的時間內就安排好，一旦有新發展，他們也會努力不懈的蒐集專家的發言。他們的做法真的很重要，可以幫助新聞記者理解最新發展，並從一大堆不知所以的訊息中過濾出金句。

11 月第三期臨床試驗效力結果發表時，可以看到當我們試圖說明我們的工作時，幾乎會遇到的各種緊張狀況。我們的結果很複雜。跟輝瑞及莫德納發表結果時不一樣，我們的效力數字不只一個，而是三個：90%（先打一半劑量疫苗、再打標準劑量的那組）、62%（打兩劑標準劑量組）及70%（兩組一起算）；而且這些結果合併了不同國家的臨床試驗結果。

我們的結果跟其他的臨床試驗結果一樣，都是市場敏感訊息。這意味當結果一出來，就必須透過新聞稿發布，並且隨後要盡快公布經過同儕審查的完整學術論文，其中必須包含我們的所有發現。[7] 有些評論指責我們是在做「新聞稿科

學」，沒有經過謹慎的程序來取得數據，這些人並不瞭解狀況。在論文寫好、給同儕審查及發表之前，我們無法為自己辯護，只能說：等著吧，就快了。

即使在論文發表後，我們的數據還是有些未知數、不確定性及注意事項——其實所有的數據都是這樣。雖然把這些弄清楚，會讓每一件事更透明（所以是好事），但是，把焦點放在這些未知數及不確定性上面，也會削弱人們的信心，或是忽略最重要的發現：我們有了非常安全有效的疫苗。

此外，我還有一個困擾特別煩心（因為牽涉到我的工作），那就是媒體對於所謂「劑量錯誤」的報導方式。記者不斷用問題轟炸我們：發生了什麼事？你們是不是犯錯了？如果你們總是犯錯，要我們如何信任你們的疫苗？新聞標題寫著：「需要澄清」、「揭發劑量高低的問題」、「加強監督」、「愈來愈不安」、「問題增加」及「牛津疫苗出錯」。[8]

為何有些志願者只接受一半劑量的疫苗？實情很複雜，我在第 6 章有加以描述。在那時候，我們並不清楚一半劑量會對臨床試驗的結果造成什麼影響。我們之所以必須用這樣的方式報告數據，是因為我們先前就同意要這樣報告，但是我們需要時間，可能也需要更多數據，才能確實瞭解數據的含義。

當這個世界只想要簡單清晰的答案跟一個好的新聞標題，那就是基礎科學家的惡夢。我們自己可能也無法總是解

釋得很好。但是把這種情形說成錯誤是不精確的，甚至於，暗示我們是偏激狂熱或容易發生事故的科學家，也是不公平的。這種說法很令人困擾，因為不僅質疑了我們的工作，也無視於我們對臨床試驗參與者安全的關心，並且損害大眾對我們的疫苗的信心。

還有一個例子能看出科學與媒體之間重要且複雜的關係：2021 年 1 月底，有家德國報紙聲稱，我們的疫苗對老年人只有 8% 的效力，後來路透社及其他媒體也原樣轉載。[9]這項聲明根本不是事實，連我們都完全不知道這個數字到底是怎麼憑空出現的。而真相解釋起來需要一點時間。

在那時候，我們還不知道真正的數字是什麼。我們沒有數據可以去說：疫苗對 65 歲以上老年人的效力不是 8%，而是 x%。因為我們是在從年輕人身上獲得大量的安全性數據之後，才將 65 歲以上老年人加入臨床試驗中。所以，當我們的臨床試驗在 2020 年 11 月得知報告結果時，並沒有太多年長志願者的新冠肺炎檢測呈現陽性。

但是，即使我們沒有清楚簡單的效力數據，我們仍掌握極為有力的證據，那就是我們從臨床試驗中看到的免疫反應。由於年輕人跟老年人兩者的免疫反應相似，可以預期效力也會很接近。就在幾週之後，我們確實有證據顯示，我們的疫苗在現實生活中，不只對 65 歲以上、也對 80 歲以上的人群非常有效。[10]

但無論如何，德國的疫苗政策制定單位已經宣布，不會授權我們的疫苗使用在 65 歲以上的人身上。[11] 幾個月之後，在討論歐洲疫苗推廣為何進行緩慢的文章中，仍然持續引用這個虛假的「8% 聲明」。[12] 即使伴隨著這個數據並不屬實的警告，這篇糟糕的文章以及隨後對它的頻繁引用，很可能確實導致了在德國及其他地方，人們普遍抗拒接種牛津阿斯特捷利康疫苗。就像我們在第 9 章討論到的那些迷思，即使已經徹底遭到破解，還是徘徊在人們的心裡，不肯消亡。

當然，我內心受傷的原因不僅僅是因為我的工作遭人扭曲誤傳，甚至也跟新聞真相的重要性沒有多大關係，而是因為這類假訊息會讓人付出生命的代價（儘管這個例子特別糟糕，但這只是其中一個例子）。原本可以接種疫苗的人卻不接種，有些人就因此死亡。

• 電視節目的威力

我們同意英國廣播公司的《廣角鏡》（*Panorama*）製作一集節目，說明我們這一年的疫苗研發過程。儘管我們在同意之後確實對這個決定抱怨過幾次，但還好，到了 12 月，我們很高興這至少給我們一次機會，正確的講述我們的故事。我也很高興我這部分的故事有機會亮相。製造疫苗不是什麼迷人的工作，而且考量到我必須從計畫中為那些非常昂貴的

設備找到資金，所以讓學術科學家及新興生物科技公司知道我們的存在、以及我們能為他們做什麼，是很重要的事。在《廣角鏡》節目發言對我們會是很好的行銷，希望有正面效果。

可是我非常緊張。當我在上歐布萊恩的廣播節目，以及之後每一次進行面對大眾的訪談時，我都同樣感到壓力。我會說些蠢話或是失言嗎？他會問狡猾的問題，試圖讓我出糗嗎？只不過現在還有攝影機跟燈光。

12月3日，我跟英國廣播公司醫學編輯沃爾什安排了訪談，地點在牛津市中心的聖十字學院。天剛亮時，既冷又溼。那天早上，我的行事曆裡排了很多場 Zoom 的視訊會議，而且我必須去一趟臨床生物製造機構。我也還在賣房子（這是離婚的結果），需要把一些文件交給律師。我通常騎著自行車到處跑，但是為了在抵達拍攝現場時不會滿身大汗，我事先預約那天下午的共享汽車。我抓起化妝包跟髮梳，套上乾淨的套頭衫（我也很在乎打扮），然後就出發了。

在傳達室那裡量過體溫，做了許多次手部消毒之後，我獲允進入大學裡。拍攝團隊的進度有點落後，所以我先去旁邊的房間待著。房間裡有很多器材，例如裝設備的大型手提箱、奇怪的照明裝置，還有各種想像得到會在電影場景中出現的東西。我覺得不怎麼自在。不過，我有 iPad，還有許多

電子郵件要處理，所以我找了個地方坐下來，並且盡量不去盯著沃爾什看，他正安靜的在角落裡工作。

訪談似乎滿順利的。沃爾什問我的最後一個問題是：妳的疫苗安全嗎？妳自己會接種嗎？我說我不會指望自己排在接種隊伍前段，但一旦開始接種，我會鼓勵我的父母接種疫苗——任何一家疫苗皆可。等輪到我的時候，我也會去接種。接種疫苗的重點不只在保護我自己，也是保護社區中的弱勢族群，我總是希望能幫助他們受到保護。

後來，攝影團隊到臨床生物製造機構進行一上午的拍攝工作。2020 年上半，疫苗還在製造過程中時，我沒有允許任何攝影團隊進入，那時候我們的工作方式必須非常乾淨、並遵守規範，而且，要消毒攝影機並非易事。不過現在我們正處於計畫之間的空檔，也比較沒那麼忙碌，所以儘管這會打擾到實驗室，但我還是同意了。

我的女兒艾莉一向渴望可以九點以後才睡覺，尤其是有電視節目時。幾個禮拜後，我告訴她可以晚一點睡，因為媽媽會上電視介紹疫苗製造過程，但是她似乎興趣缺缺。不過，從節目一開始，她就被吸引住了，這也證明節目製作得很成功。

不是因為有我的訪談（無所謂啦！），而是因為她第一次看到世界各地疫情中的確診案例及死亡狀況，以那麼生動清晰的方式呈現出來。我想這讓她明白到我們的工作是多麼

非同小可，或許她也因此感到有些自豪。

　　她很喜歡生產線上機器充填疫苗藥瓶的畫面，還問我是不是也有一台那麼酷的機器。讀過第 5 章之後的讀者就會知道，很可惜，我並沒有這樣的機器，我們是用手工完成充填程序。

　　來自家人、朋友及上學路上的媽媽們，也給我很正面的回應。每一個人都說他們學到一些東西，並對疫苗感到放心。

　　還有很多新聞報導對這個節目做出回應，評價感覺起來都很正面，《每日郵報》形容我有「粗俗的幽默感及樸實的肯特口音」[13]，這點讓我媽很高興。[14]

• 科學需要被看見

　　如果說我們完全沒有料到 2020 年媒體會對我們的工作展現出這麼濃厚的興趣，那我們就更加沒料到（甚至很驚訝）媒體對我們個人所表現出的興趣。

　　一開始，媒體對我們是「女性科學家」很感興趣。我知道吉爾伯特對這一點特別不高興，有紀錄顯示，她曾說過「現在是 2020 年了，為什麼還要討論女性科學家？我不是女性科學家，我是科學家，而且我的同事有半數以上都是女性，工作就是我們做的。」[15]

不過，我想隨著我們的公眾形象提升，我們的態度也變得有些不同。我們意識到民眾正視我們為榜樣，我認為這一點很重要。在所謂的理工科領域（科學、科技、工程及數學），無論是在中學、大學、工作、工作中的高階職位，女性的代表還不太夠。[16] 性別間的薪水差距也還存在，原因很複雜，但部分原因是女性不太可能做到高階主管的位置。

　　在科學界，身為女性會遇到一些特別具有挑戰性的事情。僅僅是權宜之計的做法，可能會造成反效果。譬如，以往曾決定每個委員會都要任命一位資深女性，結果造成少數幾位資深女性的負擔特別沉重，讓她們無法繼續做自己的研究。不過，導師制、同盟制度及結構性的改變（尤其是育嬰假及定期合約，連男性也可受益）會帶來幫助。

　　而且，大眾對於女性擔任公眾角色的觀感，顯然也還有很多努力的空間。譬如媒體在介紹這個計畫中同樣重要的男性科學家時，很明顯的不會用以下這類描述：「兩個孩子的愛爾蘭深褐髮母親」（蘭貝），「嚴肅的三胞胎紅髮媽媽」（吉爾伯特）或者「與刻板印象不符的牛津科學怪胎」（我）。我很確定從未有人說波拉德是「男性科學家波拉德」。特此聲明，波拉德是灰髮，希爾的髮色是草莓香檳金，道格拉斯是深褐色頭髮。

　　所以，吉爾伯特一開始的反應「為什麼還要討論女性科學家？」是有道理的，現實的情形是我們仍然應該討論下

去，並且不只是討論，而是真的去做些什麼，直到我們無須再討論為止。能夠成為榜樣是個榮幸，如果在大眾的眼光下，我們的位置代表會有更多年輕人考慮他們先前不會做的選擇，這就是件好事。

還有很多紀錄片製作人都想拍攝我們騎自行車的樣子。因為牛津學者不都是這樣嗎？（我承認，這種印象雖然老套，卻是真的，我們兩個確實都騎自行車上班）。吉爾伯特還告訴我一個訣竅，說是她刻苦銘心的經驗談：不要讓他們說服妳從校園旁邊的山丘騎下來，因為等會兒妳還要再騎上去。還有，他們喜歡拍攝我們穿越大門、走下樓梯和打開冷凍庫的樣子。這些我們都很駕輕就熟了。

2020 年最超現實的時刻莫過於，吉爾伯特穿著高級訂製服在詹納研究所的地下室拍攝時尚照片。稍早前，吉爾伯特已經在倫敦的攝影棚裡，為《時尚》（*Vogue*）雜誌的「形塑 2020 年的 25 位女性」專題拍過照片。[17] 她覺得這件事應該很有趣，而且以後可能沒有機會再這麼做。

但是在吉爾伯特為《時尚》拍攝照片的不久後，《哈潑時尚》（*Harper's Bazaar*）也來找她。[18] 吉爾伯特形容他們在地下室為《哈潑時尚》「年度女性」系列專題拍的照片「有點荒謬，外套袖子太長，所以我的手臂才會在那麼奇怪的位置」。《哈潑時尚》在通常科學家不會獲得曝光機會或是被人看見的論壇上，凸顯了吉爾伯特的成就，儘管有點荒謬，

但這是一件重要的事，而且我猜她有點樂在其中。

整個 2020 年還有些令人不敢置信、得「捏自己」的時刻。對我來說，5 月的某個晚上，當我坐下來看電視時，現實及虛幻之間的分界線差一點就消失了。

我一直很喜歡布魯克（Charlie Brooker）[19] 著名的黑色諷刺喜劇，並且認為他的《防疫一瞥》（*Antiviral Wipe*）是很受歡迎的娛樂節目。那天晚上，螢幕突然跳出波拉德接受孔克（Philomena Cunk）[20] 專訪的畫面。波拉德沒有告訴我他做了這件事，因此我嚇到了。他在工作時總是很嚴肅專業，但是這一集節目洩漏了他不為人知的幽默感。我給蘭貝的 WhatsApp 訊息內容裡說我們笑到尿褲子。

有時候，我們覺得媒體給的關注太多，我們願意付出一切，只為了回到之前生活沒受人檢視的日子。但是退一步看，即使我們把自己攤開來讓人檢驗只增加一小撮人的理解，我想那也就值得了。

只要能多一個人可以看穿陰謀論，然後有信心說服虛弱的老人在輪到接種疫苗時放心去打；一個孩子因此選修三應用科學課程（triple science GCSE）[21]，代表將來可能會多一個科學家；有個女孩可以勇敢的在課堂上舉手發問；多一位臨床試驗志願者；多一個計畫的捐獻者……那些麻煩、侵擾及浪費掉的早晨就是值得的了。

也許我真正理解到的是，科學本身需要被看見。然

後，人們就會瞭解科學，並且信任科學。這樣的過程並非盲目跟從，而是要扎實的去挑戰，畢竟有些科學家會犯錯，有些會作弊。這樣的參與及瞭解有助於制定更好的政策、更理性完善的決策過程，以及更有希望的未來。

第 11 章

等待

吉爾伯特

2020年8月1日-11月8日

確診數：1,785萬-5,056萬

確診死亡數：680,961-126萬

我家在秋天發生了黃蜂入侵事件。夏天時,黃蜂在我家側牆築了一個窩,我們平常不會經過蜂窩,所以就沒有理會它。10 月初的某個星期六下了一整天的大雨,這群黃蜂不想淋雨,於是找出一條穿越我家廚房、臥室和浴室的路徑。我們看不出來牠們是從哪裡飛進屋裡的,但牠們就是一直飛進來。

　　我還記得第一次被黃蜂螫的經驗。我父親堅信,黃蜂和蜜蜂對螫人沒有興趣,只要我們不驚慌、不趕牠,牠就不會理我們。只可惜,不是所有的黃蜂都遵守這些原則。當我 7 歲時,有一天,我躺在後院帳篷裡的露營床上安靜看書,一隻黃蜂突然螫了我的小腿。我哭著跑進屋裡,一方面出於疼痛,一方面因為我覺得很冤枉。我完全沒有招惹牠,但牠還是螫我了。家人用溼布敷在我的腿上,然後要我回到後院去。(我母親的教養原則是,在家休閒的時候盡量待在戶外,不要窩在自己的房間裡,而且最好別去打擾她。)

　　雖然被螫,但我並沒有因此特別害怕黃蜂。我們夏天在院子裡玩的時候經常被螞蟻咬,被黃蜂螫和被螞蟻咬其實差不多。不過,我母親在我 7 歲那年(或是隔年)被黃蜂螫之後起了過敏反應。有一隻黃蜂停在廚房水龍頭的後方,她沒有看見那隻黃蜂,用手抓住旋鈕並轉動要開水,於是那隻受到刺激的黃蜂螫了她的手指,螫得很深。

　　不久之後,她開始覺得不舒服。我的哥哥、姊姊和我

當時按照母親的規定在後院玩，幸好我哥哥聽見廚房裡的動靜，他被派去向身材健壯的鄰居曼斯菲爾德太太求救。我父親回家吃午餐（雖然對小孩子來說是晚餐）時，看見曼斯菲爾德太太背著我母親登上等在路邊的救護車。

這個事件沒有讓母親身體不適很久，但從此以後，每當母親看見黃蜂就會開始驚慌，並且想把黃蜂趕走（她不准我們家其他人這麼做），過程則伴隨著不斷的尖叫聲「有黃蜂！我對黃蜂過敏！」遺憾的是，在我的孩子還小的時候，我母親把這種恐慌反應以及「有黃蜂！外婆對黃蜂過敏！」傳給了他們。因此，我的孩子對於這次的黃蜂入侵事件不太開心。

下大雨的那個星期六，大約有三十隻黃蜂飛進廚房。接下來一週，根據我們的計算，飛進來的黃蜂每天增加十隻。有些黃蜂會死在窗台上，有些則停在某個地方，等著我們去抓起來送到戶外放生，還有一些在燈罩下飛舞。我不想叫除蟲公司來處理，因為如果向蜂窩噴藥，除蟲藥會隨著黃蜂帶進我們家。所以，我們把門窗關好，用最不驚動牠們的方式把牠們移送出去。

偶爾，那些黃蜂還是會對我造成一些困擾。黃蜂入侵一週之後的某一天，羅伯出門去買魚和薯條當晚餐，當我在餐桌上擺餐具時，看到一隻黃蜂死在窗台上。當我要把牠移走時，又發現兩隻死掉或昏迷的黃蜂卡在窗簾上，於是我去拿

手持吸塵器，接下來，燈罩裡的黃蜂開始亂飛。羅伯開車回到家時，我正在處理另外三隻黃蜂。我一手抓著吸塵器、一手拿著蒼蠅拍，我以羽球正手拍的姿勢拍打黃蜂，然後用吸塵器吸起來。

從夏季到秋季，英國先是逐漸解封，然後又再度封城，我家那群黃蜂從屋外互不打擾，演變成侵入造成困擾，在這段過程中，我們一直在等待。我們非常清楚，每一天都可能是試驗解盲的日子，讓我們得知疫苗有沒有效果，以及效果好不好。與此同時，美國的試驗被政治化。我們家的人努力把黃蜂視為無害的干擾，並設法忽略牠們。但牠們偶爾還是會引起我們的不快。有時候，即使你不趕牠們，還是會被螫。

到最後，我們唯一能做的，就如同我們對待黃蜂和臨床試驗的態度，只有盡可能發揮耐心等待事情過去。

• 什麼時候能解盲？

這一整年，記者、朋友和同事一直追問我：我們什麼時候能知道結果？我們什麼時候能知道疫苗是不是安全的？我們什麼時候能知道疫苗有沒有效果？由於我們以前製造過類似的疫苗，我對疫苗的安全性一直很有信心，我們在 7 月發表的數據也證實了這點。至於疫苗的效果，我從一開始就相

當有信心，不過，要等到有夠多的志願者確診、試驗解盲，我們才能真正確定。

遺憾的是，對於許多急切想得到資訊的人而言（包括我），研究人員無法追蹤數據，因為問題在於，他們會很想在結果有利的時候結束試驗。假設第一位確診者有打疫苗（疫苗組），此時疫苗看起來沒有效果。又假設，接下來三名確診者打的是安慰劑（安慰劑組）。此時，疫苗的效果看起來好多了。假如接下來的六名確診者都在安慰劑組，此時疫苗的效果顯得非常好。一般就會很想在這個時候中止試驗。然而，假如接下來的十個確診案例都在疫苗組呢？此時，疫苗的效果並沒有比安慰劑更好。因此，試驗的科學誠信非常重要，我們必須讓執行試驗的人沒有機會得知結果。

除了這種不確定性之外，我們和阿斯特捷利康公司在整個夏季和初秋，都在與多個監管機關（英國藥物與保健產品管理局、美國食品藥物管理局，以及幾個其他的單位）討論，要得到多少個確診案例之後才能解盲。解盲前得到愈多案例，我們對於試驗的結果就愈有信心。另一方面，我們需要的案例數愈多，就要等待愈久，同時有愈多人死亡。

我們和監管機關討論的另一個議題是，能否將不同國家進行的試驗結果合併在一起。對於打算用在全世界的疫苗，能夠取得不同國家的數據是最好的。不過，疫情在不同的國家有不同的爆發模式，這代表我們會看到不同水準的疫

苗效力。這是因為疫苗很可能可以有效預防住院和重症，但對於輕症，疫苗的防護力就沒有那麼強了（事實也證明是如此）。在重症案例很多的國家，疫苗看起來會比較有效果。這點後來可以看得很清楚，有家疫苗公司一開始宣布，他們的疫苗效力為 78%，但後來將輕症列入計算後，就修正為50%。[1]

在這個時間點，我們還不清楚，當第一家疫苗公司（我們或是別人）公布試驗結果後，會發生什麼情況？幾乎所有的疫苗都是根據相同的棘蛋白來開發的。許多公司已經公布第一期安全性試驗的數據，證明疫苗的耐受性良好，而且只造成了我們預期接種疫苗後會產生的一些反應（接種部位短暫的疼痛、倦怠等等）。有些公司公布了第二期免疫反應試驗的結果，證明疫苗能激發對抗新型冠狀病毒的中和抗體。

但我們還不知道，我們需要多大的抗體反應，才能保護民眾不受感染。第三期試驗要建立的，主要是某個疫苗激發的免疫反應是否具有保護力，也就是抗體能否使接觸新型冠狀病毒的人不生病？我們對其他的問題也很感興趣，像是疫苗能否防止無症狀感染（如果可以，就能大幅減少病毒的傳播）。

假如我們能夠把不同疫苗第三期試驗的免疫反應拿來比較，我們能否假設，一旦一種疫苗證實有保護力，就代表能激發類似免疫反應的任何一種疫苗也具有保護力？在如此情

況下沒有多花一、兩個月蒐集夠多的案例，而是提早解盲，這種做法是否合理？[2]

隨著時序進入秋季，白晝變短，只有計畫裡的一小群統計專家知道我們的臨床試驗累積了多少個確診案例。然而，就連他們也不知道確診案例當中有多少人打的是疫苗、多少人打的是安慰劑。除了那幾個統計專家之外，其他人都在毫無頭緒的情況下等待。我們必須先講好，哪個試驗需要多少個確診案例才能解盲，在什麼情況下才能將不同國家的數據合併。接下來，我們只能等待夠多的人產生症狀並確診。

8月，在英國和巴西的第三期試驗有一萬五千人登記並接種疫苗，在南非有較小規模的第一、第二期研究，再加上另一個正在印度進行的試驗。我們知道，理論上任何一天都可能是解盲的日子，但我們覺得，應該不會在 10 月以前。從 3 月封城以來，英國的病毒傳播已經降到很低的程度，這對大眾來說是好消息，但對我們的試驗來說是個問題。

就在 8 月底，阿斯特捷利康公司在美國主導的試驗終於開始進行。這個計畫預計以很快的速度招募三萬人，此時美國的確診數非常高，而且還在不斷上升。由於美國的試驗設計稍有不同，所以它的數據不會和英國／巴西／南非的數據合併。然而，若想要在美國取得疫苗許可，一定要透過美國的臨床試驗取得效力數據。不過，試驗開始不久之後就被暫停了。

• 臨床試驗暫停

　　川普政府處理新冠肺炎疫情的做法，從一開始就和其他國家不同調。儘管科學家和國際組織一再警告，「在每個人都安全之前，沒有人是安全的」，儘管病毒無國界是顯而易見的事實，美國還是採取「美國優先」的立場。他們退出世界衛生組織，拒絕加入嚴重特殊傳染性肺炎疫苗實施計畫。這個計畫是由世界衛生組織、流行病預防創新聯盟和疫苗免疫聯盟領導的全球協作組織，旨在加速疫苗的開發，確保疫苗能公平供應，尤其是對中低收入國家。

　　5 月，各國的感染率正在下降，同時在審慎考慮後解封，但美國的疫情卻非常嚴峻。3 月底的確診數急遽飆升，使美國正式成為疫情最慘重的國家。4 月每天幾乎有兩千多人死亡，到了 5 月底，官方統計的死亡數字已經超過十萬人。5 月的某一週，確診數翻了四倍。

　　美國的防疫措施被人批評為做得太少又太慢，為了加速防疫，川普政府發起了一個由政府和民間共同合作的計畫，名叫曲速行動。[3] 臨床試驗的監督和緊急使用授權仍然由美國食品藥物管理局負責，資金依然來自生物醫學高級研究與發展局（Biomedical Advanced Research and Development Authority，BARDA）。曲速行動的任務是加快每件事的速度，它的主要目標之一，是在 2021 年 1 月之前為美國提供三億劑新冠肺

炎疫苗。

　　我過去因為流感和新興病原體的研究工作，和生物醫學高級研究與發展局交手過很多次，我從來不覺得這個組織能以曲速運作。我曾經到華盛頓特區，擔任某個流感疫苗開發研討會的主講人。那一天，我大部分的時間是用來在多個建築物進進出出，進入每個建築物時都要經過類似機場的安全檢查。我們的咖啡必須從大樓外的星巴克買進來，因為生物醫學高級研究與發展局的工作人員不能接受饋贈、或免費給予任何東西。由於我不是美國公民，所以我無法在生物醫學高級研究與發展局大樓內演講，於是我還要再經過安檢站離開大樓，想要聽我演講的人也是如此。

　　美國政府剛宣布成立曲速行動計畫時，生物醫學高級研究與發展局負責人布萊特（Rick Bright）被調派到其他職務，由斯勞伊（Moncef Slaoui）接任曲速行動負責人。[4] 布萊特自 2016 年開始擔任生物醫學高級研究與發展局負責人，他在這個領域有多年經驗，是帶領疫情反應行動的合適人選。他對於美國不重視新型冠狀病毒感到挫折，後來又在缺乏臨床試驗數據和美國食品藥物管理局核准的情況下，拒絕支持使用羥氯奎寧治療新冠肺炎。[5]

　　斯勞伊也有豐富的疫苗開發經驗，只是他不曾開發新興病原體的疫苗。斯勞伊原本是莫德納公司的董事，接任曲速行動負責人時，莫德納正在開發對抗新冠肺炎的 mRNA 疫

苗，所以他辭去董事職務，但他仍持有價值一千萬美元的股票選擇權，還繼續擔任龍沙集團（Lonza）的董事。由於龍沙集團是莫德納開發新冠疫苗的合作夥伴，使得斯勞伊遭到利益衝突的批評。斯勞伊隨後放棄了莫德納的股票選擇權，也辭去龍沙集團的董事，以及其他公司的職務。[6]

　　曲速行動幾乎立刻撥了十二億美元的資金給我們的疫苗，但接下來花了幾個月的時間，為美國的臨床試驗做準備，而美國食品藥物管理局的動作比英國藥物與保健產品管理局更慢。

　　與此同時，川普總統希望在 11 月的大選連任成功，於是一再表明一切都會沒事，因為拯救大家的疫苗很快就可以問市。科學家、醫療專業人士和監管機關開始擔心，食品藥物管理局會不會基於政治壓力而讓疫苗草率過關。食品藥物管理局的主管保證，假如有人施壓，要他們在沒有經過適當試驗之前就核准疫苗，他們會先辭職。

　　試驗比我們晚開始的一些疫苗，累積的安全數據還不是很多。只有在安全數據累積得夠多時，疫苗才能得到監管機關的許可。我們的疫苗已經擁有大量安全數據：我們已經讓數千人接種疫苗，大多數的不良反應在接種疫苗之後很快就出現了。但我們依然需要繼續進行第三期試驗，來確認疫苗的效果。尤其重要的是，我們要確認疫苗對年長者的效果，因為我們知道，年長者比較容易感染新型冠狀病毒，而且疫

苗激發的免疫反應通常比較弱。

有人擔心，即使是像我們的新冠肺炎疫苗已經累積大量的安全數據，或是像麻疹腮腺炎德國麻疹混合疫苗一樣重要的其他疫苗，只要倉促核准，就會使民眾不想接種。幾乎所有在這個領域工作的人都不希望看到，因為某個政治人物希望連任，使得疫苗倉促獲得許可。

8 月 25 日的《金融時報》（*Financial Times*）報導，川普總統考慮跳過正規的標準，加速核准牛津阿斯特捷利康疫苗，使美國在 11 月初的總統大選之前能大規模施打疫苗。[7]我們的第三期試驗在不到一週之後展開，時機不太好，因為馬上就是勞動節連假[8]，很多臨床試驗中心決定過了連假週末再開始進行試驗。然而，當美國人開始上班時，我們的試驗就暫停了。

因為我們的臨床試驗發生了 SUSAR，也就是「未預期嚴重藥品不良反應」（suspected unexpected serious adverse reaction）。人們服用藥物或接種疫苗後，有機會發生不良事件，這有可能是藥物或疫苗造成的，也有可能不是，但只要發生不好的事就稱為「不良事件」。即使不良事件顯然不是疫苗造成的，志願者還是要記錄接種疫苗後發生的每件事。

「嚴重」指的是這個不良事件會導致死亡、危及生命、導致永久或重大殘疾，或是糟糕到需要住院。[9]對於每一個嚴重不良事件，我們必須評估它是否由疫苗造成，評估結果

可能是不相關、可能、極有可能和絕對相關,評估者會判斷確定的程度。

藥物或疫苗導致的不良事件又稱作「藥品不良反應」。疫苗的臨床試驗計畫書會列出預期的藥品不良反應清單,例如接種疫苗的已知藥品不良反應是手臂疼痛。

「未預期」指的是,我們原本不知道這個嚴重藥品不良反應跟藥品或疫苗有關。

SUSAR 實際上指「疑似未預期嚴重藥物不良反應」,它有可能真的是我們未預期的嚴重藥物不良反應,也可能不是。它有可能是無論如何都會發生的事(跟接種疫苗無關的不良事件),只不過恰好在服藥或打疫苗不久之後發生。

有時候,我們可以立刻清楚的判定嚴重不良事件跟疫苗無關,因此不是 SUSAR。有一位莫德納疫苗試驗志願者遭雷擊,[10] 這必須記錄為嚴重不良事件,但不會有人認為它和接種疫苗有關。

若情況不是如此明顯,就需要加以調查。在子宮頸癌疫苗(用的是人類乳突病毒)大規模施打初期,曾發生一個例子,有一位看起來很健康的少女,在接種子宮頸癌疫苗幾小時之後死亡。調查之後發現,這名少女體內有一個非常大、非常罕見的腫瘤,沒有人知道它的存在,導致少女死亡的不是疫苗,而是腫瘤。只不過,她恰好在死亡那天接種了疫苗。[11]

又假設，80 歲的史密斯先生到住家附近的藥房例行接種流感疫苗。當他到了藥房，在接種疫苗之前開始覺得不舒服。藥劑師發現他有中風的徵兆，於是打電話叫救護車。他接受急救時，史密斯太太氣呼呼的打電話給好幾個朋友，警告他們不要打流感疫苗，因為疫苗導致她先生中風。這個事件還上了當地的報紙。直到史密斯先生的情況穩定下來，他才能夠告訴他太太，中風跟疫苗無關，因為他根本還沒打疫苗。然而，假如他的手腳稍微快一點，先打了疫苗，他就有可能在接種疫苗後立刻出現中風徵兆。

　　重點是，打疫苗之後發生的事有時跟疫苗無關。兩件事在差不多的時候發生，但純屬巧合，兩者沒有因果關係。因此，SUSAR 有可能是在臨床試驗期間跟服藥或打疫苗有關的不良反應，也可能不是，需要經過調查才能確定。它可能是疫苗造成的，也可能是恰好在那個時候發生的事。

　　任何試驗若發生 SUSAR，計畫主持人（在我們的試驗就是波拉德）可能會暫停試驗，或是監管機關會要求「臨床試驗暫停」。無論是哪種情況，對於已經接種疫苗的人，試驗會繼續追蹤他們的情況，但在調查結束之前，不會再為志願者施打疫苗。因為假如接種者有可能產生相同的不良反應，我們不想讓更多人接種疫苗。

　　不良反應的診斷跟疾病的診斷很像，有時很單純，有時比較複雜。還記得嗎？我花了八個月才確定自己有膽

酸吸收障礙。假如我參與了臨床試驗，而腹瀉狀況被視為SUSAR，那麼我得到檢測的速度會快一點，但仍然需要好幾週的時間。

本次遇到的 SUSAR 並非這個臨床試驗的第一個。SUSAR 在大規模第三期試驗出現是很正常的事，而且經常發生，因為參與試驗的志願者愈多，有人在這段期間恰巧生病的可能性就愈高。我們這次還招募了年長者參與試驗，我們都知道，年長者生病的風險本來就比年輕人高。在這個時候，我們已經在全世界讓一萬八千人接種疫苗，這樣的人數相當於一個小鎮的人口。無論是哪一個小鎮，在數週或數個月的期間內，一定會有人生病。況且，通報 SUSAR 其實代表有人在監督試驗的安全性，表示計畫主持人善盡職責。

我們的第一個 SUSAR 發生在 7 月。我們按照正常流程暫停試驗，調查情況，把證據送交獨立的評估者和監管機關，他們進行獨立審查之後，判定這個不良事件不是疫苗造成的。然後我們的試驗就恢復進行，沒有人大驚小怪或是小題大作。因此這一次，我們預期會經歷類似的過程，可能花幾天的時間等待調查結果，然後就能繼續進行試驗。

媒體沒有注意到我們的試驗在 7 月的第一次暫停，卻把第二次暫停渲染成大新聞。記者圍著每位牛津團隊成員追問：發生了什麼事？對象是誰？他們現在情況如何？這個事件對於這個疫苗和其他疫苗有什麼意義？然而，記者想要的

答案大多還在調查當中。

　　實情是，有一位志願者感到身體不適，詳情只有他本人和照顧他的團隊知道。試驗進行所在地的計畫主持人以及其他醫療專業人員正在照顧他，加以診斷，幫助他康復。牛津大學簡要的發表聲明說，試驗因為正在調查 SUSAR 而暫停（不會再繼續為志願者打疫苗）。這種說法是正確的。我們一時還沒有答案，指出目前情況還不確定，才是真正的公開透明。不過，媒體卻驟下結論：《衛報》（*The Guardian*）說，「早期突破已無希望？」《太陽報》（*The Sun*）則宣布，「疫苗搞砸了：冠狀病毒臨床試驗因重大挫敗暫停」。路透社（Reuters）說，「全球型臨床試驗暫停……原定盡快大規模施打的最先進開發中新冠疫苗，前景籠罩陰雲」。[12]

　　這些說法都不正確，但就某些方面來說，這個事件的潛在影響可能比新聞標題所暗示的更加深遠；假如這次真的是疫苗的不良反應，有可能是因為棘蛋白的關係，而所有的疫苗開發者都使用棘蛋白來激發免疫反應。意思是代表所有正在開發的疫苗都會受到影響。

● 藥廠聯合聲明

　　就許多方面而言，我這一生所累積的專業能力就是為了因應 2020 年所發生的事，但總有那麼幾天，當我起床時，

我希望這一切都沒有發生。

我非常清楚，自己（終於）能有穩當的工作，而且孩子都安全的陪在我身邊，這是多麼幸運的事。沒錯，我的孩子都成年了，我大概不該再為他們操心了，不過，知道他們人在哪裡，知道當他們生病時有人能照顧他們，會讓我安心很多。

我很高興不用再那麼頻繁的出差。羅伯和我每個週末會跟朋友去健行，所以我的社交生活跟疫情之前其實差不多。但我很懷念過去那段可以一整天都不用查看有沒有發生新問題的日子。我很懷念可以對自己的工作有某種程度掌控的感覺。而我已經相當厭煩，必須無止境的向媒體發言，總是因為必須成為那個「房間裡的大人」而要保持成熟、睿智。

我的兒子自 3 月以來就和我女兒一樣在家遠距上課，但在試驗暫停、媒體風暴延燒的那段期間，他因新學期開學又回到大學上課。我為他高興，但有點為我自己感到難過，因為我會想念他。他很懂事，也不再需要我操心，但是天下父母心。

假如你的孩子曾經因為誤判，而在凹凸不平的路面滑直排輪摔到流血不止，或是他在基多（Quito）遇到公車車禍幾個月之後，等到他說：「我跟你說過這件事，還記得吧？」你才知道這件事，你很難不覺得，唯有當他在你的視線範圍內，你才能確定他平安無事。他離開家的時候，我恰好必須

忙於工作，這對我大概是一件好事。

　　沒多久，不良反應調查完成，英國的監管機關在試驗暫停六天後准許我們繼續進行試驗，結果引發記者更多的質疑：為什麼只恢復一部分的試驗？為什麼美國的試驗沒有恢復？

　　答案是，情況一直在演變，所以每個國家的監管機關必須自己做決定。巴西在試驗暫停兩天後、南非在暫停三天後繼續展開試驗。雖然永遠有人會引用「疫苗開發要五到十年，趕進度是不安全的」這個說法，但大多數的媒體報導開始變得比較理性，他們向民眾解釋說，為了調查志願者生病的原因而暫停臨床試驗，是很正常的事。

　　英國宣布讓臨床試驗恢復進行其實是搭了順風車。幾天以前，包括阿斯特捷利康公司在內的九家大藥廠聯合簽署一份聲明，誓言就算政治人物施壓，他們也絕對不會在疫苗的安全性和效力得到相關監管機關（在美國是食品藥物管理局）判定、充分證實之前，去申請疫苗使用許可。[13]

　　藥廠的宣告讓新聞評論者有機會指出，暫停試驗證明我們有良好的臨床試驗監督機制，並且非常關注志願者的安全。我們一直說，我們會加快速度，但會把安全性擺在第一。我們用行動證明，我們隨時會為了調查一位志願者出的狀況，暫停在世界各地的試驗，結果得到了人們正面的評價。

我們的 SUSAR 發生在這個時間點當然是巧合。不過，就在媒體報導川普總統想要加快疫苗開發速度，以便在選舉前大規模施打之後的幾天，九家藥廠就發布這項聲明，並非巧合。

美國食品藥物管理局回應說，將在 10 月初公布新的指引，列出疫苗需要達到哪些要求才會予以核准。新指引要求，第三期試驗接種結束後，須提供至少追蹤兩個月的中位數資料。[14]

依據這項要求，在美國進行試驗的任何疫苗，無論是哪一種，都不可能在 11 月初的大選前取得許可。因為在美國進行的疫苗試驗都無法在那之前從足夠的志願者身上取得兩個月的安全性數據。

然而，牛津阿斯特捷利康疫苗仍有機會取得英國藥物與保健產品管理局的許可。我們 4 月就在英國展開臨床試驗，持續進行到夏季尾聲，所以我們擁有大量接種者超過兩個月的安全性數據。

此時出現了一種可行方案：由於我們在英國的試驗能提供兩個月的安全性數據，符合美國食品藥物管理局的標準，可以藉此提出效力數據，而食品藥物管理局願意在這個基礎上審查我們的疫苗。結果在美國似乎造成某些人投入更多關切。眾議院議長佩洛西（Nancy Pelosi）發表聲明，她不信任英國的監管機關藥物與保健產品管理局的許可，因為英國的

程序不像美國那麼嚴謹。[15]

她的發言既不公平、對情況也沒有幫助。根據我與兩國監管機關打交道的經驗，我確實知道兩者的做事方式不同。美國的做法比較流程導向，英國的做法比較靈活，更聚焦於蒐集評估風險和回答科學問題所需要的證據。

舉例來說，許多年前，有人請我們去和一個美國團隊一同開發瘧疾疫苗。我們已經完成第一期臨床試驗，疫苗的耐受性良好，但免疫反應不如我們期待的那麼高，於是我們決定不繼續開發這個疫苗，這個情況其實很普遍。不過，我們還剩下一些疫苗沒用完，美國團隊想把我們的疫苗結合另一種疫苗一起使用，看看能否提高免疫反應。

但我們遇到了一個問題。我們在英國已經成功完成疫苗臨床試驗，但美國食品藥物管理局的要求是，需要對兩個不同物種完成毒理學研究，而我們在英國只對一個物種完成毒理學研究。不過，完成毒理學研究之後，我們進行了人體臨床試驗，結果發現沒有安全疑慮。我們在電話上向美國食品藥物管理局解釋，我們已經取得了小鼠和人類的安全性數據，這也算是兩個物種，他們可以接受嗎？他們說不行。他們要求我們做另一種動物的毒理學研究，像是大鼠或是兔子。

問題是，假如我們用大鼠或兔子進行毒理學研究，就會把僅存的疫苗用完，導致臨床試驗無法進行。我們進退兩

難。假如我們做了美國食品藥物管理局要求的毒理學研究，就無法進行臨床試驗。假如我們不完成他們要求的毒理學研究，我們就不能進行臨床試驗。

帶領瘧疾疫苗計畫的希爾教授提出了一個我認為非常務實的解決方案。他指出，一般來說，毒理學研究會使用相同數量的雄性和雌性動物，以便為人類男性和女性的第一期安全性試驗做準備。他建議，假如我們只對某個性別的動物進行毒理學研究，那麼疫苗只會用掉一半。然後我們就有足夠的疫苗，對相同性別的人類進行第一期試驗。這不是我們慣常的做法，但這個方案可以為我們的困境解套。

然而，這個議題無法達成協議，因此我們的臨床試驗沒有機會進行。這個結果令人沮喪。不過，監管機關是非常複雜的組織，每個國家會根據自己的需求，獨立發展出自己的運作方式。各國監管機關的目標很相似，儘管他們都以誠信、嚴謹和精確的態度追求目標，但他們的工作方式和細項要求可能有所不同。疫情期間，我們希望愈多國家能取得疫苗愈好，這代表我們需要面對多個監管機關和他們的不同要求。[16]

我們的試驗持續在英國、巴西、南非、印度和日本進行，美國的試驗仍然在等候監管機關的通知。很顯然，美國食品藥物管理局在試驗委託者（阿斯特捷利康）已經自行暫停試驗的情況下，要求試驗委託者暫停試驗，是非常罕見的

情況。要解除這個情況，可能需要經過不少程序。

時序進入 10 月，英國的確診數不斷上升，尤其在大學城和北部，新的疫情警戒分級措施開始實施。儘管風險很高，日子還是照常過：我們家的浴室裡依然有黃蜂出沒，還有一件和黃蜂不相干的事，我家的洗碗機壞了。

10 月 23 日，在試驗暫停七個星期之後，美國的試驗終於重新展開。試驗暫停時，十九個試驗地點有八百二十九人登記要接種疫苗。試驗恢復進行六天之後，登記人數已來到兩千四百人，而且還在暴增當中，最後總共召募了三萬兩千名志願者，主要分布在美國，智利和祕魯也有一些。試驗參與者涵蓋多元種族；約有 20% 超過 65 歲；60% 有糖尿病、重度肥胖或心臟病等病症，這些人感染新型冠狀病毒後有較高的重症風險。

由於試驗設計有一些差異（例如，確診的定義稍有不同，以及使用的安慰劑是生理食鹽水，而非腦膜炎疫苗），美國的試驗數據會獨立分析，不與（牛津大學主導的）英國、南非和巴西的試驗合併分析。

然而，由於美國的試驗規模相當大，又開始得比較晚，得到結論的時間可能也會比較晚，因此我們希望這個試驗不僅能讓我們在美國取得緊急使用許可，也能對牛津大學主導的試驗結果提供獨立的確認。

到了 10 月底，確診數持續上升。而我覺得我們家快要

打贏與黃蜂的戰爭了，現在我們每天只看到一、兩隻黃蜂。閒下來的時候，我會開始想聖誕節的事，要如何讓我兒子和婆婆在安全的情況下全家人團聚；我婆婆已經八十多歲，獨自居住在一小時車程外的地方。

不過，我閒下來的時候並不多。確診數上升對全國來說是壞消息，對試驗來說卻是好消息。萬聖節那天，政府為了減少確診人數，第二次宣布封城一個月。隨著英國、巴西、南非和美國不斷有人被病毒感染，我們從夏季就開始等待的解盲日也愈來愈近。我們很有自信在年底之前能得到結果。

我們得到結果之後還有很多事要做，才能讓民眾開始接種疫苗。我們需要提供所有的數據給監管機關，而他們要審核這些資料，然後決定是否核准緊急使用許可，以及哪些族群的人能接種疫苗。

一般來說，試驗可能要花一年時間追蹤所有參與者的所有數據，提出效力結果，然後開始準備要交給監管機關審核的資料。不過這一整年來，我們一直把平常應該按照順序做的事改成同時進行。我們不知道何時需要把所有的分析準備好，但我們依然努力準備，這就像是為了一個不知道考試日期的測驗做準備，或是參加一場不知道終點線在哪裡的賽跑。要查核的資料總共大約有五十萬頁，工程浩大。

志願者與診所（總共有數萬家診所）之間的所有互動都會經過審查，並擷取資料。志願者若回報有手臂疼痛或頭痛

的情況，就必須用標準化的方式記錄下來。所有的志願者接種疫苗之後，經檢測得到每一個免疫反應，都必須記錄並加以確認。

接下來還有一個複雜的流程，獨立的審查委員會必須審核所有的確診案例，判斷它能否納入主要（最重要的）分析裡。志願者若出現疑似新冠肺炎的症狀，就必須和接種診所聯絡，安排時間進行檢測。診所的醫生會記錄志願者的症狀，用拭子採集鼻腔和咽喉樣本，告知志願者該遵從哪些指引，然後志願者就可以離開。

然而，這不代表每個進行檢測的志願者都能夠視為「有效案例」。審查委員會必須審核症狀的紀錄，看看是否包含咳嗽、呼吸急促、攝氏 37.8 度以上高燒，以及失去嗅覺或味覺（至少要有其中一項症狀）。新冠肺炎確診的檢測結果，是用國際認可的核酸檢測，得到明確的陽性反應，而且必須發生在接種第二劑疫苗十五天之後。[17]

此外，唯有當志願者在接種疫苗時測出血清反應陰性（意指他們還沒有新型冠狀病毒的抗體），他們的「案例」才會納入主要分析。我們剛展開試驗時，還沒有檢測抗體的工具，所以無法執行這項要求。這其實沒有關係，反正我們還是需要蒐集血清反應陽性志願者的一些安全性數據，但話說回來，既然他們無法納入效力分析，我們也不想要有太多這樣的對象。

後來，我們的免疫學實驗室開發出能在實驗室使用的檢測方法。於是我們開始在志願者接種疫苗之前，先檢測他們的血液樣本，只讓抗體反應陰性的人參與試驗。隨著試驗在全國擴大實施，有些人會把血液樣本送來給我們做抗體檢測，有些人會自己做檢測。儘管檢測有一點多元，但審查委員會允許我們讓血清反應可能是陰性的人參與試驗。

　　然而，這對監管機關來說還不夠。對於那些後來產生新冠肺炎症狀、核酸檢測陽性反應的所有志願者，我們保存了他們在接種疫苗當天採集的血液樣本，我們必須從眾多冷凍庫中找出他們的血液樣本，送到美國的實驗室再次接受檢測。我們運送血液樣本時必須附上溫度追蹤器，確保樣本在運送過程中沒有解凍。檢測結果會以安全數據傳輸方式傳送給統計專家，他們會將結果與志願者的其他資訊媒合，然後送交給審查委員會審核。

　　雖然我知道這些事正在進行，但我沒有親自參與其中。那是一個奇特的時期，需要等待案例不斷累積，讓人判定案例是否納入分析，然後分析並得知疫苗的效果好不好。就某方面而言，取得許可是我們一整年來努力追求的目標。但我們也知道，這是更大工程的開端。我們不知道它何時會發生，也不知道接下來會發生什麼事。我們只能繼續努力與繼續等待。

• 事情還沒過去

11 月 8 日是國殤紀念日的週日（Remembrance Sunday），我們村裡的教堂敲響了禮拜鐘聲。我那個星期沒有睡好，到了週末時感到很疲憊，而且覺得自己的工作效率不太好。

比起工作本身，跟工作無關的議題對我的影響更大，其中之一是美國大選。我猜，許多人和我一樣，半夜起床好幾次看新聞報導。我通常不會特別關注美國的政治；其實對於英國以外國家的政治，我的關注程度都差不多，畢竟我又不住那裡。但在今年，疫情在全美國失控，導致每天有一千人死亡，因此大選的結果顯得比平時更重要。

過去兩個星期的壓力來源還有另外一件事：我的兩個女兒要參加延期的畢業考試。當然，她們的壓力比我更大，不過，我還是感染到了一部分的壓力，我很擔心，當她們要下載或上傳考卷時，我們家的網路會出問題。另外我也在思考，如何讓全家人在聖誕節團聚。

星期五那天，累積的疲憊感使我無法好好工作，於是我在星期六到辦公室處理我應該完成的事。星期天我決定放自己一天假，星期一再回到紛亂的戰場。我完成了「三十天上半身鍛鍊挑戰」最後一天的訓練動作（我花的時間不只三十天，因為在中途一直被打斷，但我下定決心要完成整個挑戰），然後坐下來喝杯咖啡。

我的心思進入過去常陷入的一個模式，當時我的孩子還是小寶寶，我幾乎沒有屬於自己的時間。在那個模式中，我會自問：假如我有幾個小時的空閒時間，我會做什麼？有太多的事情被我忽略了，該挑哪件事來做？我的花園需要好好整理，我的髮型和指甲也是。我想發揮創造力，玩玩烹飪、編織或縫紉，但那些活動都需要預先做一些準備，而我的時間不夠。或許我應該補眠，或是點燃壁爐的柴火，然後泡杯茶、找一部電影來看。接下來我可能要等到很久以後才能休假，所以我要如何善用這一天呢？最後，我意識到那個模式所代表的意義，我把待洗衣物丟進洗衣機，強迫自己出門跑步。

　　我一直是騎自行車上班，但我從夏季以來已經很久沒有到戶外跑步，身材開始走樣。那趟跑步感覺起來不算太棒、也不算糟，最後一段路是緩緩的下坡，讓我有一種自信大步向前邁進的感覺。我回到家門口，彎腰解開鞋帶，對於自己在那天早上的成果相當滿意，此時我聽到右耳邊有嗡嗡聲，然後感受到一股刺痛。我還來不及慶賀自己的成就，我的開心就被黃蜂中止了。我覺得慶祝的樂趣被剝奪了，但也無可奈何，只能帶著疼痛的右耳進屋裡去。

第 12 章

取得許可與後續發展

吉爾伯特

2020年11月9日–2021年1月27日

確診數：5,106萬–1億0,093萬

確診死亡數：127萬–218萬

2020 年 11 月 8 日，經過好幾天如坐針氈的等待，美國總統大選的結果終於揭曉，拜登（Joe Biden）贏得總統大位。次日，BioNTech 與輝瑞公布第三期試驗的疫苗效力。他們按照法規，透過記者會發布試驗結果，隨後再一一公布更多的細節。他們的效力數字看起來非常漂亮，為全世界帶來了美好的盼望。

不過，我的團隊裡沒有人有那種感覺，因為我們沒有跑第一，我們輸了比賽。動作快是極其重要的事，但要成為第一則全憑運氣。但我們也覺得鬆了一口氣。我們現在知道，製造一種保護人們不受新型冠狀病毒傷害的疫苗是有可能的；先前沒有人有把握，一直到這一天，我們才確認這件事。一週之後，11 月 16 日星期一，莫德納也公布了好消息，他們的數字甚至比輝瑞的更漂亮一些。

那個時候，我們發表一篇針對年長者的安全性和免疫反應的論文，由於媒體大篇幅報導其他疫苗的好消息，使得這篇論文沒有得到太多關注。即使如此，我們在論文中公布的結果依然值得慶賀。

一般來說，疫苗對年長者的效果有時會比較差，不過我們的試驗參與者的血液檢測結果顯示，即使是最年長的志願者，疫苗仍然激發相當足夠的對應抗體和 T 細胞，而且不同年齡族群的免疫反應沒有明顯差異。由於年長者感染新型冠狀病毒後出現重症或死亡的風險很高，因此這是個非常重

要的發現。

我們公布的結果來自第二期試驗，意味志願者是健康的年長者，因此或許無法充分代表英國 55 歲以上所有人口的情況。不過研究顯示，即使志願者年齡超過 70 歲，免疫反應也沒有比其他年齡層更低，至少我們現在知道，年齡因素無礙於人們產生強大的免疫反應。

又過一週之後，11 月 23 日星期一，我們終於等到我們的疫苗效力結果，我們一直夢想和等待的時刻終於來臨。這是個重大的成就，不過……就像 2020 年當中許多其他的重大時刻，疫苗有效並不代表結束，而是代表下一個階段的開始。我們向前跨出了一步，更靠近新型冠狀病毒造成的災難的終點，但我們還沒有抵達目的地。

表達慶賀的新聞標題讓我們感到開心，但是看到搞不清楚狀況或是批評的新聞標題時，我們會努力克制自己的情緒。我們聚焦於下一個任務：再次仔細審核所有要發表在《刺胳針》上的資料，準備接受科學社群的嚴格檢視，同時把資料送交英國和歐盟的監管機關（也就是藥物與保健產品管理局和歐洲藥品管理局）。接下來就要由這些監管機關決定是否授予緊急使用許可，讓全世界使用。

我們的資料還有一些重要的小細節需要解決。例如，有兩起嚴重不良事件被標記為「無不良事件」，這顯然很奇怪。調查後發現，那兩起事件都是「為了接受已經計畫好的

手術而住院」，不該記錄為嚴重不良事件，所以需要修正。這一點很重要，因為嚴重不良事件的總數和內容都必須放在報告裡。正如我們先前討論過的，臨床試驗中發生嚴重不良事件的模式，通常和一般大眾生活中發生嚴重不良事件的模式相同，不過，假如大量出現任何一種預期之外的不良事件，就可能是接種疫苗造成的，需要加以調查。

當然，我們也需要花一點功夫挖掘資料，試著瞭解試驗結果裡出乎意料的部分。第一劑使用一半劑量、第二劑使用標準劑量的疫苗，真的是造成疫苗效力較高的原因嗎？還是另有原因？這背後的科學原理是什麼？它會造成什麼影響？

接下來的幾個星期，我算是有點開心：在 2020 年的第一天，我得知中國武漢出現了類 SARS 肺炎，並開始構思疫苗計畫，而在同年 12 月底，疫苗計畫達到了頂峰，即將取得藥物與保健產品管理局的緊急使用許可。

不過，好心情無法維持太久。整體來說，包括美國生技新聞輿論的中傷、某些英國媒體的跟風；確診數持續飆高，物流作業非常有挑戰性的輝瑞疫苗大規模施打展開，使全國瀰漫焦慮情緒；以及例行的年終活動，都使我們的團隊感受到愈來愈大的壓力。我們全都筋疲力竭，而且還要在疫情期間規劃聖誕節怎麼過。

12 月的第一個星期日溼冷又起霧。那天早上，女兒拿出縫紉機，打算縫製一些東西。她拿出一個小小的美麗刺繡

作品以及一些她訂購的布料給我看，說她想做幾個小袋子。我很想待在家裡，用布料、緞帶和毛線做一些東西，或是整理聖誕裝飾品，但我中午必須到辦公室討論試驗的數據，晚上還有一個線上演講。過去幾個星期，我必須婉拒許多類似的邀約，使我有種罪惡感。[1]

接下來那個星期，我們的效力數據在《刺胳針》發表，與此同時，我的兒子為了返家過聖誕節，展開一連串複雜的預備工作。他先安排了兩次核酸檢測，因為他的大學要求學生返家之前必須通過檢測。另外，他接種第二劑疫苗已經六個月，所以他必須到布里斯托（Bristol）去做臨床試驗健康檢查（我的三個孩子都參與了臨床試驗）。當他踏進家門時，我好開心，我們互相擁抱，我還稱讚了他的新髮型，那是他的室友前一天幫他剪的。

我們全家人平安的團聚了，但全國的氣氛卻愈來愈不安。一個新的新型冠狀病毒變異株（肯特郡變異株）似乎導致確診數的飆升。政府幾乎每天公布新措施，宣布不同的地區進入不同程度的警戒等級，讓所有民眾感到很混亂。每個警戒等級涉及複雜的規定，包括室內、室外或是公共場所的集會人數上限，另外還有更多關於在不同警戒等級地區之間移動的規定。

就在那個週末，三個人最多五天的聖誕泡泡計畫破滅，政府公布了新的警戒等級，也就是封城。接下來的星期

一，聖誕節即將來臨，法國禁止來自英國的貨車入境，使得超市業者發出警告，可能很快會有食物短缺的情況發生。

《每日郵報》呼籲藥物與保健產品管理局加速核准我們的疫苗，因為自輝瑞疫苗在兩週前開打以來，疫苗接種人數只有五十萬。[2] 雖然有報導說，家庭醫生為病人預約接種疫苗的系統出現問題，以及要在診所執行社交距離的規定，使他們疲於奔命，但造成接種人數太低的真正原因，不是因為國民保健署為民眾接種疫苗的能力有限，而是疫苗的數量不足。按照這個速度，光是要讓四大優先族群共一千五百萬人接種疫苗，至少就要花一年的時間。

聖誕節前的星期一，我們把最後的數據提交給藥物與保健產品管理局。報告長達一萬八千頁，藥物與保健產品管理局表示，他們至少需要七天的時間進行審查。整個聖誕假期，我們團隊的所有人把手機隨時帶在身邊，以防漏掉任何通知。但我覺得不會那麼快有消息。我也覺得，藥物與保健產品管理局的人應該沒有機會慶祝聖誕節了。

• 因應病毒突變

就在同一天，我開始為我們的疫苗製作兩個新版本。我本來希望等到 2021 年再做這件事，把開發流程再走一遍，但是看到病毒突變品系（strain）開始快速傳播的報導之後，

我覺得我們必須立刻採取行動。

　　過去幾週，媒體開始出現新型冠狀病毒變異株的報導。按照慣例，資料會一點一點的出現，等待我們拼湊出事情的全貌，同樣的，我們也必須在取得全部資料之前就採取行動。（當然，按照慣例，媒體也會要求立刻得到確定的答案。）我們很快就發現，名為肯特郡變異株、或稱英國變異株、或稱 B.1.1.7 譜系的變種病毒，其傳染力比原來的病毒更強，而且正在全英國擴散。病毒的棘蛋白產生變異，變得更容易與人類細胞表面的相關受體結合。

　　這個發展並不會特別令人感到意外，因為這就是演化：隨機的變異發生，會自然淘汰沒有優勢的病毒株，讓有優勢的版本留下來。隨機變異成無法感染人類的病毒會消失，隨機變異成能夠感染更多人的病毒會具有優勢，並迅速取代原來的病毒。新型冠狀病毒另外兩個潛在的相關變異株也界定出來了：南非變異株、或稱 B.1.351 譜系，它也是棘蛋白發生變化，還有巴西變異株、或稱 P.1 譜系。

　　我們的疫苗使用的就是棘蛋白。儘管變異株的棘蛋白稍有不同，但它們似乎不能完全「避開」我們的疫苗產生的免疫反應。換句話說，我們的疫苗似乎還能對抗新的變異株：就算防護力沒那麼好，也還算不錯，暫時還不需要轉換到新版本的疫苗。然而若是在將近一年以前，也就是 2020 年 1月，假如我們有可能需要疫苗，那就必須立刻開始製作，即

使要冒險也在所不惜。

因此，我們必須找出新的基因序列，植入腺病毒載體——這個環節做起來相對容易，而且很快就能完成。我們也必須找出方法，在每個階段用最快的速度工作，包括製造新的起始原料、執行新的臨床試驗、將已經量產的生產線轉換成生產新的疫苗，然後取得新疫苗的使用許可。這些工作都需要預先規劃，一旦我們需要轉換時，就有最好、最快、已經計畫好的流程，隨時可以使用。我訂購了一些新的DNA序列，然後凱薩琳和我又開始規劃新的開發計畫。

● 煎熬的聖誕節

我家的聖誕節在平靜安詳中度過，這已經讓我很滿意了。聖誕夜晚餐之前，我們先喝一點雞尾酒，吃完飯後，全家人一起看電影。聖誕節當天，兩個女兒煮了一頓聖誕大餐，包括各式各樣的配菜。我看了一下電視，織了一點東西，也拼了幾塊拼圖，點燃壁爐的柴火，在沙發上打個小盹，但我一直把手機放在附近，以防有任何新消息傳進來。

期間，確診數持續上揚，住院數也在上升。報紙依然充斥著各種急切的猜測，例如我們的疫苗何時能夠取得許可。有人預測我們的疫苗會「改變遊戲規則」，因為世界上將會有一種更容易運送且數量充沛的疫苗。有人希望盡快讓民眾

接種疫苗，也有人希望給藥物與保健產品管理局更多時間完成審核，這兩方意見形成拉鋸。我和大家一樣，心裡也很糾結。

28 日，我不再遵循大家要我趁能夠休息的時候好好休息的建議，跑到辦公室去。我知道我的信箱在聖誕假期會不斷累積電子郵件，但因為我正在等待消息，所以忍不住一封接著一封點開來閱讀。我猜，這就像是等待孫子出生的感覺，你什麼忙也幫不了，但你無法將這件事放下，去做平常在做的事。我母親總是抱怨說，她在等待我的三胞胎出生時，感受到的壓力有多大。每當她這麼碎念時，我總是在心裡想著，不論等待有多麼辛苦，生產才更辛苦。

二十二年前，我在懷孕三十週的時候開始陣痛，比預產期提早了十週。那意味我的三胞胎可能都需要使用呼吸器，但醫院裡只有一台合適的呼吸器。醫療團隊討論到，先讓一個寶寶出生，然後把我送到有更多呼吸器的其他醫院（讓第一個寶寶接上可攜式呼吸器？）。但在當時，情況已經不允許我們那麼做了，因為他們警告我，「寶寶會在救護車上出生」。因此，我真的很有可能會和我的寶寶分開，而他們有可能無法全都活下來。

第一個寶寶出生後能夠自己呼吸，不需要使用呼吸器，然後他們立刻把寶寶送到新生兒加護病房。在接下來的十六個小時，我一直靠靜脈注射藥物停止分娩，他們把各種

監測器接在我身上，監看我子宮收縮的情況和胎兒的心跳。但高劑量的藥物開始影響我的心跳，但降低劑量又會使我的子宮開始收縮。最後，他們放棄讓我去看第一個寶寶的計畫，把我推進開刀房生下另外兩個寶寶。這兩個孩子出生時也能自行呼吸，所以送到重症康復病房（high-dependency unit，寶寶如果送到這裡，代表情況不像新生兒加護病房的寶寶那麼嚴重）。隔天，在加護病房的老大也送到重症康復病房了。

我在 28 日就是扮演祖母的角色，等待藥物與保健產品管理局核准我們的疫苗，情況其實不算太糟。我提醒自己，無論等待有多麼難熬，全世界有更多人比我更難熬，包括需要照顧大量新冠肺炎病患的醫護人員，以及呼吸窘迫的病人。

當天晚上，我知道許可即將發下來。藥物與保健產品管理局會在 12 月 30 日星期三早上公布這項消息。疫情就此結束，我們從此過著幸福快樂的日子。

• 大眾依然焦慮

事情有那麼單純就好了。當然，疫情還沒結束。阿斯特捷利康公司已經生產數百萬劑疫苗，但接下來還需要生產數億劑疫苗。疫苗要在全世界開始大規模施打，這個任務就和

製造疫苗與證明疫苗有效一樣艱巨。況且，病毒還在全世界橫行；病毒持續傳播意味可能有更多變異株會出現。

你可能猜想，牛津團隊不負責監督全球的疫苗生產或是大規模施打，所以從 2020 年 12 月 30 日疫苗經藥物與保健產品管理局核准，到第一批疫苗在 2021 年 1 月 4 日開始施打的這段期間，我們應該很清閒，可以趁這個機會回顧這一整年的辛苦工作，包括年底獲得的成功，並展望未來，許多民眾即將能夠接種疫苗。或許，我們終於能夠為我們的成就互相道賀，但事實並非如此，情況反而像是我跑步完、解鞋帶時，正為自己的成就感到自豪，黃蜂卻螫了我的耳朵。

我們確實得到了一些祝賀，但媒體對於疫苗開始施打後的各種情況，充滿焦慮和批評，包括相隔十二週打兩劑標準劑量疫苗的決定；大規模施打的速度；疫苗能否對抗新的變異株，諸如此類。儘管有點煩，但這種焦慮是可以理解的，因為英國在 12 月 29 日創下八萬人確診的新紀錄，醫療體系瀕臨崩潰，而我們還不清楚，再次封城能否讓情況得到控制。

但是，我們已經完成我們的工作。因此，我們對於批評並不是那麼在意，它就像是黃蜂的嗡嗡叫。接下來才是真正大條的事，可能使整個疫苗計畫翻車出軌：我們的疫苗有可能在大規模施打展開之前就被叫停。

格林在第 5 章解釋過，我們的疫苗是使用 HEK293 細

胞株來生產。我們在細胞中培養出疫苗之後，就會把我們要的部分（腺病毒載體疫苗）分離出來，而且每批疫苗出廠時都會經過檢驗。

然而，有些病毒載體疫苗在製造時，使用了不同種類、帶有脂質（脂肪）包膜的病毒。由於那些病毒載體疫苗也是在細胞內培養出來，所以在製造過程中，生產細胞的一些蛋白質會融入病毒的脂質包膜，成為疫苗的一部分，即使純化之後依然存在。若生產細胞源自人類，那些蛋白質將含有人類白血球抗原（human leukocyte antigens，HLA）。

HLA 屬於免疫系統的一部分，而且有許多不同的版本。我們每個人會從父母那裡得到獨特的 HLA 組合。器官移植時要檢查的組織類型，就是 HLA 組合。免疫系統的任務是分辨出「自我」（屬於我的一部分）和「非我」（外來的東西，因此應該加以攻擊）。同卵雙胞胎進行腎臟移植不會有排斥現象，因為他們的細胞（包括捐贈的腎臟細胞）裡有相同的 HLA 分子。若是接受陌生人捐贈的器官，就需要尋找最契合的對象，而且器官接受者可能需要服用免疫抑制劑來防止排斥現象發生。

假如某人接種了人類細胞株生產的包膜病毒載體疫苗，源自那個細胞株的 HLA 分子就有可能使他產生致敏反應，這會使他更難以接受器官移植（如果有需要的話）。有人告訴我們和藥物與保健產品管理局，在某個愛滋病候選疫

苗進行的小型臨床試驗中發生這個現象，最後導致整個疫苗開發計畫中止。

　　就在藥物與保健產品管理局核准我們的疫苗之後，疫苗接種計畫展開之前，我們突然被要求證明，我們的疫苗不會導致 HLA 致敏問題。

　　當然，這是個很重要的議題，但純粹是理論層面的擔心。腺病毒不是包膜病毒，完全不含脂質。此外，每一批疫苗的最終檢驗包括測量宿主細胞蛋白殘存量，它必須低於一個非常低的限定值。因此，我們沒有理由認為，疫苗裡有完整的 HLA 分子，也沒理由認為，疫苗會因此引發致敏反應。我們搜尋所有期刊的科學文獻，找不到任何關於這方面的研究。沒有任何人指出，接種腺病毒載體疫苗之後「沒有」發現 HLA 致敏反應；這大概是因為我們沒有理由期待這個現象會發生，所以沒有人想找出答案。不過，沒有文獻提到這件事，也代表沒有文獻在這方面提供任何確認。

　　我們能採取的另一個做法是，用一些試驗志願者的血液測量 HLA 分子的反應，看看是否有跡象顯示，HLA 分子反應會因為接種疫苗而提高。因此，在 2021 年的第一天，我們的員工忙著在實驗室找出一千二百個血液樣本，打包送去檢驗。懷孕婦女的胎兒遺傳了父親的 HLA 分子，所以懷孕婦女會對孩子父親的 HLA 分子產生致敏反應。因此，最簡單的做法就是只用男性試驗志願者的血液樣本。我們把六百

個接種第二劑疫苗二十八天後採的血液樣本（此時是反應最強的時候），以及這些人接種第一劑疫苗時的血液樣本，一同打包，送去比對。

這和我在 2020 年的第一天形成強烈對比。那天我悠哉的待在家裡，上一些科學網站瀏覽，看看有沒有新鮮事。「願你活在風起雲湧的時代」顯然是一種詛咒，而非祝福。

神奇的是，隔天中午，國民保健署的實驗室就分析完四百對樣本，一切正常，沒有 HLA 致敏反應的證據，我們本來就預期會有這樣的結果，但現在得到了資料的證實。接下來的二十四小時，其餘的樣本也完成分析，所有的結果送交藥物與保健產品管理局。這個理論上存在而且很重要的議題，現在確定不再是問題。與此同時，我又回歸全年無休的日子，再次迫於無奈，無法向家人透露我所做的每件事。

• 我接種了疫苗

2021 年 1 月 27 日星期三，我一方面感到雀躍興奮，一方面感到挫折。整個早上我一直坐立不安。經過漫長而急切的等待，我終於要接種疫苗了。

疫苗團隊在 1 月變得愈來愈緊張，當然，我們還沒有達到幸福快樂的終點。我正在和格林的團隊努力規劃新版本疫苗的製造路徑；現在有三個版本，包括肯特郡、南非和巴

西。

波拉德的團隊依然在追蹤臨床試驗參與者是否產生新冠肺炎的症狀，把資料不斷加入效力分析的數據庫，同時採取血液樣本，來評估免疫力的維持情況。

蘭貝的團隊每天還在實驗室測量免疫反應，同時把樣本送到其他實驗室進行更多檢測。

我們根本沒有放鬆、進行整體評估或慶祝的機會，長時間待在實驗室的日子，感覺就像初夏的興奮短跑衝刺，變成馬拉松般的舉步維艱。

醫療工作者（波拉德團隊裡的醫生和護理師，他們需要和臨床試驗志願者面對面接觸）正在陸續接種疫苗。負責生產疫苗供應給英國的一個工廠發生群聚感染，於是那裡的員工也開始接種疫苗。[3] 這很合理，因為沒有人希望疫苗工廠的員工生病請假或隔離，導致耽誤了疫苗的供應。

可是，在格林的臨床生物製造機構裡，為了對抗新型變異株而製造新疫苗的那些人，以及在免疫實驗室幫產生症狀的志願者採取檢驗樣本的人，全都還沒接種疫苗。由於確診數依然很高，我們都覺得自己和工作面臨很大的風險。我們透過各種管道想讓我們的團隊接種疫苗，最後，我終於收到一封電子郵件，邀請我去預約接種疫苗。

我在診所外排隊，跟其他人保持社交距離。我感到非常興奮，因為我即將要接種我一年前開始計畫並開發的疫苗。

我曾經接種過自己設計的疫苗，但那次是因為我參與第一期安全性試驗。這一次，我不是參與臨床試驗，而是和其他民眾一起，接種在全世界獲得使用許可的疫苗。我在排隊人龍中認出幾個同事，我們隔著口罩向彼此簡短的打招呼。

使我感到挫折的是，事情還沒結束。我們打完疫苗後還要等兩個星期才會產生免疫力。然後要花更多時間等待傳染情況大幅下降，然後才能解封，回歸比較接近以往的生活。我填好表格，向醫護人員念出我的健保卡號碼兩次，捲起袖子，接種我的疫苗。

那天晚上，我上床時感覺還不錯，但我在凌晨一點醒來，覺得噁心和全身發冷。雖然我穿著冬天的睡衣，蓋著厚厚的被子，我的雙腳還是冷得像冰塊。我喝了一杯水，套上毛襪（我父親親手織的；老爸，謝謝你，我還在接受你的照顧），回到床上，然後開始劇烈的發抖。假如我繃緊肌肉，可以使身體的顫抖停止，但只要一放鬆試著睡覺，又會開始顫抖。

接下來，我開始覺得很熱。我又喝了一些水，服用了止痛退燒藥，最後終於睡著了。早上七點鬧鐘響起的時候，我覺得一切回復正常，只是因為沒睡好而覺得有點累。不過，我的心中充滿感恩。雖然有好幾個小時身體感到不舒服，現在也覺得很累，但我瞭解這個過程（接種疫苗後預期會產生的反應），以及可能會持續多久（數小時）。

比起親身體驗新冠肺炎的症狀（全球有超過一億人經歷過），而且不知道接下來會發生什麼事，接種疫苗的副作用實在是好多了。

第 13 章

疾病 Y：下一次

格林

2021年2月18日-進行中

確診數：1億1,038萬–

確診死亡數：244萬–

疫苗接種人數：1億9,373萬–

2021 年 2 月 18 日星期四，剛好是我們啟動「經典方法升級版」為第一批疫苗製造起始原料的一年後，我又再度等著收到看起來像是空瓶、卻有一千億股 DNA 序列在裡面的小試管。這些 DNA 是新型南非變種株的 DNA 構築體，我的團隊再一次要將它們製成疫苗。

我又感到擔心，這樣的擔心好像已經變成常態。這一次，我們對疫苗製造有更多瞭解。我們也從一開始就跟阿斯特捷利康緊密合作，而不是在計畫進行中途才讓他們上車，這兩者有很大的差別。儘管如此，我感受到的壓力與上一次不可思議的相似。

臨床試驗的設計會是什麼？我們需要多少劑疫苗？能多快做出來？還有針對這一年新湧出的焦慮：我們還必須做多少種變異株疫苗？我們先前想至少會再做兩種，但是這個數字只會增加，因為有愈來愈多「高關注變異株」（variants of concern）被辨識出來。

隨著疫苗的迅速推廣，感覺全球大流行結束已經指日可待，但是萬一在新型變異株上處理不當，也讓人感到一切有可能會再次倒退。我不確定到時我們的團隊還能不能接招，因為我們就快撐不下去了。

• 變異株來襲

　　還會有下一次。下一次全球大流行還會再來。早在
2021 年開始之前，我們就思考著我們需要做些什麼，才能
準備好面對下一次全球大流行。但是，在 2021 年初期，局
勢也清楚的顯示出，儘管全世界開始施打我們及其他家的疫
苗，但我們跟新型冠狀病毒的競賽還沒結束，它還沒放過我
們。

　　對於這個把全世界搞得天翻地覆的微小病原體，我們
要學習的地方還有很多。要如何更有效的防止傳播？如何治
療這個疾病？哪些人最容易受到感染？各種獲得許可的疫苗
在防止重症及死亡的效果如何？避免感染輕症的效果呢？可
以防止無症狀傳播嗎？從接種疫苗獲得的免疫力可以持續多
久？混打疫苗（譬如輝瑞加牛津阿斯特捷利康）會比打兩劑
相同的疫苗更有效嗎？

　　科學家還在持續盡其所能的學習瞭解原始病毒，真實
世界裡對於我們及其他家疫苗的好消息開始增加，但與此同
時，我們也必須對「新型高關注變異株來襲」這不受歡迎的
消息做出回應，因為目前新型冠狀病毒的不同變種版本正在
傳播，在某些地區，甚至還開始取代原始病毒。

　　新型變異株無可避免，這是我們可以預料到的狀況，但
或許我們並未想到它們竟然出現的如此迅速。在臨床生物製

造機構，我們甚至曾允許自己稍微放鬆，以為針對新型冠狀病毒的疫苗研發工作結束，終於可以開始「回歸正常」。

我們知道冠狀病毒的突變率不是很高，不過，這項知識很可能讓我們誤以為情況還算安全。冠狀病毒的突變率不高。指的是它們在複製時，通常不太會犯錯，這是因為冠狀病毒有「校對」的能力，可以偵測及糾正複製時的錯誤。相形之下，HIV 就有高突變率，因為 HIV 缺乏校正能力。流感也是一樣，所以製造有效的 HIV 及流感疫苗是很有挑戰性的工作。

對於新型冠狀病毒，我們沒有這樣的問題。無論如何，在 2020 年底，有極為大量的病毒在全世界傳播，尤其是在英國、巴西及南非等地區特別盛行，在這種狀況下，即使是在統計學上不太可能發生的事件，也會發生很多次。

絕大多數突變會成為病毒的錯誤版本，不會發揮作用，所以不會製造出更多複本，它們就是消失了，也沒留下曾經出現過的證據。不過，會為病毒帶來某些優勢的突變，就會開始占上風。如果現有疫苗引發的免疫反應對占上風的變異株仍然有效，那就不見得有多重要。但是，新型變異株若能躲過現有疫苗，事情就非同小可了。

在 2020 年末及 2021 年初，我們知道三種高關注變異株。因為只有在大量進行病毒定序的國家（包括英國），才會挑出變異株，所以實際上的變異株種類可能更多。

肯特郡變異株（B.1.1.7 譜系）比原始病毒的感染力更強，棘蛋白的改變讓它可以更有效的傳播。由於它能比原始病毒傳播得更多，它很快就在英國變得很普遍，並且播種到全世界。（事實上，我們所說的原始病毒很可能也非原始的：一個叫 D614G[1] 的突變發生在全球大流行初期，並成為主要的全球變異株。這應該是個警訊。）

無論如何，到了 2 月初，我們有很好的證據顯示，不管是因為感染原始病毒、或是因為接種原始疫苗所引發的抗體，仍然能夠中和肯特郡變異株。臨床生物製造機構一開始的工作，是製作特別針對這個變異株的疫苗，所以就沒有優先考慮另外兩種高關注變異株：南非變異株（B.1.351 譜系）和巴西變異株（P.1 譜系）。

現有疫苗所引發的抗體似乎比較不能中和這兩種變異株。這些變異株累積的突變會阻止因為感染原始病毒、或是因為接種疫苗所產生的抗體，與新版本的棘蛋白結合；我們將這種現象稱為免疫逃避（immune escape）。並不是說疫苗對南非或巴西變異株就沒有效。有好跡象顯示，疫苗仍然可以避免死亡及重症。但是看起來，在預防輕症及無症狀感染上，疫苗的表現可能不會太好。

由於所有的原始疫苗都是使用平台技術製造的，我們很高興無需從零開始製作新疫苗。相反的，我們可以使用我們在 2020 年的方法，用新型突變版本的基因序列替換掉原始

棘蛋白的基因序列，以製造出好幾種有潛力的新疫苗。

　　儘管疫苗製造過程的某些部分所花費的時間會跟 2020 年時一樣長（因為我們還沒找到更快的方法來培養生產細胞），其他部分卻能相當程度的加快速度。譬如，由於有阿斯特捷利康的全面參與，臨床生物製造機構只需生產起始原料即可（第 5 章中提到的步驟一）。疫苗本身的製造可以由阿斯特捷利康完成，他們現在對疫苗生產已經有極為豐富的經驗，而且在相同時間內所生產出來的數量遠比我們還多。波拉德也就不用每五分鐘就來敲我們的門，問我們打算生產多少劑，好讓他做臨床試驗，並請求我們把數量加倍。

　　此外，我們在 2020 年所進行的臨床試驗也不用全部重複。以我們每年都會製作的流感疫苗為例，要放入的菌株是每一年決定的，然後用跟先前一樣的方式來製造疫苗。新版本疫苗會經過小型的第一／二期臨床試驗，以證明疫苗能引發預期的免疫反應，與此同時，也有幾百萬劑疫苗正在生產。

　　我們說不定也可以對新冠疫苗採取同樣的程序。在證明第一批疫苗的安全性、免疫反應及效力之後，我們或許可以用幾百人的規模，簡單的測試疫苗引發抗體中和新型冠狀病毒新型變異株的能力，是否與先前相同。我們也會檢視 T 細胞的反應。要是疫苗的表現一如預期，我們應該能夠在 2021 年秋天之前，準備好讓它做為追加劑。

隨著這樣的發展，我們也需要測試新的變異株疫苗，看看它對於先前已經感染原始變異株的人、或是已接種原始疫苗的人，會有什麼作用。我們需要確認當身體看到有些調整的疫苗版本時，它會辨識出差異，並製造新的 B 細胞及 T 細胞來對抗新型變異株。我們也必須用特定的傳播變異株組合，為特定族群規劃出最好的疫苗組合。

我們也許能設計出一種疫苗，同時有效對抗巴西及南非的變異株（別忘了在某種程度上，現有疫苗還能有效的對抗它們）。我們或許也能夠設計出預防性（pre-emptive）疫苗，用來對抗尚未發現、但能預期一出現就可能會引起問題的變異株。感覺起來，這些都不是難以克服的問題。

同時我們也認為，病毒的突變不可能讓疫苗完全失效、卻還能讓自己持續運作。因為棘蛋白的改變若是足以讓疫苗完全無效，那麼幾乎可以肯定的是，這樣的改變也會過於極端，以致病毒本身也失去功能。所以，儘管眼前的狀況感覺像是電影《今天暫時停止》（*Groundhog Day*）演的那樣日復一日，儘管我們都已身心俱疲，心想這一切何時才能結束，但我們依舊咬緊牙關，對自己的所作所為及前進方向有更清楚的掌握，以面對新型變異株。

我們不清楚接下來這一年會需要針對多少種變異株製造疫苗，但是隨著全球疫苗接種計畫的展開，新型冠狀病毒的傳播數量將減少，一併讓新型變異株種類的出現機會下降。

在新型變異株出現時做出回應，將會變成一種常規過程，並成為阿斯特捷利康及其他疫苗製造商正常產品開發的一部分。我們也會傳授阿斯特捷利康製造第一批起始原料的方法，這樣他們就完全不必依賴我們。然後我們就可以回到我們「真正的」工作：為引發全球問題的疾病生產創新的藥物。或許這份工作現在更具有急迫性，也是到了現在，我們才能將疾病 X 從名單中劃掉，轉而研究疾病 Y。

• 龐大的改善空間

疾病 Y 即將出現，還會有下一次，無可避免。

流行病學家以及人畜共通（人畜之間直接傳播）傳染疾病專家已經提出警告，野生動物買賣、工業規模的集約農業所產生的壓力，都製造疾病 Y 出現的機會。[2] 這是有道理的。人類與其他物種愈是頻繁的密切接觸，尤其是飼養動物的環境衛生條件不佳，動物病毒（無論是雞、豬、蝙蝠或鼬鼠）就愈有可能發生自然變種，並且有可能隨機突變，成為能夠直接感染人類的病毒，在跟人類實際接觸時感染。當然，受到病毒感染的人若是生活在擁擠或衛生條件很差的地方，就會增加繼續傳播的機會。

對於像我這樣的人，食物來源是特易購超市用塑膠材料包裝好的商品、或是用蔬菜箱直送到府，很容易大喊：「關

閉這樣的傳統市場」。事實是，這會影響到活生生的人們，他們要顧及生計、還有孩子要養。在批評他人、並提出簡單的解決方案之前，我知道我還需要去學習瞭解更多問題。

我們知道會有疾病 Y。然而，就像我和吉爾伯特在 2018 年開始研究疾病 X 時，我們並不知道疾病 X 會是冠狀病毒，因此，我們也不知道疾病 Y 會是什麼。

我們可以做出一些有根據的猜測。它有可能會是另一種冠狀病毒。過去二十年來，我們看過三次由動物傳染給人類的狀況，分別是 SARS、MERS 及新型冠狀病毒。它也可能是流感病毒株，遺傳密碼經過新的排列組合，使它極度容易傳染或極度致命，或者兩者兼具。它也可能是全然未知、從來沒有人研究過的病毒：全世界據估計有一百六十七萬種病毒正在傳播，據信其中有幾十萬種病毒有能力感染人類。科學家研究過其中的 263 種，大概只占了具有大流行威脅的 0.04%。[3]

同樣的，對於那些討人厭的病原體，我們已經知道的名單就有一長串，但我們仍然沒有疫苗或治療方法。其中任何一種都有可能導致下一次全球大流行。

2020 年，當全球的目光焦點都集中在新冠肺炎大流行時，還有其他已知的病毒正在傳播，並擴散到人類身上。2020 年，鳥類的禽流感爆發超過一百次，還在中國及寮國發生了九例人類感染案例。在非洲、亞洲及歐洲，一共爆發

十四次克里米亞－剛果出血熱；非洲有三次伊波拉病毒爆發；中東有三次 MERS 爆發；西非有兩次拉薩熱；巴基斯坦及印度有兩次立百病毒疫情。[4] 立百病毒能導致人類的嚴重疾病及死亡，確診死亡率高達 40–75%。拉薩熱在西非許多地區的囓齒類動物族群中盛行，受感染的人類有 80% 沒有症狀，但是卻會導致其他 20% 的人出現嚴重的疾病，尤其在妊娠後期更為嚴重。2020 年其中一次伊波拉病毒爆發，受感染的 135 人當中有 55 人死亡。

我和吉爾伯特的計畫一直致力於為拉薩熱及立百病毒開發腺病毒載體疫苗，以防新的疫情爆發，而我跟蘭貝即將在同一個平台上展開新型伊波拉病毒疫苗的臨床試驗。

多虧了 2020 年的努力，現在我們知道我們有了幾種平台，可以快速的建構安全、高度有效的疫苗。而且這些平台當然還可以在現有基礎上繼續加以改善。也許我們可以再加快腺病毒載體疫苗起始原料的生產過程；將來也可能可以製造出像輝瑞及莫德納的 mRNA 疫苗，卻更便宜、更不受溫度影響。

但是也有可能下一次，情況會更糟糕（在上百萬人死亡之後，會不會有糟糕的情況實在是不好說）。新型冠狀病毒的一些面向，包括氣膠傳播、無症狀傳播、在症狀出現之前的長感染期，使得這一次的全球大流行特別難以控制。但是比起其他已知疾病，譬如立百病毒、拉薩熱及伊波拉，新型

冠狀病毒的確診死亡率較低。當然，將來有可能會出現傳染力高、並且更容易致死的疾病。如果這種疾病又具有新冠肺炎的傳播特徵，那將會極度難以對付。

所以，我們非常有需要盡可能從 2020 年的經驗裡多多學習。這次的全球大流行並非不在預期中。就我的工作領域來說，多年以來，我們預料到會有這樣的狀況出現，並且非常擔心。但是，準備工作卻不夠妥善完整。

如果在經歷過這難以承受的一切之後，卻發現長期持續的經濟損失積累成一筆大數目，使得我們仍然沒有資金可以為下一次全球大流行做準備，那麼事情將會變得很可怕。我們需要在疾病 Y 到來時，確認自己已經比在面對疾病 X 時做了更好的準備。

在我看來，我們對新冠肺炎做出的回應在三大領域受到限制，需要加以改進，下一次才能做出更好的應對，這三大領域包括：基礎建設（含研究和製造），系統（含監管、儲備和旅遊禁令），以及全球合作與協作的方式。解決方案不一定便宜或容易，但要處理全球大流行，其實也不便宜或容易。為了防止戰爭，我們在軍事、情報與外交上投下巨資。同樣的，為了預防全球大流行，我們也需要投入資金在因應全球大流行的準備工作上。

2020 年之前，雖然我們在牛津有拿到一些資金，進行平台技術的研究及開發，但我們一直無法獲得資金去研究加

快流程的方法、或是研究進行大規模生產的方法。學術疫苗計畫所吸引到的資金，幾乎總是為了某種特定疾病生產疫苗，而不是為了更普遍的改善工作做基礎研究。這樣的改善工作可以把我們的反應時間縮短好幾個月，但每一個出資單位都認為改善工作是其他出資單位應該贊助的，況且，跟這次對抗全球大流行不得不花費的數千億資金相比，我們所要求的金額（幾百萬英鎊）實在是微不足道。

還有一點也很重要。近年來，吉爾伯特及大學裡的其他人為疫苗開發所收到的英國資金，有很大一部分是來自於英國的「政府開發援助」預算，而這筆預算才剛被削減。當然，總是有其他需要花錢的地方，但是現在應該可以明顯的看出，疫苗是拯救生命極具成本效益、又極為有用的方法。

有人認為身處英國不需要擔心侵襲世界另一端人口的疾病，研究對抗這些疾病的疫苗只會造福那些人，我也希望人們可以明顯看出這種想法既錯誤又危險。

對於全球大流行發生時的籌資機制，還有很多改善空間。2020 年，英國研究與創新機構採取的做法非常成功。它透過快速的機制提供資金給新冠肺炎研究計畫，雖是建立在現有流程和形式上，卻刪除了不重要的步驟。為了保持監督及透明度且不會造成延誤，還有個專家委員會審查並批准申請方案，並公布獎勵細節。其他資助者則繼續堅持他們複雜緩慢的申請程序，這樣的審查必定緩不濟急。

現在也是回顧的好時機，檢視有哪些缺口需要補上。如果我們想要在下一次又需要製造疫苗時，能夠處於最佳狀態，那就得提出填補缺口的改善計畫。

　　全球都必須改善並拓展大規模生產疫苗的能力。道格拉斯和阿斯特捷利康團隊從現有勞力密集的小規模方式開始，到有能力生產出數以百萬計的疫苗，在這過程當中，他們承受了巨大的壓力。在世界各地尋找能承擔大規模生產挑戰的機構是一項巨大的成就，但為了下一次的全球大流行，這當然是我們需要改進的地方。

　　英國政府在全球大流行之前，就已經知道自己的疫苗製造能力非常有限。因此，英國政府目前正在建造疫苗生產與創新中心。完成之後，這個設施將可以在緊急狀況下生產疫苗；如果它在這次危機發生的時候及時完成，應該會成為重要資源。我相信，不會只有英國試圖發展出強大的本地製造能力。

　　如果沒有在設施裡工作的科學家及技術人員，那麼光有設施也起不了作用。英國生物產業協會早已看出人才短缺是生物產業部門的主要風險，他們的協助對於一開始製造計畫能夠開展，起了相當的作用。能夠培訓並留住下一代科學家和工程人員，這一點至為關鍵，同時也表示不只是要支持大學裡的理工科領域教育，還要透過學徒制及技能再造計畫訓練人才。

我們也需要促進基礎研究，以發展新科技及新思維，在這一點上，我們需要支持大學，並且有靈活的科學資助計畫，允許創意及多元思考的蓬勃發生。透過這次的疫苗計畫，我們已經證明英國可以成為全球創新的推動者，我們應該在這樣的成功基礎上再接再厲。如果能夠提前完成科技發展及疫苗生產的基礎工作，那麼快速完成對抗疾病 Y 的新式疫苗生產就彷彿櫻桃，是蛋糕上最後的裝飾。問題在於，人們只打算付櫻桃的錢，而不想為蛋糕付錢。

您無需在疫苗開發領域工作，就能理解當今用來對全球大流行做出適當回應的系統沒有那麼好，可以做到的事、或是應該做到的事，都沒有辦到。無論是為醫護人員儲備必要的個人防護裝備，或是確保疫苗生產的供應鏈安全，我們需要在疾病 Y 侵襲我們之前，在國家及全球層次都有更好的系統。

世界衛生組織的新興疾病早期預警系統（early warning system for disease emergence）也必須做為一股國際力量繼續下去：我們必然都已瞭解，當新的傳染病流行起來時，全世界沒有一個角落可以認為自己是安全的。

至於限制國際旅行或是透過隔離來減輕影響的流程，我期盼會有一個全球型的重新評估，因為現在確實明顯可見，只要在這方面提早採取行動，就可以挽救生命，並且能讓經濟和社會免於受到嚴厲的延長封城所帶來的某些衝擊。向南

韓、越南、台灣及日本等成功實施溯源追蹤系統（track-and-trace system）的國家吸取教訓，以防止疾病擴散，也是至關重要的舉措。[5]

我們需要設計更好的系統，支持需要接受隔離的人。我們需要事先考慮如何在財務上支持那些因為應對全球大流行而突然失去生計的人。而在這樣的時刻，弱勢族群往往最需要公共空間及服務，譬如教堂、遊戲場或學校膳食等，我們需要思考該如何持續提供這些空間及服務，而不是收回這些空間及取消服務。

就疫苗研發方面，我們可以簡化流程、並且事先規劃疫苗臨床試驗及疫苗部署。在這兩方面，我們可以預先登記志願者。監管機關可以針對臨床試驗發布預先議定的指引，以加速臨床試驗的批准過程。對於臨床試驗設計的全球認證可以簡化取得許可及在全球推廣的流程。即使是在我寫出這些建議的當下，這些事情聽起來還是很繁瑣及官僚，但只要做對，結果就會產生巨大的影響。正是因為我們在這些事情上的失敗，所以冷凍庫裡還有未使用的疫苗庫存，而我們知道，這樣的拖延會危及人命。

貫穿所有這一切的是全球的合作與協作。正如世界衛生組織祕書長譚德塞（Tedros Ghebreyesus）和許多其他人所說，「在所有人都安全之前，沒有人是安全的」。如果疾病仍然在其他國家持續肆虐，那麼即使我們所在國家裡的每一個人

都接種了疫苗，我們仍然面臨著風險，因為有人可能在不知情的狀況下，帶著可以避開現有疫苗的新興變異株登上飛機。所以，可以再一次見到，利己和利人是同一件事。[6]

如果我們可以在世界各地更平均的分配疫苗，好讓最弱勢族群也能接種疫苗，病毒分布（pool of virus）就有可能縮小，這對每一個人都有好處。2021 年春天在印度出現另一種傳染力很強的病毒變異株，當時確診數大量激增，威脅到公共衛生，這種狀況讓我們看到：我們沒有自滿的餘地。

嚴重特殊傳染性肺炎疫苗實施計畫在全球層次上運作，使較富裕的國家提供財務支持，承諾為較貧窮的國家購買疫苗，這是一個好的開始。如果擁有較多疫苗的國家能立刻開始分享一部分疫苗庫存，那就更好了。要是每一個擁有充沛疫苗的國家都能提供 10% 的庫存，迅速支持疾病傳播熱點的疫苗接種，就能降低疾病傳播，產生巨大的全球影響。

就整個社會來說，想對未來的疾病爆發或大流行做出更好的準備，我們還有很多事情可以做，至少下一回要更快的準備好疫苗。但是，我跟吉爾伯特的下一步會是什麼呢？

吉爾伯特會回到她在新冠肺炎之前所進行的疫苗計畫。這一年多來，她不得不將這些計畫擱置一旁，但是至少，現在她可以運用我們在 2020 年學到的經驗，幫助加速這些計畫。舉例來說，流感對經濟影響很大，將我們在新冠

肺炎疫苗上加緊開發的方式，運用來開發流感疫苗，會不會更符合成本效益？這將需要更多前期資金，也要接受並不是我們所做的每一項嘗試都會成功，但是這種做法或許能夠取得一些真正的進展，而不是繼續用過去的方式（計畫小、沒有整合）蹣跚前進。

我將會持續為我的大學同事製造疫苗（不只是對抗病毒，我們也在研究治療淋病及其他疾病）。我想嘗試獲得資本投資，將我的機構帶入二十一世紀，我的夢想是能有一間更新、更大的設施，我們可以在裡面製造更多創新藥物；不只能製造疫苗，還能開發蛋白質及基因療法，以治療癌症、失明及肺部疾病。而且不只是為我在牛津的同事生產藥物，也為全英國的學術機構服務。還有非常多疾病需要得到治療，我的團隊想要提供協助。

但在那之前，我們兩個都需要一些時間，好從過去十八個月左右的旋風中恢復過來。能夠為這項計畫工作是種榮耀，也是榮幸，但我們也付出了代價。波拉德這段時間以來馬不停蹄，從未休息，他說這段時間讓他老了十歲。最近有一個記者問他和吉爾伯特：「在全球大流行結束之後，你們會想做些什麼？」他們兩人一臉茫然的看著螢幕，然後波拉德才回過神來說，他真的記不得過去的生活長什麼樣子了。

在 2021 年 2 月底左右，蘭貝問我：「我們的工作結束了嗎？」另一位同事說他覺得自己好像經歷了一段創傷經

驗。我對此感同身受。我們毫無間斷的工作著，因為我們不得不這麼做。但是現在，我們都希望過去一整年讓我們持續努力不懈的腎上腺素和皮質醇可以退去。

吉爾伯特需要在花園裡捏捏陶，撢掉跑鞋上的灰塵。我需要為大夥兒買一杯飲料，在人群中跳舞，看我女兒擁抱我媽。我們倆都需要好好過上幾天不需經常檢查電子郵件的日子，然後，重新補充能量，準備好迎接下一個挑戰。

● 我們共享一個地球

我們都說過要「回歸正常」，但或許我們並不想回到 2020 年一開始時的生活樣貌。

在新型冠狀病毒到處傳播的同時，錯誤訊息的全球大流行也伴隨出現。成千上萬的人因為收到一份訊息說疫苗裡含有可以追蹤他們行蹤的微晶片，決定不打疫苗。事情怎麼會演變到這種地步？諷刺的是，絕大多數時候這些人是從智慧型手機收到這些訊息，而智慧型手機裡就有定位服務。

我們有必要幫助大眾更加深思熟慮，能夠知道該去哪裡取得訊息，以及分辨哪些訊息來源可以信任。科學家並非總是意見一致，但是我們的爭論會建立在數據上，我們所發表的論文會經過同儕審查，並且可以公開取得。我們會用證據支持自己的論點，如果證據出現變化，我們也會改變想法。

當你想買一條新的緊身褲，抖音上最新一位青少年百萬富翁、或是銷售香氛蠟燭的前演員，很可能是絕佳的建議來源。但是，當你關心自己的健康，你聽取建議的對象，最好是能以可靠數據支持自己說話內容的人。

比較正面的部分是，全球大流行也讓大眾對科學及科學家有更多興趣及尊重，我希望這會持續下去。我會很樂於看到，即使是在危機過去之後，人們還是會持續將科學家視為勵志楷模，讓科學家穿著華麗服裝拍照，來製作年度女性（及男性）專題。

同時，在跟一般大眾溝通科學這方面，儘管還有很長的路要走，但我的印象是現在人們會想知道更多。無論是媒體、或是科學家自己，在這方面都可以發揮作用。我們必須提供更好的資訊，要能解釋清楚，不要讓人感到昏頭轉向。不過，這又要回到金錢上。當科學家為短期合約掙扎度日，面臨著要快速發表論文才能保住工作的壓力，參與公眾事務就很難成為他們的首要事務。只有科學家這份職業有更好的保障，沒那麼不穩定時，我們才能期待科學家做更多的事，協助公眾瞭解科學家的工作內容。

在更廣大的世界裡，許多在城市辦公室裡工作的人將不會再回到跟全球大流行之前一樣的生活及工作方式。有些人會尋找不一樣的生活之道，不再採用耗時且昂貴的通勤方式、吃連鎖三明治店的午餐、花三英鎊買拿鐵，以及頻繁的

更新職場穿搭。

　　正如我們瞭解到我們可以在沒有頻繁飛行及快速時尚的情況下生活，我們也瞭解到我們有多麼重視學校及醫院。學校及醫院都需要額外資源，才能從全球大流行所造成的損害及忽視中恢復過來。或許隨著社會開始再度開放，有些在全球大流行期間想做出正面貢獻的志願者可以提供支持，無論是在疫苗接種站提供幫助，或是在當地社區支持有需要的人。民眾希望社區能夠恢復正常、並準備好採取行動來實現這個目標，我們應該找出方法讓民眾可以做出貢獻。

　　在全球大流行開始之後，日復一日，我們都錐心刺骨的意識到，一個微小的病毒在地球某角落從一個物種傳播到另一個物種，就能對全世界造成災難性影響。

　　同樣的，在一年之內，一種非常安全、高度有效又低成本的疫苗，也是從一個位於小城市郊區的大學校園裡研發出來，經過檢驗，並獲得使用許可，如今拯救了世上無數生命。

　　無論我們選擇強化國界，加入或離開國際組織，不容我們忽略的事實是，我們共享一個地球。當我們面對未來，把注意力轉向氣候變遷、貧窮、戰爭及其他從未消失的棘手問題時，應該將全球大流行視為一個及時的提醒，我們最大的挑戰及最強有力的解決方案，都需要放眼全球。

致謝

我們盼望透過本書清楚道出，牛津阿斯特捷利康疫苗的創造、研發、生產和取得緊急使用許可的工作，是由一個龐大多元的團隊完成的。因此，我們必須向許多人致上謝忱。

• 莎拉想感謝

首先，我要感謝牛津大學主導的臨床試驗計畫主持人波拉德。他把十年的工作壓縮在一年內完成，竭盡全力使疫苗盡快開始拯救性命。我也要感謝蘭貝這個忠誠的盟友，與我一同迎向每一場戰鬥。還有堅定忠實的牛津大學臨床研究員弗勒加提（Pedro Folegatti），他以無比的毅力克服 2020 年和以後的所有挑戰。

感謝我的家人，你們支持我、餵飽我，也安慰我；羅伯、三個很棒的孩子，還有蘇；謝謝凱特帶我離開都市，到鄉間喘一口氣。

• 凱薩琳想感謝

　　我也想感謝蘭貝，她幫助我在某些艱困的時候依然保有好心情，以及道格拉斯，他的果決和幹勁持續驅動臨床生物製造機構團隊設定更高的目標，達成更多的成就。臨床生物製造機構團隊幫助我不斷學到更多東西：向塔蘭特和貝里學習合規與品質方面的事；向博林與奧利維拉學習保持冷靜、有條理和有效率；向埃爾穆罕納學習精明和超前進度；向其他的團隊成員學習在逆境中保持愉快的心情，即使在事情不順利的時候依然繼續前行。

　　我也要感謝我在威康人類遺傳學中心的研究團隊：丹妮拉、馬奇、瑪莉亞、茱莉亞和寶琳娜，我在 2020 年大部分的時間沒有理你們，但你們默默忍受，並且在我沒有提供太多意見的情況下，把事情做好。

　　也要感謝里歐告訴我那句關於聲譽的名言，以及在我需要的時候幫我看法規方面的文件；謝謝伯尼給我一些（虛擬的）常態生活；感謝我最喜愛的酒吧（@magdalen_arms）的弗羅與工作人員，為我準備外帶的尼格羅尼調酒和各種派與義大利麵；感謝艾莉學校的職員，在我非常需要的時候，提供關鍵工作者的規定。

　　除了疫情，我在 2020 年也有屬於個人的掙扎。The Banging Lockdown Clams（姐妹們，我愛你們）與 Real

Oxford Crewp 把我餵飽，使我保持頭腦清醒：莎莉、馬克和莉莉、歐拉、羅伯、史蒂芬妮、馬修、艾瑪和艾麗、嘉碧和盧艾里、凱瑟和彼特、克莉絲蒂和蓋瑞、海莉和艾文，向你們獻上我的感激和謝意。我們用 Zoom 聚會，一起散步、喝酒、歡笑，有時哭泣，在我差點要絕望的時候，你們幫助我撐下去，專注於現實。

與我共度 Zoom 烘焙時光的家人：我姊姊法蘭西絲、保羅、漢娜和丹尼、以及媽媽和爸爸——高熱量的美食或許不太明智，但你們給的忠告永遠充滿智慧。烤出來的東西有時失敗了，但歡笑的時光永遠帶給我最大的滿足。說來奇怪，無法相聚反而使我們變得更親近，我很高興事情有如此的轉折（而且等不及要和你們重溫前一次的聖誕節）。

最後要感謝我的女兒艾莉，這一整年，她是我生命的磐石。她是個很好相處的人，我太幸運了，因為今年大部分的時間只有我們兩個人相依為命。艾莉：謝謝妳用咖啡和擁抱照顧我，在家上學還是認真的上課，以及允許我把週末的時間用來寫這本書。

• 我們兩人都想感謝

對於本書能夠出版，我們非常感激克魯（Deborah Crewe）的協助，她是優秀的撰稿人兼編輯，把我們沉思和草草寫下

的內容化為一本書。感謝布萊爾合夥公司（Blair Partnership）的布萊爾（Neil Blair）和史卡夫（Rory Scarfe）鼓勵我們寫這本書，並告訴我們如何使它成真。謝謝我們在霍德與斯托頓（Hodder & Stoughton）的編輯貝提（Anna Baty），她以行動證明，出書也能以很快的速度完成。還要感謝霍德與斯托頓的勞倫斯（Eleni Lawrence）、波夫（Vickie Boff）和莫里斯（Claudette Morris）。以及感謝自由工作者米爾納（David Milner）、克拉克（Toby Clark）、亨森（Colin Hynson）、普萊斯（Jonathon Price）和羅達克（Louise Radok）。

　　牛津大學方面，我們要感謝整個臨床生物製造機構團隊：巴利亞努（Ioana Baleanu）、巴頓（Alexander Batten）、貝葛（Ema Begum）、貝里（Eleanor Berrie）、博林（Emma Bolam）、波蘭德（Elena Boland）、布瑞納（Tanja Brenner）、丹拉托斯基（Brad Damratoski）、達塔（Chandrabali Datta）、埃爾穆罕納（Omar El-Muhanna）、費雪（Richard Fisher）、蓋利安盧比歐（Pablo Galian-Rubio）、霍吉斯（Gina Hodges）、傑克森（Frederic Jackson）、劉（Shuchang Liu）、羅威（Lisa Loew）、梅多（Gretchen Meddaugh）、摩根斯（Róisín Morgans）、奧查斯基（Victoria Olchawski）、奧利維拉（Cathy Oliveira）、帕拉丘（Helena Parracho）、帕波（Emilia Reyes Pabon）、史崔克蘭（Gary Strickland）、塔希利阿勞伊（Abdessamad Tahiri-Alaoui）、塔蘭特（Richard Tarrant）、泰勒（Keja Taylor）、韋利卡（Oto

Velicka)、威廉斯（Paul Willams）、吉積（Dalila Zizi），以及在我們有需要時會出手相助的莫里斯（Sue Morris）。

詹納團隊：阿波吉（Jeremy Aboagye）、艾倫（Elizabeth Allen）、貝瑞特（Jordan Barrett）、貝里拉默托弗（Sandra Belij-Rammerstorfer）、貝拉米（Duncan Bellamy）、伯格（Adam Berg）、畢塞特（Cameron Bissett）、畢塔伊（Mustapha Bittaye）、波斯維克（Nicola Borthwick）、波伊德（Amy Boyd）、卡普奇尼（Federica Cappuccini）、柯洛克（Wendy Crocker）、達圖（Mehreen Datoo）、戴維斯（Sophie Davies）、艾德華茲（Nick Edwards）、艾里亞斯（Sean Elias）、艾沃（Katie Ewer）、費多席尤克（Sofiya Fedosyuk）、弗萊斯曼（Amy Flaxman）、佛茲（Julie Furze）、庫斯科瓦（Michelle Fuskova）、吉爾布萊德（Ciaran Gilbride）、高弗雷（Leila Godfrey）、葛瑞尼（Giacomo Gorini）、古普塔（Gaurav Gupta）、哈利斯（Stephanie Harris）、哈吉森（Susanne Hodgson）、霍烏（Mimi Hou）、伊許瓦海（Alka Ishwarbhai）、杰克森（Susan Jackson）、喬（Carina Joe）、凱拉斯（Reshma Kailath）、柯索伊（Baktash Khozoee）、拉沃西（Colin Larkworthy）、羅利（Alison Lawrie）、李（Yuanyuan Li）、里亞斯（Amelia Lias）、拉蒙（Raquel Lopez Ramon）、麥德哈凡（Meera Madhavan）、馬金森（Rebecca Makinson）、馬洛（Emma Marlow）、馬歇爾（Julia Marshall）、米納席安

（Angela Minassian）、莫卡亞（Jolynne Mokaya）、莫里森（Hazel Morrison）、莫特（Richard Morter）、莫亞（Nathifa Moya）、穆科帕迪亞（Ekta Mukhopadhyay）、諾伊（Andrés Noé）、納金特（Fay Nugent）、阿爾瓦瑞茲（Marco Polo Peralta Alvarez）、普爾頓（Ian Poulton）、鮑爾斯（Claire Powers）、普里多高梅茲（David Pulido-Gomez）、羅培茲（Fernando Ramos Lopez）、羅林森（Thomas Rawlinson）、瑞奇（Adam Ritchie）、羅斯（Louisa Rose）、盧迪安西亞（Indra Rudiansyah）、撒爾曼（Ahmed Salman）、撒爾瓦多（Stephannie Salvador）、山德斯（Helen Sanders）、撒帝（Iman Satti）、桑德斯（Jack Saunders）、塞吉瑞迪（Rameswara Segireddy）、夏佩（Hannah Sharpe）、席漢（Emma Sheehan）、希爾克（Sarah Silk）、史密斯（Holly Smith）、斯賓賽（Alexandra Spencer）、史托克戴爾（Lisa Stockdale）、坦納（Rachel Tanner）、泰伊勒（Iona Taylor）、德米托雷奧斯（Yrene Themistocleous）、特蘭（Nguyen Tran）、特魯畢（Adam Truby）、艾爾圖拉畢（Aadil El-Turabi）、伍拉祖斯卡（Marta Ulaszewska）、華森（Marion Watson）、伍茲（Danielle Woods）、沃斯（Andrew Worth）、萊特（Daniel Wright）、伍羅布斯卡（Marzena Wroblewska）。

也要感謝牛津疫苗小組的團隊。我們主要和拉馬撒米（Maheshi Ramasamy）、阿列伊（Parvinder Aley）和畢比（Sagida Bibi）共事，但整個團隊都有傑出的表現。

其他重要的科學界合作對象包括：洛磯山實驗室的孟斯特（Vincent Munster）和範·多爾馬倫（Neeltje van Doremalen），美國國家衛生院，義大利艾德汎特的迪馬爾寇（Stefania Di Marco）及其團隊，巴西的克雷門斯（Sue Ann Costa Clemens），南非的馬迪（Shabir Mahdi），布里斯托的馬修斯（David Matthews），南安普敦的克里斯賓（Max Crispin），以及牛津的其他同事：安格斯（Brian Angus）、柯納爾（Richard Cornall）、希爾（Adrian Hill）、李維奇（Richard Liwicki）、培林迪維斯（Sally Pelling-Deeves）、史克里頓（Gavin Screaton）、史都華特（Dave Stuart）。

也非常感謝米凱萊帝（Martina Micheletti），她為疫苗中樞執行的工作量，超出眾人預期。以及英葛蘭（Netty England）與她在英國生物產業協會的所有同事，謝謝你們的關鍵性支持。

我們非常感激牛津大學媒體辦公室與公共事務理事會的協助，尤其是柯曼（James Colman）、布克斯頓（Alex Buxton）和普理查（Steve Pritchard），幫助我們把所有極其重要公關事務妥當處理，以及超讚的倫敦科學媒體中心。還有帶領研發辦公室（Development Office）團隊的尼利（Carly Nieri），為我們協調慈善支援工作。當然，衷心感謝捐款為我們補上資金缺口的所有捐助者。

最後，我們想感謝所有參與疫苗臨床試驗的志願者（包

括我們的疫苗和其他的疫苗）。感謝阿斯特捷利康公司挺身
而出，促成這個疫苗的誕生，與我們合作，在疫情期間放棄
獲利，同時承諾，即使在疫情結束後，仍然以成本價供應疫
苗給貧窮國家。

附錄 A

疫苗的種類

　　製造疫苗的方式有許多種，但所有的疫苗都按照同樣的原理發揮作用。疫苗會讓人體免疫系統記住病原體的模樣，將來當病原體入侵人體時，免疫系統就能將它解決掉。疫苗會對你的免疫系統提供一種看起來很像病原體（或一部分的病原體）但無害的物質。

　　以新冠肺炎疫苗來說，每一種疫苗向免疫系統提供的病原體關鍵元素，就是棘蛋白。

───── 傳統疫苗 ─────

　　以下是傳統疫苗製造技術的例子。

· 活性減毒疫苗（live attenuated）

這種疫苗使用完整的活病原體，接種疫苗後，這種病原體會擴散到全身。不過，病原體的毒性被削弱了，所以絕大多數的人不會因為接種疫苗而生病。免疫系統能夠控制疫苗造成的感染，藉此形成免疫記憶。未來當免疫系統遇到病原體時，會快速啟動免疫反應，使人不受感染。

現存的例子是口服小兒麻痺症疫苗、預防結核病的卡介苗，以及兒童用噴鼻式流感疫苗。

這種疫苗不建議讓免疫系統功能很弱的人使用。過去，我們把這種疫苗稱為活性減毒疫苗。但現在為了和一些新技術做區別，我們稱它為活性減毒複製型疫苗。

· 不活化疫苗（inactivated）

這種使用不活化病原體的疫苗不會導致感染。然而，免疫系統會對不活化病原體做出反應，產生可對抗活病原體的免疫反應。

全世界使用的流感疫苗大多是不活化疫苗。我們製造大量流感病毒，然後用化學方式將它滅活。現在使用的其他例子是注射型小兒麻痺疫苗，以及狂犬病疫苗。

·次單位／重組蛋白／類病毒顆粒疫苗（subunit/ recombinant protein/virus-like particle）

這種疫苗不是用完整的病原體製造，而是運用可以在病原體找到的一種或多種蛋白，以合成方式製造。

這種疫苗第一個獲得許可的是 B 型肝炎疫苗。其製作方法是，先在酵母細胞裡培養單一病毒蛋白，然後將它組合成很像病毒的小顆粒（因此是類病毒顆粒疫苗）。人類乳突病毒（HPV）疫苗也是一種類病毒顆粒疫苗。

有些流感疫苗含有重組血球凝集素（haemagglutinin），血球凝集素是一種可以在流感病毒表面找到的蛋白。諾瓦瓦克斯疫苗是一種重組類病毒顆粒疫苗。這類疫苗通常會搭配佐劑使用。

·佐劑（adjuvant）

佐劑不是疫苗，它是加入疫苗來提高免疫反應的物質。最廣泛使用的佐劑是明礬，A 型和 B 型肝炎疫苗裡就有明礬。另一種佐劑 MF59 是一種油水型乳化劑，它有時會加入為年長者施打的流感疫苗。諾瓦瓦克斯疫苗使用另一種佐劑，稱作 Matrix-M1。它含有從樹皮萃取的皂素，加上膽固醇脂和磷脂，形成微小顆粒。

・類毒素疫苗（toxoid）

　　有些細菌型病原體會產生使人致病的毒素（即毒蛋白）。要預防這種疾病，我們需要創造對抗毒素、而非對抗病原體的免疫反應。類毒素是不活化的毒素，它經過改造，變得很像毒素，但不會致病。白喉和破傷風疫苗是類毒素疫苗。

・結合型疫苗（conjugate）

　　在生物學領域，「結合」的意思是連結或接合。對於某些細菌表面的多醣（複合糖分子）所產生的免疫反應，有可能形成保護力。然而，單獨使用多醣無法創造強大的免疫記憶。不過，當多醣與載體蛋白接合（結合）後，疫苗誘發的免疫反應會增強，並形成免疫記憶。肺炎鏈球菌疫苗就是一種結合型疫苗。

平台技術

　　這種技術能用來製作多種疫苗，來防治不同的疾病。一旦我們充分瞭解平台，就能以很快的速度開發新疫苗，因為大部分的工作已經完成了。疫苗的製造並沒有用到原始病原

體。我們界定出抗原（病原體的一部分，可誘發免疫反應的物質），然後製造合成 DNA，來下達製造抗原的指令，然後將此合成 DNA 透過平台技術來製作某種疫苗。

以下是幾個運用平台技術的例子。

· DNA

DNA 疫苗是運用 DNA 內的訊息來下達製造抗原的指令。DNA 注射入人體之後，人體的某些細胞會接受這些 DNA，然後開始製造蛋白，並啟動免疫反應。雖然有多種 DNA 疫苗曾進行臨床試驗，不過目前還沒有 DNA 疫苗獲得人體使用許可，因為它激發的免疫反應不是很強。

· RNA 或 mRNA

我們的基因由 DNA 形成。在人體細胞裡，DNA 要先轉錄成 RNA，才能執行製造某種蛋白的指令。這種 RNA 稱作 mRNA，其中的 m 代表 messenger（信使）。RNA 疫苗注入人體後會進入細胞，指示細胞製造某種蛋白。RNA 和 DNA 不同，它非常不穩定，所以要用脂質滴包覆，讓 RNA 順利進入細胞內。幾天之後，RNA 會自然分解，排出體外。輝瑞與莫德納製造的新冠肺炎疫苗都是 RNA 疫苗。

•複製缺陷型腺病毒載體（replication-deficient adenoviral vector）

　　這種疫苗是用腺病毒製作而成，腺病毒通常會造成輕微的呼吸道或腸胃疾病。我們至少會移除腺病毒的一個基因，使疫苗無法複製並散播到全身，也就是造成複製缺陷，然後把疫苗抗原基因置入腺病毒。如此一來，人們接種疫苗後，體內就會產生抗原。

　　人類會被很多種腺病毒感染。對於曾經被腺病毒感染並產生免疫反應的人，疫苗的效果不會太好。為了避免這個問題發生，疫苗開發者可以採用罕見的人類腺病毒，或是通常不會感染人類的腺病毒。ChAdOx1 nCoV-19 源自黑猩猩身上的腺病毒。嬌生公司的新冠肺炎疫苗使用了 Ad26，康希諾使用 Ad5，加馬列亞中心的史普尼克疫苗兩者都使用。

•複製缺陷型痘病毒載體（replication-deficient poxviral vector）

　　人類用來根除天花的牛痘疫苗所使用的牛痘病毒有複製能力，但有幾種改造成複製缺陷的版本，可以用來製造其他病原體的蛋白。有許多臨床試驗測試過這種疫苗，獲得許可的嬌生伊波拉疫苗含有 Ad26，八週後又用複製缺陷型痘病

毒載體製作出另一種疫苗。這兩種疫苗都能讓接種者產生伊波拉醣蛋白。

· 複製型病毒載體（replication-competent viral vector）

麻疹疫苗是一種活性減毒複製型疫苗，它也能用來攜帶其他病原體的基因，不過到目前為止，還沒有任何一個用這種方式製作的疫苗獲得許可。

獲得許可的默克伊波拉疫苗使用另一種複製型病毒，即水泡性口炎病毒（VSV）。跟使用其他平台技術的疫苗不同，這種疫苗不是將基因送入人體，讓人體製造蛋白，而是直接把水泡性口炎病毒表面的伊波拉醣蛋白送入人體。

附錄 B

經典方法和快速方法

經典方法

1. 在研究實驗室開始。以 ChAdOx1 為載體，運用遺傳工程技術把它與你選用的 DNA **結合**。假如你想製作新冠肺炎疫苗，就使用帶有製造棘蛋白編碼的 DNA。於是，你會得到含有疫苗完整基因序列的環形 DNA，也就是質體或是細菌人工染色體。

2. 把質體**插入**特別處理過的細菌裡，以便創造更多的質體。這個流程稱作轉化。細菌（在營養培養液中）不斷分裂和增殖，就製造出更多的質體 DNA。

3. **純化**（去除細菌細胞的某些成分，像是蛋白質、細胞膜和細菌染色體），以便得到純粹的質體 DNA。接下來的步驟需要在嚴格控制的環境中完成，所以要把 DNA 送到臨床生物製造機構。

4. 經過純化的 DNA 含有一些我們不要的序列，也就是在細菌內自我複製的基因。使用限制酶（微小的化學剪刀）把不要的那段 DNA **剪下**，然後丟棄。

5. 此時得到的線形 DNA（ChAdOx1 載體疫苗的 DNA 序列）是疫苗的藍圖。然而，你只擁有極少的量。病毒顆粒無法在活細胞之外形成或複製，所以你需要把病毒 DNA 序列**插入**活細胞，讓活細胞成為微型工廠來製造疫苗。這個流程稱作轉染。我們使用一種特別培養出來的人類細胞（HEK293 細胞）來執行這項任務。這些細胞包含腺病毒基因 E1，E1 基因會讓 ChAdOx1 腺病毒在這些細胞內自我複製。由於 ChAdOx1 腺病毒已經移除 E1 基因，這麼一來，它就無法在正常的人類細胞中自我複製，在將它用來製作疫苗時，它就無法引發感染。

6. 把 DNA **混入**一種溶液，使它能夠進入 HEK293 細胞。這個流程不是很有效率。然而，只要你把足夠的 DNA 置入一些 HEK293 細胞內，那些 DNA 就會指示細胞製造大量的腺病毒，而腺病毒能有效的自我擴散，感染更多細胞。

7. 讓混合培養液（兩毫升的培養基裡應該會有一百萬個 HEK293 細胞）以攝氏 37 度的溫度（人類體溫）**培養**一個星期。在這段時間，會有愈來愈多的細胞受感染，製造愈來愈多的腺病毒顆粒。

8. **增殖**病毒培養物，將它轉移到更大的容器，用新的細胞製造更多的腺病毒顆粒。

9. 把病毒從細胞**釋出**到一種溶液裡，計算有感染力的病毒顆粒濃度。

10. **稀釋**病毒溶液，用它來**感染**許多微量細胞培養物，目的是讓每個培養單位裡只有一個病毒顆粒，使疫苗製劑都來自單一獨立的病毒，也就是個別選殖（這個流程稱作單病毒體選殖）。

11. 再次**培養**每個培養物。

12. 再次**增殖**。

13. **純化**病毒（移除構成人類細胞的複雜混合物，包括蛋白質、核酸、脂肪及碳水化合物），得到純粹的病毒疫苗顆粒。

14. **檢測**純化的病毒顆粒，仔細選出基因序列完全正確且一致的病毒顆粒。（合成 DNA 鏈總是會存在一些錯誤，大量增殖的過程中也可能會發生突變。因此我們學習到，我們需要把步驟 10 到 13 同時進行好幾次，以便有最佳機會得到至少一個正確的疫苗選殖株。即使如此，我們有時還是要回頭重複這些步驟兩、三次，才能取得正確的疫苗選殖株。）

15. 用愈來愈大量的培養物**擴增**正確的選殖株。

16. 此時我們得到的是非常寶貴的物質，這個前 GMP 級起

始原料是我們生產疫苗的種子。經過**檢查**確保它是正確、無菌而且沒有受到任何汙染之後，給予**認證**，然後**轉送**到 GMP 生產工廠。

———————————— **快速方法** ————————————

1. **使用經典方法**預先製造不具有病毒基因，而含有綠色螢光蛋白的 ChAdOx1 載體疫苗。（或許你看過會發出綠色螢光的兔子或魚的圖片，那些動物經過遺傳工程的改造，能夠產生綠色螢光蛋白，在適當波長的光線照射下會發出綠光。我們採取這個方法，是因為 ChAdOx1 疫苗如果能產生綠色螢光蛋白，我們就能利用紫外線顯微鏡看出哪些細胞受到感染。）

2. 現在你得到一小批基因百分之百正確的疫苗，而且品質符合讓人類接種的標準。但我們不會讓任何人接種這個疫苗，因為我們不希望讓任何人發出綠光。

3. **純化**腺病毒裡的 DNA。

4. 使用限制酶（微小的化學剪刀）把那段綠色螢光蛋白基因**剪掉**。

5. 再次仔細**檢測**這批疫苗，確定沒有任何汙染物摻雜其中。理論上，我們可能沒有完全去除綠色螢光蛋白基因，所以要用少量疫苗去感染一些細胞，然後用螢光顯

微鏡檢查，這些細胞不應該會發出綠光。

6. 把疫苗**存放**起來備用。

7. 當你得到剛合成的基因之後，把它**加入**步驟 6 得到的 DNA，等待病毒產生組合反應。

8. 在取得基因數小時之後，你就擁有了疫苗藍圖，你可以將病毒直接與人類細胞混合，讓它進行複製與組合。進行轉染：把病毒**混入溶液**，使它進入 HEK293 細胞。這個製程會比經典方法更快、更可靠，因為腺病毒 DNA 是使用病毒來純化，而不是使用在細菌裡製造、附著在質體上的病毒 DNA 複本。這種方法更有效率，可以讓新病毒在細胞內快速增殖。

9. 由於這個製程的可靠性大幅提高，你可以一次只轉染一個細胞（讓病毒進入人類細胞）。這代表你可以**跳過經典方法的步驟 10 到步驟 12**，因為這些步驟是為了達到相同的目的：用單一病毒顆粒進行轉染，從單一細胞取得起始原料。

10. 現在你得到了很多批次的疫苗，每批源自一個轉染細胞。這些合成 DNA 可能含有不正確的合成股，別擔心，只要**增殖**這些獨立複製的疫苗，加以**測試**，選擇基因百分之百正確的疫苗。

11. 繼續在愈來愈大量的培養物中**擴增**你的選殖株。

12. 此時你得到的是非常寶貴的前 GMP 級起始原料，它是

我們生產疫苗的種子。像經典方法一樣，**檢查**並確保它是正確、無菌而且沒有受到任何汙染之後，給予**認證**，然後**轉送**到 GMP 生產工廠。

附錄 C

牛津阿斯特捷利康
疫苗的成分

　　這是牛津阿斯特捷利康疫苗的藥品說明書，我們將透過下列解釋，便於民眾瞭解。這裡沒有提到的物質，就不包含在疫苗裡。

一劑 0.5 ml，十劑的量相當於一茶匙

每劑疫苗（0.5 ml）含有：新冠肺炎疫苗（ChAdOx1-S* 重組病毒）5×10^{10} 病毒顆粒

這代表每劑疫苗含有五百億個病毒顆粒

＊重組的複製缺陷型黑猩猩腺病毒載體，可產生新型冠狀病毒棘醣蛋白。

47-49 頁和 76-82 頁對這些名詞有更詳細的解釋。為了便於理解，我們在本書使用「棘蛋白」而非「棘醣蛋白」。但嚴格來講，新型冠狀病毒棘蛋白其實是一種醣蛋白，也就是帶有碳水化合物（糖）的蛋白質。

我們利用 HEK293 細胞製造疫苗的理由在 118 頁有說明。梵蒂岡對這件事的態度在第 8 章有說明。

在經過基因改造的人類胚胎腎細胞（HEK293 細胞）中製造出來。

此處的基因改造生物體指的是病毒顆粒。基因改造的流程在 47-49 頁以及第 3 章和附錄 B 都有敍述。

本產品含有基因改造生物體（GMO）。

其他賦形劑包括：

賦形劑指的是有效成分以外的物質，此處的有效成分是病毒顆粒。

- 左旋組胺酸（L-histidine）

  人體內所有的蛋白質幾乎都可以找到這種胺基酸。我們在製程中用它讓疫苗保持在適當的酸鹼值。

- 左旋組胺酸鹽酸鹽（L-histidine hydrochloride monohydrate）

  這是另一種組胺酸，也是用來讓疫苗保持在適當的酸鹼值。

  這是一種鹽，做為疫苗中 DNA 的安定劑。

- 六水氯化鎂（magnesium chloride hexahydrate）
- 聚山梨醇酯 80（polysorbate 80）

  這是一種界面活性劑，做為疫苗中病毒顆粒的安定劑。

  也就是酒精，做為溶劑，極微量：每劑含 0.002 ml（編注：約為 2 毫克）。英國伊斯蘭醫學協會認為「這『不足以造成任何明顯的影響』，而且穆斯林學者說可以忽略。它的含量相當於或少於天然食品或麵包中含有的乙醇」。參見 https://britishima.org/covid19-vaccine-az/.

- 乙醇（ethanol）

- 蔗糖（sucrose）

  糖，做爲安定劑。

  鹽，也就是食鹽，做爲病毒顆粒的安定劑。各種安定成分（鹽和糖）可使溶液更像人體細胞內的環境，也就是病毒最喜歡的環境。

- 氯化鈉（sodium chloride）

  用來做爲保存劑，防止我們不想要的東西在溶液中增殖，同時防止任何一種酶使腺病毒降解。它也用在眼藥水和一些食物裡。

- 二水乙二胺四乙酸二鈉（disodium edetate dihydrate）
- 注射用水

  高品質純水。

注釋

·新冠疫情統計

除非另有說明，否則本書的新冠肺炎確診數、確診死亡數、疫苗接種數均出自 Our World In Data 網站（擷取日期：2021 年 4 月 26 日）。

https://ourworldindata.org/grapher/cumulative-deaths-and-cases-covid-19?country=~OWID_WRL

https://ourworldindata.org/covid-vaccinations?country=~OWID_WRL

·牛津阿斯特捷利康疫苗發表過的論文

關於牛津阿斯特捷利康疫苗（即 ChAdOx1 nCoV-19，又稱 AZD1222）背後的科學，可參下列文獻。

《刺胳針》上關於臨床安全性、免疫原性、疫苗效力的論文

Folegatti PM, Ewer KJ, Aley PK, et al. 'Safety and immunogenicity of the ChAdOx1 nCoV-19 vaccine against SARS-CoV-2: a preliminary report of a phase 1/2, single-blind, randomised controlled trial', *Lancet* 2020; 396(10249): 467–78.

Ramasamy MN, Minassian AM, Ewer KJ, et al. 'Safety and immunogenicity of ChAdOx1 nCoV-19 vaccine administered in a prime-boost regimen in young and old adults (COV002): a single-blind, randomised, controlled, phase 2/3 trial', *Lancet* 2021; 396(10267):

1979–93.

Voysey M, Costa Clemens SA, Madhi SA, et al. 'Safety and efficacy of the ChAdOx1 nCoV-19 vaccine (AZD1222) against SARS-CoV-2: an interim analysis of four randomised controlled trials in Brazil, South Africa, and the UK', *Lancet* 2021; 397(10269): 99–111.

Voysey M, Costa Clemens SA, Madhi SA, et al. 'Single-dose administration and the influence of the timing of the booster dose on immunogenicity and efficacy of ChAdOx1 nCoV-19 (AZD1222) vaccine: a pooled analysis of four randomised trials', *Lancet* 2021; 397(10277): 881–91.

Emary KRW, Golubchik T, Aley PK, et al. 'Efficacy of ChAdOx1 nCoV-19 (AZD1222) vaccine against SARS-CoV-2 variant of concern 202012/01 (B.1.1.7): an exploratory analysis of a randomised controlled trial', *Lancet* 2021; 397(10282): 1351–62.

臨床免疫學論文

Barrett JR, Belij-Rammerstorfer S, Dold C, et al. 'Phase 1/2 trial of SARS-CoV-2 vaccine ChAdOx1 nCoV-19 with a booster dose induces multifunctional antibody responses', *Nat Med* 2021; 27(2): 279–88.

Ewer KJ, Barrett JR, Belij-Rammerstorfer S, et al. 'T cell and antibody responses induced by a single dose of ChAdOx1 nCoV-19 (AZD1222) vaccine in a phase 1/2 clinical trial', *Nat Med* 2021; 27(2): 270–8.

Madhi SA, Baillie V, Cutland CL, et al. 'Efficacy of the ChAdOx1 nCoV-19 Covid-19 Vaccine against the B.1.351 Variant', *N Engl J Med* 2021.

Zhou D, Dejnirattisai W, Supasa P, et al. 'Evidence of escape of SARS-CoV-2 variant B.1.351 from natural and vaccine-induced sera', *Cell* 2021.

Supasa P, Zhou D, Dejnirattisai W, et al. 'Reduced neutralization of SARS-CoV-2 B.1.1.7 variant by convalescent and vaccine sera', *Cell* 2021;

184(8): 2201-11 e7.

Dejnirattisai W, Zhou D, Supasa P, et al.'Antibody evasion by the P.1 strain of SARS-CoV-2', *Cell* 2021.

臨床前試驗論文

Van Doremalen N, Lambe T, Spencer A, et al.'ChAdOx1 nCoV-19 vaccine prevents SARS-CoV-2 pneumonia in rhesus macaques', *Nature* 2020; 586(7830): 578–82.

Silva-Cayetano A, Foster WS, Innocentin S, et al.'A booster dose enhances immunogenicity of the COVID-19 vaccine candidate ChAdOx1 nCoV-19 in aged mice', *Med (N Y)* 2021; 2(3): 243–62 e8.

Van Doremalen N, Purushotham J, Schulz J, et al. 'Intranasal ChAdOx1 nCoV-19/AZD1222 vaccination reduces shedding of SARS-CoV-2 D614G in rhesus macaques', *bioRxiv* 2021.

Graham SP, McLean RK, Spencer AJ, et al. 'Evaluation of the immunogenicity of prime-boost vaccination with the replication-deficient viral vectored COVID-19 vaccine candidate ChAdOx1 nCoV-19', *NPJ Vaccines* 2020; 5(1): 69.

Almuqrin A, Davidson AD, Williamson MK, et al. 'SARS-CoV-2 vaccine ChAdOx1 nCoV-19 infection of human cell lines reveals low levels of viral backbone gene transcription alongside very high levels of SARS-CoV-2 S glycoprotein gene transcription', *Genome Med* 2021; 13(1): 43.

Fischer RJ, van Doremalen N, Adney DR, et al. 'ChAdOx1 nCoV-19 (AZD1222) protects hamsters against SARS-CoV-2 B.1.351 and B.1.1.7 disease', *bioRxiv* 2021.

Watanabe Y, Mendonça L, Allen ER, et al. 'Native-like SARS-CoV-2 spike glycoprotein expressed by ChAdOx1 nCoV-19/AZD1222 vaccine', *ACS Cent. Sci.* 2021, 7, 4, 594–602.

・更多資訊

疫苗對新型冠狀病毒的效果可參：

https://www.gov.uk/government/publications/phe-monitoring-of-the-effectiveness-of-covid-19-vaccination

https://publichealthscotland.scot/news/2021/february/vaccine-linked-to-reduction-in-risk-of-covid-19-admissions-to-hospitals/

疫苗的安全回報可參英國黃牌計畫（Yellow Card scheme）：

https://www.gov.uk/government/publications/coronavirus-covid-19-vaccine-adverse-reactions

各種新冠疫苗的一般資訊可參：

https://www.who.int/news-room/q-a-detail/coronavirus-disease-(covid-19)-vaccines

http://vk.ovg.ox.ac.uk

第 1 章　我們做出了一種疫苗

1.　標準劑量／標準劑量模式的效力在英國是 60%，在巴西是 64%，同樣有效。（一半劑量／標準劑量模式只在英國進行。）另一方面，雖然效力分析結果主要來自中等症狀的案例，但我們也有無症狀感染的數據。在無症狀感染的案例中，一半劑量／標準劑量模式的保護力，依然高於標準劑量／標準劑量模式。這代表我們從另一個獨立的數據組仍得到相同的結果。

2.　*The Times*: 'This is a remarkable achievement for British science and offers hope to the world of an end to the pandemic', https://www.thetimes.co.uk/article/the-times-view-on-the-success-of-the-oxford-vaccine-great-british-breakthrough-ljwltmtbc. *Guardian*: 'Vaccine results brings us a step closer to ending Covid', https://www.theguardian.com/world/2020/nov/23/vaccine-brings-us-a-step-closerto-ending-covid-says-oxford-scientist. *Financial Times*: 'Vaccine cements Oxford place as leader in battle against Covid', https://www.ft.com/content/f147199b-11e6-444b-9514-94352bded128. *Daily Express*: 'Jubilation at Oxford vaccine breakthrough', https://www.pressreader.com/uk/daily-express/20201124/281496458834440. *Daily Mirror*: 'Harsh winter . . . brighter spring', https://www.pressreader.com/uk/daily-mirror/20201124/281496458834443. *Daily Mail*: 'Vaccine cheers . . . but first the tiers. Oxford jab is triumph for UK', https://www.dailymail.co.uk/news/article-8979771/Harsh-Covid-restrictions-remain-April-despite-stunning-vaccine-breakthrough.html. *Metro*: 'Get yourself a vaccaccino: The Oxford jab will cost less than a cup of coffee', https://www.pressreader.com/uk/metro-uk/20201124/282505776149067.

3. *New York Times*: 'After admitting mistake, AstraZeneca faces difficult questions about its vaccine', https://www.nytimes.com/2020/11/25/business/coronavirus-vaccine-astrazeneca-oxford.html. *Wired*: 'The AstraZeneca vaccine data isn't up to snuff', https://www.wired.com/story/the-astrazeneca-covid-vaccine-data-isnt-up-to-snuff/.

4. https://www.statnews.com/2020/11/23/astrazeneca-covid-19-vaccine-is-70-effective-on-average-early-data-show/.

5. *The Times*: 'AstraZeneca defends Oxford vaccine as disquiet mounts over the results', https://www.thetimes.co.uk/article/astrazeneca-defends-oxford-coronavirus-vaccine-as-disquiet-mounts-over-the-results-mf6t57rnr. *Daily Telegraph*: 'Manufacturing error clouds Oxford's Covid-19 vaccine study', https://www.telegraph.co.uk/news/2020/11/26/manufacturing-error-clouds-oxfords-covid-19-vaccine-study-results/.*Financial Times*: 'Doubts raised over Oxford-AstraZeneca vaccine data', https://www.ft.com/content/4583fbf8-b47c-4e78-8253-22efcfa4903a.

6. https://www.barrons.com/articles/sanofi-and-glaxo-delay-their-covid-vaccine-pfizer-and-moderna-extend-their-leads-51607701067.

7. https://ourworldindata.org/covid-vaccinations?country=~GBR.

8. https://www.theguardian.com/society/2020/dec/18/nhs-staff-priority-covid-vaccine-hospital-bosses-england-coronavirus.

9. Jonny Dimond, *World At One*, 30 December 2020; Mishal Husain, Today programme, 30 December 2020; Jonny Dimond, *World At One*, 30 December 2020.

10. 這項決定是在疫苗接種與免疫聯合委員會（Joint Committee on Vaccination and Immunisation，JCVI）的建議下做出的，這個委員會由專家組成，其職責是向英國的政治決策者提供免疫政策的建議。英國和其他國家一樣，有一個監管機關負責核准使用許可，也就是藥物與保健產品管理局，還有一個政策制定機關，負責評估疫苗在當前環境下該如何使用，也就是疫苗接種與免疫聯合委員會。藥物與保健產品管理局許可兩劑疫苗可以在相隔四到十二週的期間施打。疫苗接種與免疫聯合委員會建議，隔間期間應該為十二週。後來，歐洲的監管機關，歐洲藥品管理局許可讓 18 歲以上的成人接種我們的疫苗，不過，各個國家的政策制定機關，例如德國的疫苗接種委員會（STIKO），會針對不同年齡的族群，做出不同的決定。

11. 在某些情況下，民眾接種的第一劑和第二劑疫苗可以是不同的疫苗。但有些報導卻「建議」民眾混打疫苗，這樣的說法完全是誤報。假設某個人已經接種第一劑疫苗，如果他不知道自己接種的是哪一種疫苗，或是當他到診所去接種第二劑時，診所沒有那種疫苗，這時他應該接種診所現有的疫苗，而不是直接離開。許多人寄電子郵件給我，要我提出抗議，因為這個做法沒有經過試驗，可能不安全。事實上，我研究疫苗混打技術已經二十多年，所以我知道，對於混打的擔憂是沒有根據的，而且混打通常比兩劑打同一種疫苗更有效果。我們在 2021 年 2 月宣布，要對疫苗混

打進行臨床試驗。

12. https://www.handelsblatt.com/politik/deutschland/pandemie-bekaempfung-corona-impfstoff-diskussion-um-wirksamkeit-von-astra-zeneca-vakzin-bei-senioren/26849788.html. 對 65 歲以上族群效力只有 8% 的說法在媒體界引起小小的騷動，後來有人爆料說，這位德國記者的消息來源可能把 55–69 歲這個族群接受試驗的人數占比（8%），誤認為是疫苗對 65 歲以上族群的效力。事實可能比這個說法更複雜。另外，此時還沒有太多數據可以證明疫苗對年長者的效力，這也是事實。但有大量數據指出，實際情況可能是我們正處於全球大流行。

13. https://www.politico.eu/article/coronavirus-vaccine-europe-astrazeneca-macron-quasi-ineffective-older-pe/.

14. 我覺得這是猶太人的老笑話，有可能是如此，它也出現在伍迪．艾倫（Woody Allen）的電影《安妮霍爾》（*Annie Hall*）的開場獨白中。

15. 有些歐洲國家（包括德國）決定不讓年長者接種牛津阿斯特捷利康疫苗。德國政府可能認為他們有充足的輝瑞和莫德納疫苗，所以只針對效力有明確證據支持的年齡層，核准接種牛津阿斯特捷利康疫苗。我們當時雖然還沒有明確的證據，能證明疫苗對年長者的效力，但我們有信心很快就會取得這些證據。

16. https://ir.novavax.com/news-releases/news-release-details/novavax-covid-19-vaccine-demonstrates-893-efficacy-uk-phase-3 和 https://www.nih.gov/news-events/news-releases/janssen-investigational-covid-19-vaccine-interim-analysis-phase-3-clinical-data-released.

17. 此時計有阿根廷、巴林、孟加拉、巴西、智利、多明尼加共和國、厄瓜多、薩爾瓦多、匈牙利、印度、墨西哥、摩洛哥、緬甸、尼泊爾、巴基斯坦、菲律賓、沙烏地阿拉伯、南非、泰國。

18. https://papers.ssrn.com/sol3/papers.cfm?abstract_id=3789264 和

https://publichealthscotland.scot/news/2021/february/vaccine-linked-to-reduction-in-risk-of-covid-19-admissions-to-hospitals/.

19. 「耐受性良好」（well tolerated）是醫生、研究者和監管機關慣用的專業用語，意指沒有顯著的副作用，沒有理由禁止疫苗的使用。用大白話來說，就是「安全」的意思。

20. 隨著他們把更多案例納入分析，這些數字不久之後就更新了。整體效力從 79% 降到 76%，65 歲以上族群的效力從 80% 上升到 85%。

第 2 章　疾病 X

1. 除非另有說明，否則本書的確診數均出自 Our World In Data 網站（網址為 https://ourworldindata.org/）。但 Our World In Data 的資料未涵蓋 2020 年 1 月初那幾天的確診數，所以這裡的數據是參考維基百科冠狀病毒時間軸上的同時期報告，網址為 https://en.wikipedia.org/wiki/Timeline_of_the_COVID-19_pandemic_in_January_2020.

2. 我為何說「複製」而不說「生長」？這是因為病毒不像細菌或酵母菌一樣會生長和分裂。這個觀念對我來說至今仍記憶猶新。我上大學的第一年，聽了一場微生物學演講，講者在黑板上（那是很久以前的事了）寫了「病毒不會生長和分裂」，然後以鄭重的語氣告訴我們，我們應該把這些字烙印在大腦。一個病毒若要製造更多病毒，就必須占領一個活細胞，把它變成組裝生產工廠，來製造更多病毒。因此，描述這個過程的正確用語是複製，不是生長。

3. 在那之前，我們不曾參 ChAd3 EBOZ 疫苗的開發工作，不過，ChAd3 載體疫苗只在牛津做過臨床試驗，所以我們的參與對於情況非常有益。

4. 2021 年，伊波拉在幾內亞再度爆發，在 3 月中之前，至少有 18 人確診，9 人死亡。仔細研究這次的病毒之後，發現它和 2014 年的

病毒株幾乎一模一樣。情況可能是，在 2014 年感染病毒的某個人沒有徹底痊癒，導致 2021 年的爆發。所幸，這次很快就展開了疫苗接種行動。

5. 疫苗可以防止人們受到感染，診斷可以測試某人是否受到感染，治療可以使感染者痊癒或減輕症狀。

6. DNA 是組成基因的化學物質。DNA 必須轉錄成 RNA，才能向身體發號施令。這種 RNA 稱作 mRNA，其中的 m 代表 messenger（信使）。

7. 2020 年，輝瑞和莫德納用來對抗新冠肺炎的 mRNA 疫苗確實開發速度比我們快，但它們確實也具有需要超低溫保存的缺點。截至本書出版前，還沒有對抗新冠肺炎的 DNA 疫苗完成第三期試驗。

第 3 章　設計疫苗

1. GMP（優良製造規範）是指所有為人類製造藥物的人，在生產過程中都必須符合的全球共通最低標準。

2. 若想知道疫苗的成本效益及價值，可參考下面網址，優秀的匯整相關證據：https://www.gavi.org/vaccineswork/value-vaccination.

3. 到 2020 年底之前，大約有 150 種開發中的疫苗，幾乎都是把重點放在引發針對棘蛋白的免疫反應。

4. 對於這兩種方法，我們都不會用完整的病原體開始製作疫苗。我們在製作疫苗時，從來不需要處理病毒（如新型冠狀病毒）。我們只需要知道免疫作用所要對抗的病毒基因序列，然後，我們訂購一段有該病毒合適部位（在新型冠狀病毒的例子，就是棘蛋白）編碼的合成 DNA。

5. 蘭貝說她很後悔告訴記者當時她還穿著睡衣，她希望我可以強調她工作時通常都會正式打扮。

6. 如果你知道冠狀病毒是由 RNA（而非 DNA）組成的，而因此感到困惑，那請容我先簡短岔題一下。絕大多數生物的遺傳密碼都是

由 DNA 組成的，然而事實上，冠狀病毒只以 RNA 做為遺傳物質。RNA 的化學化合物跟 DNA 一樣，都是四個，只有 U 取代了 T。由於腺病毒用的是 DNA，所以塞巴斯蒂安需要設計與新型冠狀病毒棘蛋白 RNA 序列相對應的 DNA 序列。

第 4 章　錢，錢，錢

1.　1 月 13 日的數據取自 https://en.wikipedia.org/wiki/Timeline_of_the_COVID-19_pandemic_in_January_2020.

2.　滴定是實驗室常用的方法，用來判斷樣本內某個東西的濃度，此處測的是病毒量。

3.　根據國際衛生條例（International Health Regulations），世界衛生組織有義務宣布公共衛生各級警戒。國際關注公共衛生緊急事件（public health emergency of international concern，PHEIC）屬於最高等級警戒。PHEIC 的定義為，「由疾病的國際傳播導致的公共衛生風險所構成、且可能需要協調一致的國際應對措施加以回應的不尋常事件」。這項聲明的目的是警示國際需要採取緊急行動，迫使各國分享資訊。過去的 PHEIC 包括 2009 年的新型流感（H1N1）疫情，以及 2014 年的伊波拉疫情。2020 年 3 月 11 日，世界衛生組織另外把新冠肺炎疫情定義為大流行。「大流行」指的是波及許多國家的流行病，它並不屬於世界衛生組織的正式警戒等級。

4.　https://cepi.net/get_involved/cfps/.

5.　https://www.nihr.ac.uk/news/nihr-and-ukri-launch-20-million-funding-call-for-novel-coronavirus-research/23942.

6.　或許你在想，蘭貝為何在 2020 年還要製造伊波拉疫苗，尤其是當你從第 2 章知道，2014 年已經有一種效果很好的 VSV 載體疫苗。伊波拉病毒有兩種變異株：薩伊（Zaire）和蘇丹（Sudan）。蘭貝想要製作一種對兩種變異株都有效的疫苗。

7.　流行病預防創新聯盟後來提供高達三億八千三百萬美元，讓阿斯

特捷利康公司生產三億劑疫苗給嚴重特殊傳染性肺炎疫苗實施計畫（Covax）。嚴重特殊傳染性肺炎疫苗實施計畫是一個全球型計畫，致力於確保中低收入國家能取得疫苗。

第 5 章　製作疫苗

1. 編注：酸麵種（sourdough starter）是指利用天然酵母菌、水、麵粉所養成的麵團，帶有特殊的酸味，後續可取一部分用來製作酸種麵包。

2. 小提醒：那項產品是腺病毒載體，內含一小段伊波拉基因序列。疫苗並不含伊波拉病毒，我們也從未處理過伊波拉病毒。

3. 致這些人：當這一切都過去之後，我會請你們喝氣泡酒。

4. 我們使用透析法來移除剩餘的鹽類物質。腎臟病病人進行透析以排除血液中廢物也是利用同樣的原理（編注：利用半透膜分離大分子和小分子）。

5. 我們還研究如何讓疫苗在室溫下能夠穩定，這一點我們當時並未找到成功的方法，但我們會再繼續研究下去。

6. 編注：DNA 構築體是指能將遺傳物質置入細胞的人造 DNA 片段。

第 6 章　擴大生產規模

1. https://www.weforum.org/agenda/2020/03/suddenly-the-er-is-collapsing-a-doctors-stark-warning-from-italys-coronavirus-epicentre/.

2. 500 億顆是腺病毒載體疫苗的標準劑量，為先前許多臨床試驗所採用，都有良好的效果。不過，250 億顆病毒顆粒的效果也很好。

3. 但是，這個劑量也並非完全不合理。譬如，嬌生公司用他們的新型冠狀病毒 Ad26 腺病毒載體疫苗進行臨床試驗時，高劑量組所接種的就是這個劑量。

4. 對於這個至關緊要的工作，道格拉斯所提出的資金需求極小。他

之所以能用這麼少量的經費做到，是因為我們的合作夥伴有無與倫比的善意：朴次茅斯的頗爾機構、基爾大學的寇布拉生技公司（Cobra）以及荷蘭的哈利克斯（HALIX），他們經常收取最少的費用或是免費提供。

5.　最後他們做到了每公升兩千劑，這樣的數量才能撐起全球供應鏈：這代表一千公升可以生產兩百萬劑。相較之下，臨床生物製造機構及艾德汎特的產量每公升不到一百劑，根本不足以供給全球供應鏈。

6.　這項計畫的打算是，設備最終會轉移給疫苗生產與創新中心，讓牛津生物醫學公司可以恢復正常生活。

7.　在阿斯特捷利康取得這項計畫之後，所有的合約都從政府轉移給阿斯特捷利康。

8.　疫苗免疫聯盟是由公共及私人部門組織所合作成立的聯盟，成立宗旨是要為生活在低收入國家的兒童提供疫苗，以對抗致命性及令人衰弱的疾病。

第 7 章　小心謹慎，迅速行事

1.　Paul Offit, *Vaccinated: One Man's Quest to Defeat the World's Deadliest Diseases* (Harper Perennial, 2008).

2.　https://www.uq.edu.au/news/article/2020/12/update-uq-covid-19-vaccine.

3.　https://www.hhs.gov/coronavirus/explaining-operation-warp-speed/index.html.

第 8 章　臨床試驗

1.　編注：這是「冒名頂替症候群」（imposter syndrome）的症狀，認為自己不夠好，一接受讚美或肯定就感到不自在。

2. https://www.bbc.co.uk/news/uk-politics-52389285.

3. 譬如，現在有針對老年人開發的流感疫苗，為了改善免疫反應，會使用較高劑量或加入額外的成分。較高劑量可能會造成年輕人發燒，但對老年人來說，卻可能是正確劑量。

4. 事實上，英國監管當局確實在 2021 年 2 年批准全球第一個冠狀病毒攻毒試驗。

5. 2021 年 3 月，英國國民保健署報告，在新冠患者隨機分組治療評估試驗中，確定低價又容易取得的類固醇地塞米松（dexamethasone）可治療新冠肺炎，這種藥物在英國已經拯救兩萬兩千條人命，估計在全球則是挽救約一百萬條生命。

6. 我們使用的安慰劑並不是生理食鹽水，而是流行性腦脊髓膜炎疫苗。以這種疫苗做為安慰劑與生理食鹽水的不同之處在於，它跟真正的疫苗有類似的輕微副作用，像是手臂痠痛、頭痛、輕微發燒，這會讓志願者很難猜到自己接種的是不是真正的疫苗。

7. 他在推特貼文裡說：「牛津疫苗臨床試驗第一名志願者死亡的假消息，一直在社群媒體上流傳。這不是真的！今天早上，我透過 Skype 跟格拉納托聊了幾分鐘。她活得很好，並且告訴我，她感覺『真的很棒』。」

8. 我以為透過臨床生物製造機構的網站，很容易找到我們每個人，結果並非如此，因為我們的網站有點過時，但我還沒有時間更新。

9. 他們也會在 182 及 364 天之後回來診所，有些較晚加入臨床試驗的志願者只需在 28、182、364 天之後回來提供血液樣本。

10. 感謝透納夫婦（Jonathan and Tracy Turner），還有弗德瑞托（Denise Foderato）及奎特隆（Frank Quattrone），你們是上天的恩賜，也是英雄。

11. 我會確認這些畫作全部都有保存下來，並捐給牛津的科學史博物館，他們正在為臨床試驗的資料建檔。

12. 為什麼沒有百分之百有效的疫苗？因為疫苗仰賴免疫系統，而有些人的免疫系統未能有效的發揮作用，譬如未經治療的愛滋病患者、或是接受過化療的人，以及老年人。之前曾提到，隨著人們的年齡增長，免疫系統的功能會下降。

13. https://www.newstatesman.com/politics/health/2020/07/sarah-gilbert-has-shown-value-scientists-who-understand-politics.

第 9 章　王子與抗議者

1. https://www.thelancet.com/journals/lancet/article/PIIS0140-6736(20)32657-X/fulltext?utm_campaign=lancet&utm_content=152669760&utm_medium=social&utm_source=twitter&hss_channel=tw-27013292.

2. 會議室窗戶前的直條百頁窗簾將成為我們會面的背景，但那個百頁窗簾相當破舊，而且不太平整。其他人要我趁他們到外面迎接王子時，把窗簾處理一下。我坐在地板上，評估最糟的部分，判斷我需要把幾片頁片從串珠取下再裝上，然後設法把一切調整好。最後的結果不算完美（因為有些頁片破了，有些珠子扁掉了），但我設法讓整個窗簾看起來很平整。正當我身體向後靠，檢查成果時，我聽到走廊上有人在講話。於是我趕緊站起來，王子與他的媒體團隊此時恰好和波拉德進入會議室。幸好我當時沒有坐在地板上弄窗簾，也幸好口罩遮住了我驚慌的表情。

3. 同本章注 1。　、

4. 編注：實驗一開始時，梅毒尚屬不治之症。儘管 1943 年發現青黴素能有效醫治梅毒、1947 年青黴素成為梅毒標準用藥，但研究人員仍阻止受試者參與治療。

5. Meredith Wadman, *The Vaccine Race: How Scientists Used Human Cells to Combat Killer Viruses* (Penguin, 2017).

6. 同上注。

7.   https://www.telegraph.co.uk/only-in-britain/edward-jenner-discovers-the-smallpox-vaccine/.

8.   https://www.ncbi.nlm.nih.gov/pmc/articles/PMC4328853/ 和 https://pubmed.ncbi.nlm.nih.gov/20563505/.

9.   Leonard B. Seeff et al., 'A Serologic Follow-up of the 1942 Epidemic of Post-vaccination Hepatitis in the United States Army,' *New England Journal of Medicine* 316 (1987): 965–70.

10. Neal Nathanson and Alexander Langmuir, 'The Cutter Incident: Poliomyelitis Following Formaldehyde-Inactivated Poliovirus Vaccination in the United States During the Spring of 1955 II: The Relationship of Poliomyelitis to Cutter Vaccine', *American Journal of Hygiene* 78 (1963): 39; Paul Offit, 'The Cutter Incident, 50 Years Later', *New England Journal of Medicine* 352 (2005): 1411.

11. https://www.sciencemuseum.org.uk/objects-and-stories/medicine/thalidomide.

12. https://understandinguncertainty.org/node/243 和 http://www.numberwatch.co.uk/risks_of_travel.htm.

13. 疫苗知識計畫網站有更多相關資訊，參 https://vk.ovg.ox.ac.uk/vk/vaccine-ingredients#Thiomersal.

14. https://britishima.org/covid19-vaccine-az/.

15. 導致過敏反應的成分非常有可能是聚乙二醇，莫德納疫苗也含有聚乙二醇。

16. 'Ethnicity-specific factors influencing childhood immunisation decisions among Black and Asian Minority Ethnic groups in the UK: a systematic review of qualitative research', https://www.ncbi.nlm.nih.gov/pmc/articles/PMC5484038/.

17. https://journals.sagepub.com/doi/full/10.1177/1363459320925880.

18. 即使我們的疫苗可能只對少數人造成傷害，這還是使我很難過。

身為科學家，我嘗試找出那些罕見事件的可能解釋或生物學機制。如果我們假定，接種疫苗和血栓有因果關係（雖然這一點尚未得到證實），那麼問題是出在疫苗生產流程嗎？還是 ChAdOx1 疫苗載體？還是棘蛋白（這代表所有的疫苗都受到某種程度的影響）？對於其他新冠肺炎疫苗的不良反應，我們瞭解多少？遺憾的是，不是所有國家的不良反應回報機制都像英國這麼完整，因此我們能取得的資訊不夠完全。復活節週末我花很多時間在辦公室研讀資料，思考並嘗試設計實驗，來幫助我們瞭解這個問題。任何一種解釋都需要獨立查證，而牛津大學的科學家無法單靠自己的力量完成這件事。不過，如果我能找出可能成立的假設並加以測試，或許會有幫助。

19. 這是根據非常保守的疫苗利益評估所做的決定。例如，它沒有考慮到使人們免於受長期症狀之苦的益處，也沒有考慮到不傳染病毒給其他人的益處。

20. 例如，二十顆 500 毫克的藥錠可能會對肝臟造成傷害，十顆藥錠可能對經常飲酒過量的人造成肝臟傷害。成人用量是每四到六小時服用一到二顆。因此，安全和不安全的用量其實沒有很大的差別。

21. https://www.who.int/news-room/spotlight/let-s-flatten-the-infodemic-curve.

22. http://vk.ovg.ox.ac.uk.

23. https://www.immunize.org/talking-about-vaccines/vaticandocument.htm.

24. 這是因為置入腺病毒 E1 基因的 HEK293 細胞可以快速且無限制的增殖。

25. https://www.reuters.com/article/us-health-coronavirus-trump-timeline-idUSKBN26U299.

26. 同上注，以及 https://www.npr.org/sections/latest-updates-trump-

covid-19-results/2020/10/03/919898777/timeline-what-we-know-of-president-trumps-covid-19-diagnosis.

27. DOI: https://doi.org/10.1016/S0140-6736(20)31022-9.

28. https://www.npr.org/sections/latest-updates-trump-covid-19-results/2020/10/03/919898777/timeline-what-we-know-of-president-trumps-covid-19-diagnosis.

29. 同上注。

30. https://www.medrxiv.org/content/10.1101/2020.06.22.20137273v1.

31. https://www.fda.gov/news-events/press-announcements/coronavirus-covid-19-update-fda-authorizes-monoclonal-antibodies-treatment-covid-19.

32. HEK293 細胞也用來評估瑞德西韋的效果。瑞德西韋就是川普總統使用的另一種藥物。

33. https://www.bbc.co.uk/news/world-europe-55409693.

第 10 章　時尚

1. https://www.itv.com/news/2020-07-15/positive-news-is-coming-on-oxford-covid-19-vaccine-writes-robert-peston.

2. *Telegraph*: 'Oxford scientists discover vaccine offers "double defence" against Covid', https://www.telegraph.co.uk/news/2020/07/15/coronavirus-vaccine-breakthrough-oxford-scientists-discover/. *The Times*: 'Success of early trials lifts hope for vaccine', https://www.thetimes.co.uk/article/coronavirus-vaccine-hopes-raised-by-success-of-early-trials-c2gv2cpsd. *The i*: 'All over the shop: muddle on face masks', https://twitter.com/theipaper/status/1283510998218006528.

3. https://twitter.com/NDMOxford/status/1284038977159344128?s=20.

4. https://www.express.co.uk/news/uk/1263980/coronavirus-vaccine-oxford-university-uk-covid19-testing-cure-spt.

5. https://www.ft.com/content/b053f55b-2a8b-436c-8154-0e93dcdb3c1a.

6. https://www.thetimes.co.uk/article/russians-spread-fake-news-over-oxford-coronavirus-vaccine-2nzpk8vrq.

7. 第三期臨床試驗的結果通常是在星期一公布，這並非巧合。為了準備用於「解盲」的臨床試驗數據，需要一些時間，但一旦準備好，分析就相當迅速。如果可以在星期五晚上金融市場休市之後完成分析，那就有兩天的時間用來理解分析結果的含義，以應當的順序通知所有需要告知的人，引用相關人士的發言撰寫新聞稿，並準備好在星期一一早金融市場開市時做出公告。

8. https://edition.independent.co.uk/editions/uk.co.independent. issue.271120/data/9726097/index.html; https://www.telegraph.co.uk/ news/2020/11/26/astrazeneca-running-new-coronavirus-vaccine-trial/; https://www.theguardian.com/world/2020/nov/26/scrutiny-grows-over-oxford-universityastrazeneca-vaccine; https://www.thetimes.co.uk/ article/astrazeneca-defends-oxford-coronavirus-vaccine-as-disquiet-mounts-over-the-results-mf6t57rnr; https://www.politico.eu/article/ questions-grow-over-astrazeneca-coronavirus-vax-trials/; https:// www.walesonline.co.uk/news/uk-news/chris-whitty-oxford-vaccine-error-19354045.

9. https://www.handelsblatt.com/politik/deutschland/pandemie-bekaempfung-corona-impfstoff-diskussion-um-wirksamkeit-von-astra-zeneca-vakzin-bei-senioren/26849788.html 和 https://www. reuters.com/article/health-coronavirus-eu-astrazeneca/germany-fears-astrazeneca-vaccine-wont-get-eu-approval-for-those-over-65-bild-idUSL8N2K05OP.

10. https://papers.ssrn.com/sol3/papers.cfm?abstract_id=3789264 和 https://publichealthscotland.scot/news/2021/february/vaccine-linked-to-reduction-in-risk-of-covid-19-admissions-to-hospitals/.

11. 例 如 https://www.theguardian.com/world/2021/jan/26/german-government-challenges-astrazeneca-covid-vaccine-efficacy-reports.

12. 例 如 https://www.theguardian.com/society/2021/apr/03/uptake-of-covid-jab-remains-high-in-uk-despite-blood-clot-fears?CMP=Share_iOSApp_Other.

13. 我瞭解新聞記者在看過節目之後，有權說出我有口音。但是宣稱知道我對笑話可能的喜好，似乎就有點太過頭了（雖然我承認，那可能是真的）。

14. *Daily Mail*, 31 December 2020, print version.

15. https://www.ft.com/content/94670990-a638-4981-84d5-283185d433b7.

16. https://www.stemwomen.co.uk/blog/2021/01/women-in-stem-percentages-of-women-in-stem-statistics 和 https://unesdoc.unesco.org/ark:/48223/pf0000253479.

17. https://www.vogue.co.uk/news/article/the-vogue-25-the-women-shaping-2020.

18. https://www.harpersbazaar.com/uk/culture/culture-news/g34584026/women-of-the-year-2020-winners/.

19. 譯注：英國著名的編劇及製作人，代表作有《黑鏡》（*Black Mirror*）等。

20. 譯注：她是布魯克虛構的紀錄片主持人。

21. 譯注：在英國的普通中等教育證書（GCSE）考試裡，科學是必修學科，包含物理、化學及生物三科，並且又分成雙應用科學（double science）及三應用科學（triple science），這兩者三科都要讀、也都會考，只是前者的課程內容只有後者的三分之二，會拿到兩個成績，後者則會拿到三個獨立成績。

第 11 章　等待

1. https://www.bbc.co.uk/news/world-latin-america-55642648.

2. 最後這個不確定性成了一個爭議點。測定法的發展沒有趕上疫苗開發的速度，所以我們沒有經過驗證的標準測定法，可以用來確實「記錄」和比較不同疫苗激發的複雜免疫反應。

3. https://www.hhs.gov/coronavirus/explaining-operation-warp-speed/index.html. 編注：曲速行動始於 2020 年 5 月 15 日，終於 2021 年 2 月 24 日。拜登政府將其職責轉移到白宮新冠肺炎應對小組（White House COVID-19 Response Team）。

4. https://www.nytimes.com/2020/04/22/us/politics/rick-bright-trump-hydroxychloroquine-coronavirus.html 和 https://www.hhs.gov/about/news/2020/05/15/trump-administration-announces-framework-and-leadership-for-operation-warp-speed.html.

5. https://abcnews.go.com/Health/timeline-tracking-trump-alongside-scientific-developments-hydroxychloroquine/story?id=72170553. 羥氯奎寧的故事有點複雜，它是一種低成本又容易取得的抗病毒藥物。川普總統直接牴觸美國主要公衛團體的指引，大力鼓吹使用這種藥物。雖然羥氯奎寧不一定對於治療新冠肺炎沒有幫助，但布萊特的立場是正確的，他認為在大規模使用之前，需要透過臨床試驗數據確認它是否有效、在什麼情況下有效，以及可能有哪些有害的副作用。

6. https://www.cnbc.com/2020/09/23/trumps-coronavirus-vaccine-czar-says-enough-after-sen-warren-says-he-should-be-fired-for-conf.html.

7. https://www.ft.com/content/b053f55b-2a8b-436c-8154-0e93dcdb3c1a.

8. 編注：美國的勞動節是 9 月第一個星期一。

9. https://www.ema.europa.eu/en/documents/scientific-guideline/international-conference-harmonisation-technical-requirements-registration-pharmaceuticals-human-use_en-15.pdf.

10. https://www.fda.gov/media/144434/download.

11. https://www.gponline.com/malignant-tumour-caused-hpv-jab-girls-death/infections-and-infestations/infections-and-infestations/article/942531.

12. https://www.theguardian.com/world/2020/sep/09/the-oxford-university-astrazeneca-covid-19-vaccine-trial-has-been-paused-should-we-be-worried; https://www.thesun.co.uk/news/12619796/coronavirus-vaccine-major-trial-on-hold/; https://www.reuters.com/article/us-health-coronavirus-astrazeneca-idUSKBN26017L.

13. https://www.contagionlive.com/view/sarscov2-vaccine-developers-sign-safety-pledge.

14. https://www.fda.gov/media/142749/download page 10, sub-paragraph c 和 https://www.fda.gov/news-events/fda-brief/fda-brief-fda-issues-guidance-emergency-use-authorization-covid-19-vaccines.

15. https://www.theguardian.com/society/2020/oct/09/us-wont-rely-on-uk-for-covid-vaccine-safety-tests-says-nancy-pelosi.

16. 疫情促使更多人呼籲監管機關能夠互相協調，我們當然樂見其成。然而，不同的組織有自己的做事方式，要讓所有組織願意接受某一套系統，並不是一件簡單的事。

17. 在英國，許多志願者每週會把鼻腔樣本送來進行檢測，所以我們能夠知道他們是否有無症狀感染的跡象，這使得情況變得更複雜一些。假如我們從中找到感染者，而他們後來產生症狀又再次進行檢測，那麼只有第一次檢測的日期符合「接種第二劑疫苗十五天之後」原則並納入計算。這會把一些原本能納入分析的案例排除在外。

第 12 章　取得許可與後續發展

1. 假如我接受所有的邀約，包括演講、審核論文，或是參加活動，我就算有再多的時間也不夠用，所以我必須學會婉拒邀約。我會優先選擇可以觸及最多聽眾、有最大影響力的演講。我不會為了人家偶爾送給我的禮物，而接受演講邀請。不過有一次，我向澳大利亞藥房協會（Pharmacy Guild of Australia）演講後，他們送了一個美食禮籃給我，我的伴侶羅伯實在太喜歡這些美食，他問我能不能為澳洲藥商多做幾場演講。

2. https://www.dailymail.co.uk/news/article-9075181/Britain-faces-calls-approve-Oxford-Universitys-coronavirus-vaccine-soon-possible.html.

3. 這並非因為工廠的員工需要接觸疫苗。我們製造疫苗時完全不會接觸到新型冠狀病毒。那個疫苗工廠發生的情況和任何一個工作場所的群聚感染一樣，有一個人受到感染，並且在工作場所把病毒傳染給其他同事。

第 13 章　疾病 Y：下一次

1. D614G 指的是位於棘蛋白第 614 位置的胺基酸 D，全名是天門多胺酸（aspartic acid），被 G（glycine，甘胺酸）所取代。

2. 例 如 https://www.theguardian.com/environment/2020/aug/05/deadly-diseases-from-wildlife-thrive-when-nature-is-destroyed-study-finds.

3. https://www.ecohealthalliance.org/2018/03/disease-x.

4. https://promedmail.org.

5. https://www.nature.com/articles/d41586-020-03518-4.

6. 我從蓋茲基金會的一篇文章中摘錄了這句話。我可能沒有他們的電話號碼，但我確實讀了他們對疫苗接種非常明智的說法：https://www.gatesfoundation.org/ideas/articles/coronavirus-vaccine-strategy-bill-gates.

國家圖書館出版品預行編目 (CIP) 資料

疫苗先鋒 : 新冠疫苗的科學戰 / 吉爾伯特 (Sarah Gilbert),

格林 (Catherine Green) 著 ; 廖建容,

郭貞伶譯 . -- 第一版 . -- 臺北市 : 遠見天下文化出版股份

有限公司 , 2022.02

　面 ;　公分 . -- (財經企管 ; BCB762)

譯自 : Vaxxers : the inside story of the Oxford AstraZeneca

Vaccine and the race against the virus.

ISBN 978-986-525-465-0（平裝）

1.CST: 疫苗 2.CST: 研發 3.CST: 傳染性疾病防制

418.293　　　　　　　　　　　　　　　　111001443

財經企管 BCB762

疫苗先鋒
新冠疫苗的科學戰

Vaxxers: The Inside Story of the Oxford AstraZeneca Vaccine and the Race Against the Virus

原　　著 —— 吉爾伯特（Sarah Gilbert）、格林（Catherine Green）
譯　　者 —— 廖建容、郭貞伶
科學叢書策劃群 —— 林和（總策劃）、牟中原、李國偉、周成功

總 編 輯 —— 吳佩穎
編輯顧問 —— 林榮崧
責任編輯 —— 吳育燐
美術設計 —— 蕭志文
封面設計 —— 張議文

出 版 者 —— 遠見天下文化出版股份有限公司
創 辦 人 —— 高希均、王力行
遠見・天下文化 事業群董事長 —— 高希均
事業群發行人／ CEO —— 王力行
天下文化社長 —— 林天來
天下文化總經理 —— 林芳燕
國際事務開發部兼版權中心總監 —— 潘欣
法律顧問 —— 理律法律事務所陳長文律師　　著作權顧問 —— 魏啟翔律師
社　　址 —— 台北市 104 松江路 93 巷 1 號 2 樓
讀者服務專線 —— 02-2662-0012　　傳真 —— 02-2662-0007；02-2662-0009
電子信箱 —— cwpc@cwgv.com.tw
直接郵撥帳號 —— 1326703-6 號　遠見天下文化出版股份有限公司

電腦排版 —— 蕭志文
製 版 廠 —— 東豪印刷事業有限公司
印 刷 廠 —— 柏晧彩色印刷事業有限公司
裝 訂 廠 —— 聿成裝訂股份有限公司
登 記 證 —— 局版台業字第 2517 號
總 經 銷 —— 大和書報圖書股份有限公司　　電話 —— 02-8990-2588
出版日期 —— 2022 年 1 月 25 日第一版第 1 次印行
　　　　 —— 2022 年 7 月 27 日第一版第 4 次印行

Copyright © Vaxxers Limited 2021
Complex Chinese Translation is published by arrangement with Vaxxers Limited, through The Blair Partnership LLP and The Grayhawk Agency
Complex Chinese Edition Copyright © 2022 by Commonwealth Publishing Co., Ltd., a division of Global Views - Commonwealth Publishing Group
ALL RIGHTS RESERVED

定價 —— NT500 元
書號 —— BCB762
ISBN —— 978-986-525-465-0 ｜ EISBN 9789865254612（EPUB）；9789865254629（PDF）
（英文版 ISBN：9781529369854）
天下文化官網 —— bookzone.cwgv.com.tw

天下文化
Believe in Reading